GOEDELE LIEKENS

DAS VAGINABUCH

Aus dem Niederländischen
von Wibke Kuhn

WILHELM HEYNE VERLAG
MÜNCHEN

Die niederländische Originalausgabe erschien 2005 unter dem
Titel *Het Vaginaboek* bei Standaard Uitgeverij, Antwerpen.

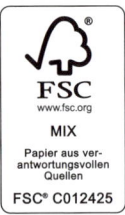

FSC
www.fsc.org
MIX
Papier aus ver-
antwortungsvollen
Quellen
FSC® C012425

Verlagsgruppe Random House FSC® N001967
Das für dieses Buch verwendete FSC®-zertifizierte Papier
Hello Fat Matt 1,1 liefert Condat, Le Lardin Saint-Lazare, Frankreich.

5. Auflage
Deutsche Erstausgabe 04/2012

Printed in Germany 2014
Redaktion: Wiebke Rossa, München
Layout des Innenteils: Hanna Maes, Borgerhout
Umschlaggestaltung: Büro Überland, München
Satz: Uhl + Massopust, Aalen
Druck und Bindung: OAN, Zwenkau
ISBN 978-3-453-60200-7

Inhalt

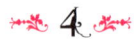

Spot an: Der G-Punkt 154

Oral maximal! Ein Kapitel für die Männer 158

Intimschmuck.....................170

Selbst ist die Frau 176

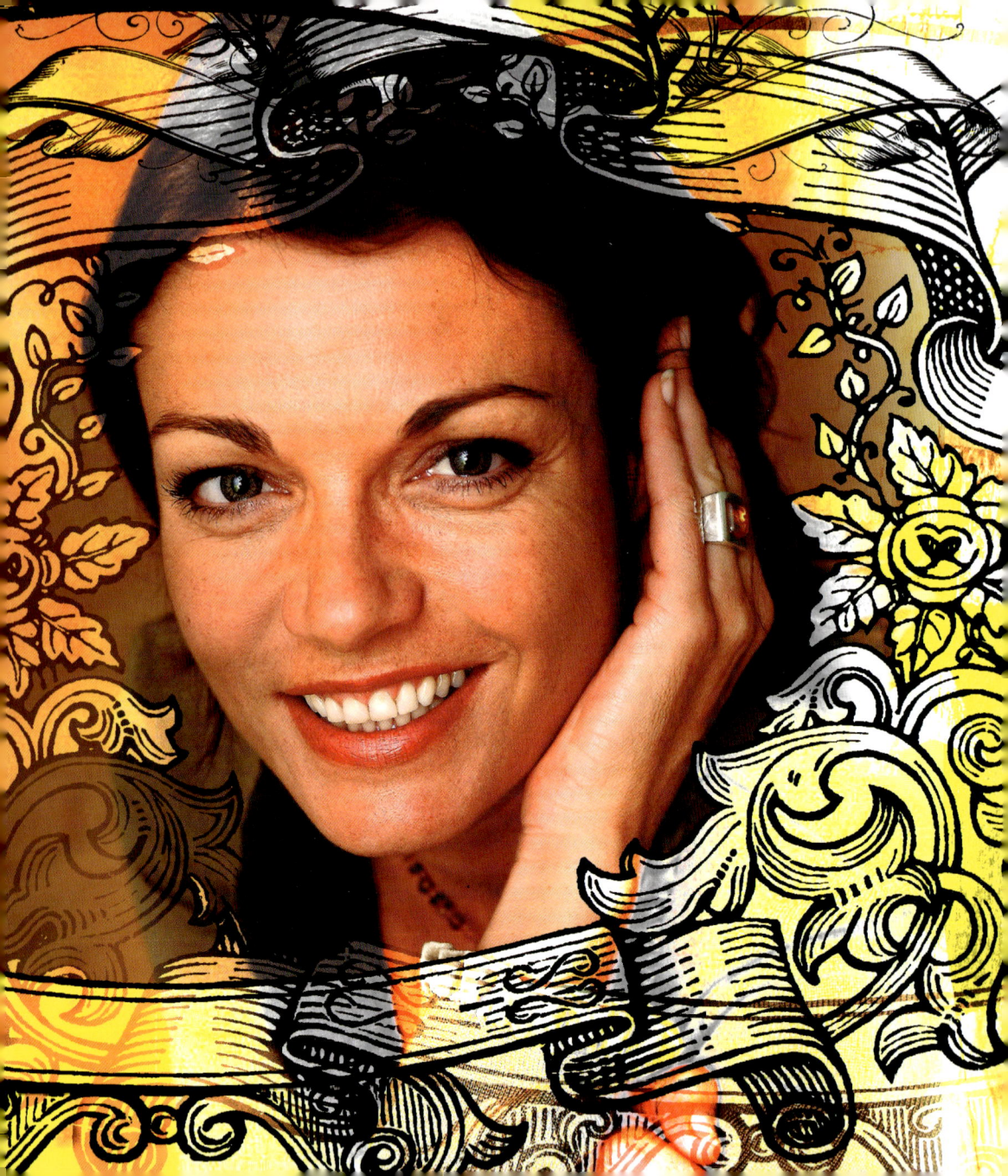

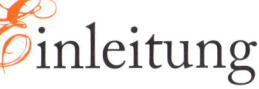inleitung

Die Frage wird mir oft gestellt, mal begleitet von gerunzelter Stirn und spöttischen Blicken, mal auch nicht: „Freunde der Vagina – sind wir das denn nicht alle?", kriege ich von vielen Männern zu hören, Augenzwinkern inklusive. Oder, sowohl von Frauen als auch von Männern: „Oh nein, kommt jetzt wieder diese Feminismusnummer aus den Sechzigern?" Und wie finden Sie den: „Goedele, machst du jetzt etwa Pornos?" Nein, völlig falsch.

Eigentlich hat die Sache ganz spontan begonnen. Im November 2003 war ich als Rednerin auf den FIGO-Weltkongress der Gynäkologie und Geburtshilfe in Chile eingeladen. Bei meinem Vortrag teilte ich die Ergebnisse einer amerikanischen Studie mit, die die Einstellung von 1100 Frauen zu ihrer eigenen Vagina untersuchte. Ehrlich gesagt – diese Ergebnisse waren wirklich traurig. Halten Sie sich fest: Neun von zehn Frauen schämen sich für ihre Vagina, die Hälfte ist überzeugt, dass sie zu wenig über sie wissen, ein Viertel tut sich schwer, über sie zu sprechen, und ein Viertel hat die eigene Vagina noch nie im Spiegel betrachtet ... Das bedeutet, dass eine von vier Frauen nicht mal weiß, wie sie da unten aussieht!

Alle Tabus ausgeräumt? Von wegen! Offensichtlich ist unser weiblichster Körperteil mit einem schweren Tabu belastet. Und das gerade bei jenem Körperteil, mit dem wir täglich zu tun haben und der uns so viel Vergnügen bereitet. Geben Sie's zu, hier gibt es noch allerhand zu tun.

Viel Spaß beim Lesen!
Goedele

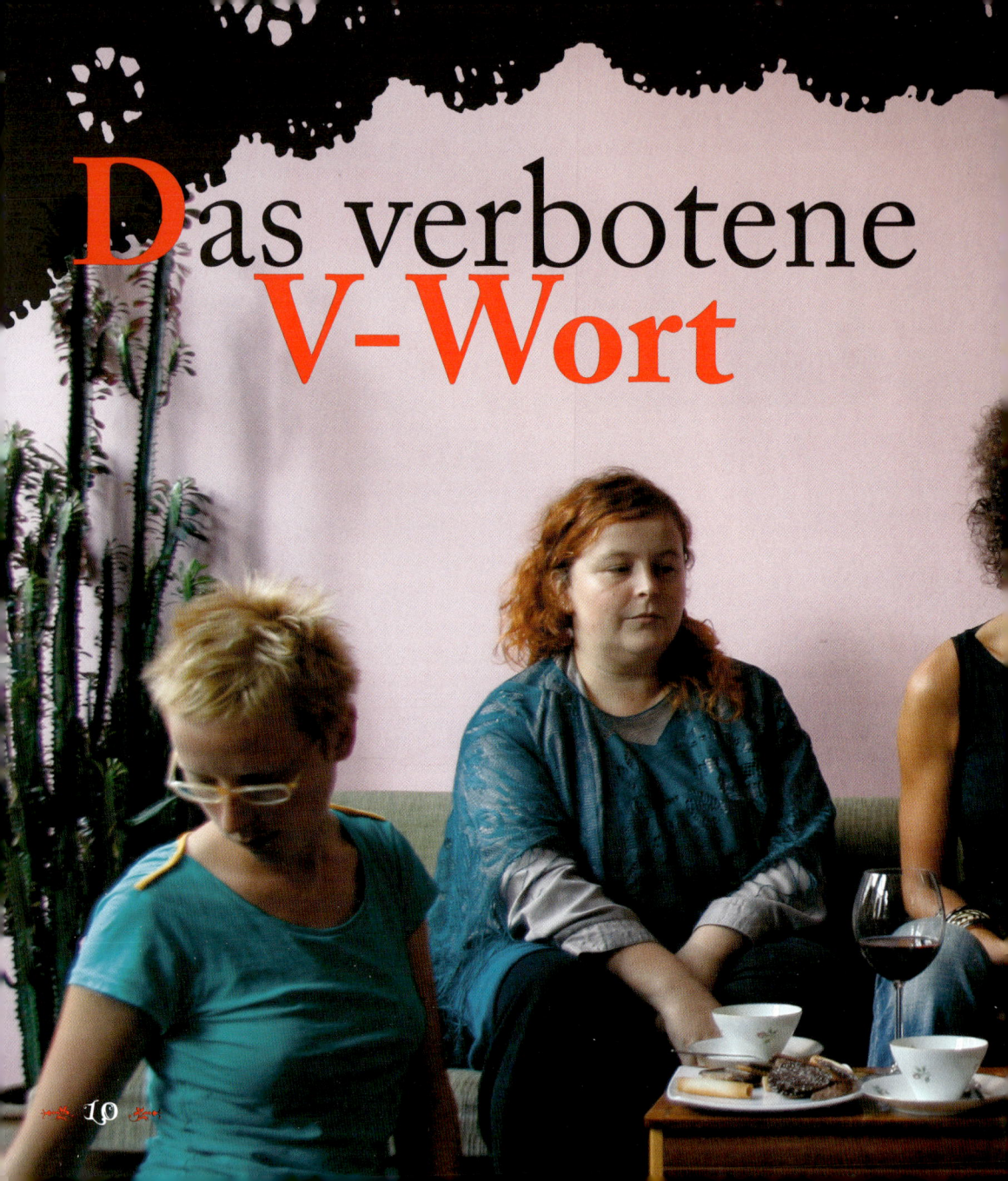

Das verbotene V-Wort

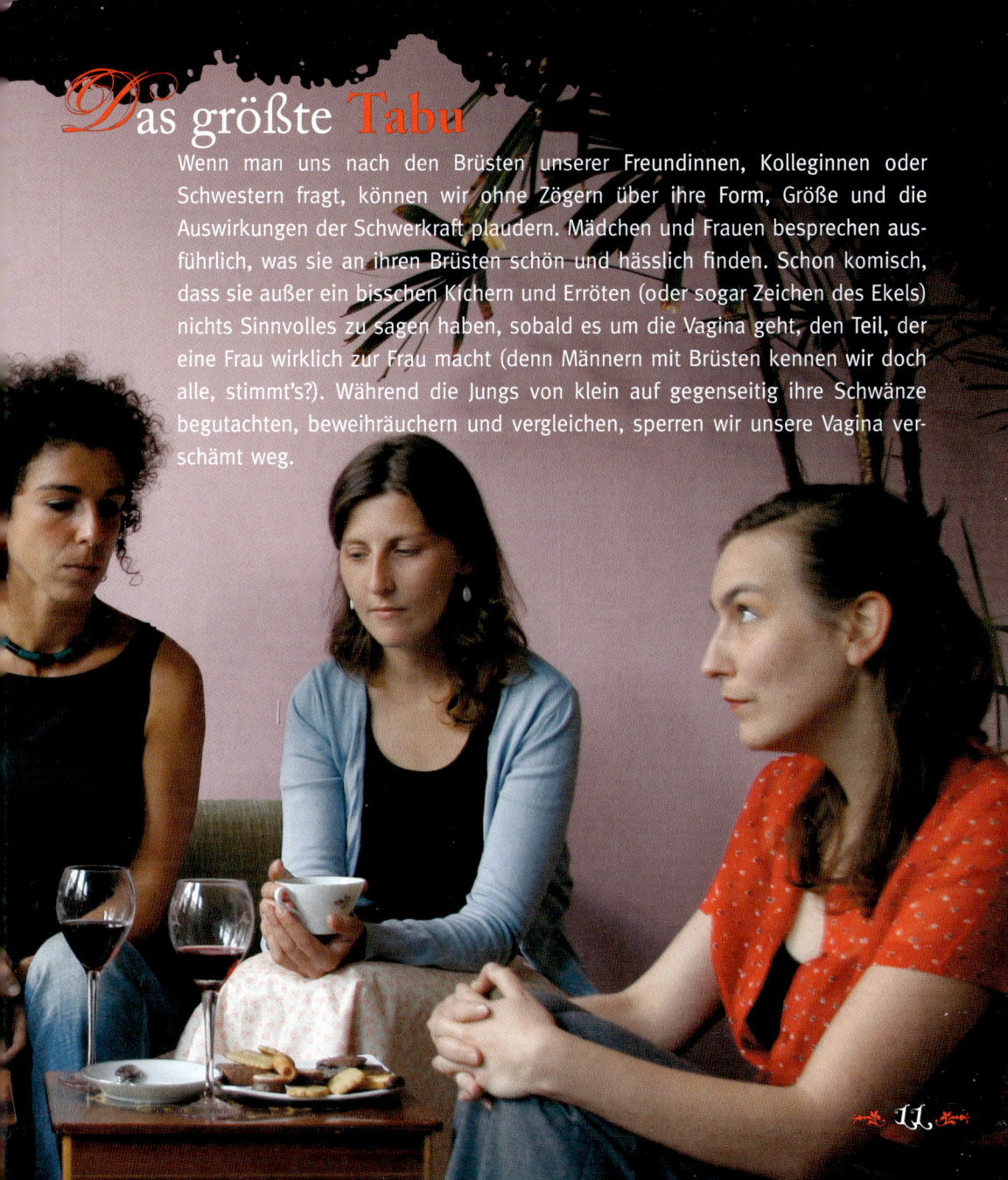

Das größte Tabu

Wenn man uns nach den Brüsten unserer Freundinnen, Kolleginnen oder Schwestern fragt, können wir ohne Zögern über ihre Form, Größe und die Auswirkungen der Schwerkraft plaudern. Mädchen und Frauen besprechen ausführlich, was sie an ihren Brüsten schön und hässlich finden. Schon komisch, dass sie außer ein bisschen Kichern und Erröten (oder sogar Zeichen des Ekels) nichts Sinnvolles zu sagen haben, sobald es um die Vagina geht, den Teil, der eine Frau wirklich zur Frau macht (denn Männern mit Brüsten kennen wir doch alle, stimmt's?). Während die Jungs von klein auf gegenseitig ihre Schwänze begutachten, beweihräuchern und vergleichen, sperren wir unsere Vagina verschämt weg.

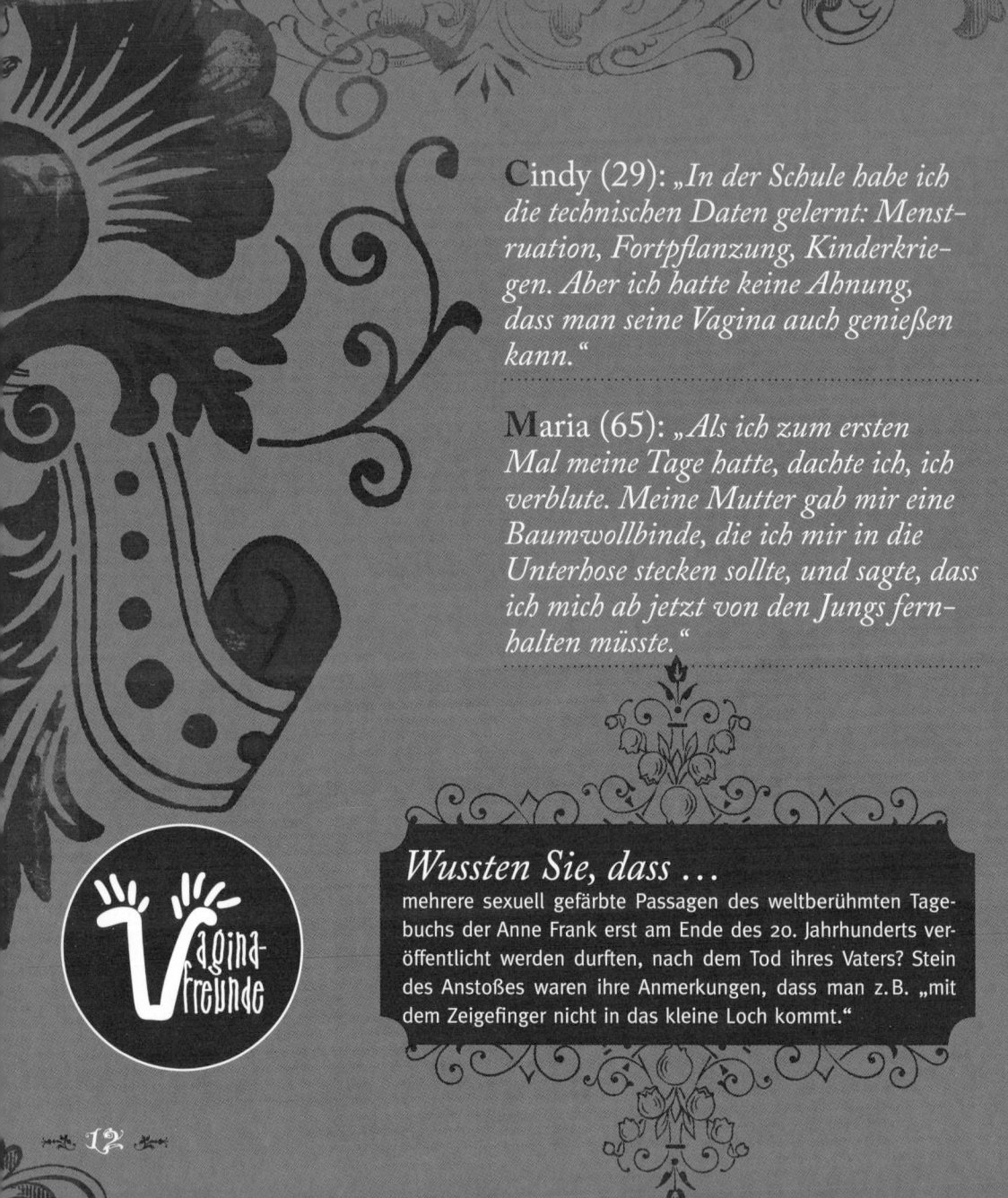

Cindy (29): *„In der Schule habe ich die technischen Daten gelernt: Menstruation, Fortpflanzung, Kinderkriegen. Aber ich hatte keine Ahnung, dass man seine Vagina auch genießen kann."*

Maria (65): *„Als ich zum ersten Mal meine Tage hatte, dachte ich, ich verblute. Meine Mutter gab mir eine Baumwollbinde, die ich mir in die Unterhose stecken sollte, und sagte, dass ich mich ab jetzt von den Jungs fernhalten müsste."*

Wussten Sie, dass …

mehrere sexuell gefärbte Passagen des weltberühmten Tagebuchs der Anne Frank erst am Ende des 20. Jahrhunderts veröffentlicht werden durften, nach dem Tod ihres Vaters? Stein des Anstoßes waren ihre Anmerkungen, dass man z. B. „mit dem Zeigefinger nicht in das kleine Loch kommt."

Vagina-freunde

Nina (17): *„Eine Freundin hat behauptet, dass man nicht schwanger werden kann, wenn man hinterher gründlich duscht. Stimmt das?"*

Sharon (25): *„In der Schule haben wir die Mädchen schikaniert, die mit zehn schon Schamhaare hatten. Die Jungs hänselten sie als Schlampen, und wir Mädels machten mit."*

Carla (33): *„Ich weiß noch, wie meine Großmutter mir erzählte, Frauen hätten nichts Kostbareres als ihre Vagina. Ein Schatz, mit dem sie einen Mann verrückt machen können."*

Nicole (39): *„Alles unter der Gürtellinie war tabu. Meine Mutter wurde hysterisch, als sie mich beim Masturbieren erwischte, und drohte, ich würde in die Hölle kommen, wenn ich das noch mal tue."*

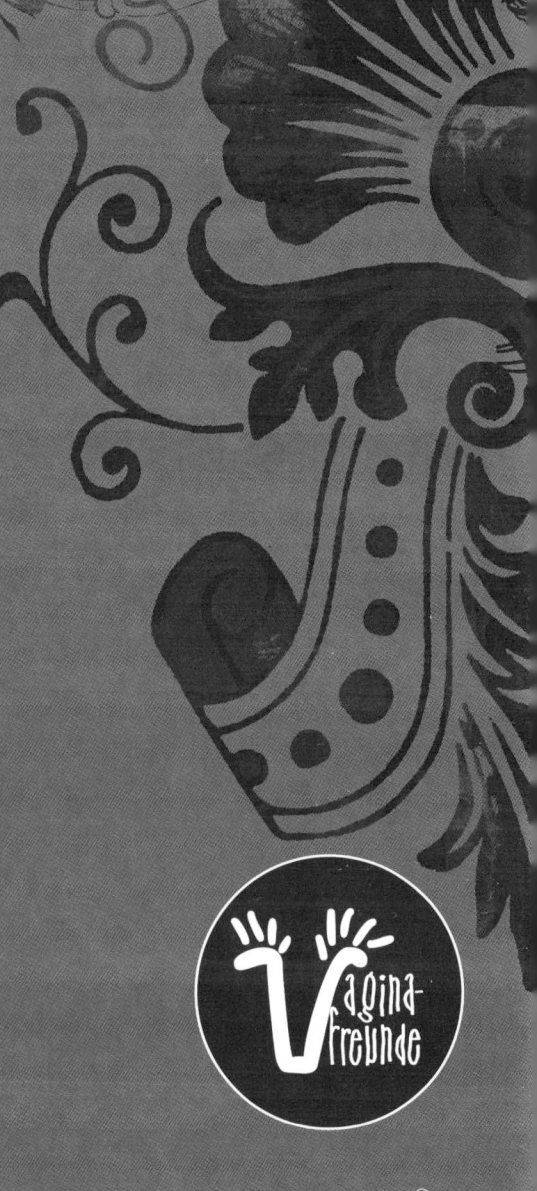

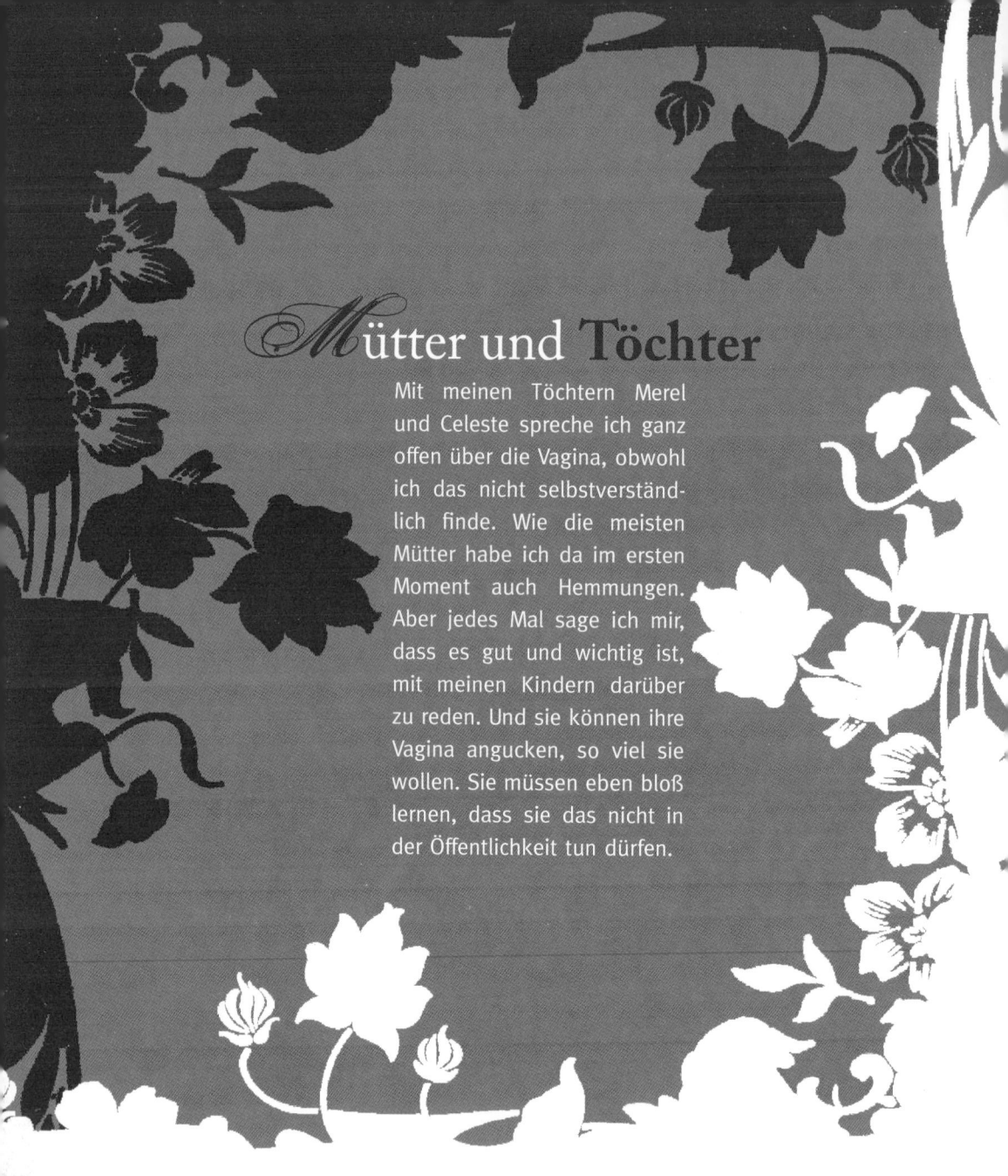

Mütter und Töchter

Mit meinen Töchtern Merel
und Celeste spreche ich ganz
offen über die Vagina, obwohl
ich das nicht selbstverständ-
lich finde. Wie die meisten
Mütter habe ich da im ersten
Moment auch Hemmungen.
Aber jedes Mal sage ich mir,
dass es gut und wichtig ist,
mit meinen Kindern darüber
zu reden. Und sie können ihre
Vagina angucken, so viel sie
wollen. Sie müssen eben bloß
lernen, dass sie das nicht in
der Öffentlichkeit tun dürfen.

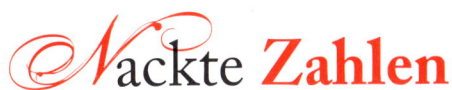ackte Zahlen

Im Mai 2004 führte Harris Interactive im Auftrag der Pharmaziefirma Organon eine internationale Studie durch, bei der knapp 10.000 Frauen zwischen 18 und 44 aus 13 Ländern nach ihren Kenntnissen über ihre Vagina, Wahrnehmung und Einstellung befragt wurden. Lesen Sie die Ergebnisse und schaudern Sie!

Immerhin sprechen 82 % der Frauen das Wort Vagina leichter aus als früher.

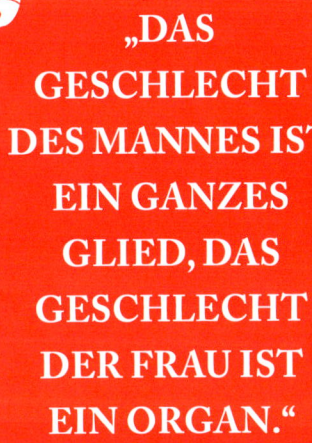

„DAS GESCHLECHT DES MANNES IST EIN GANZES GLIED, DAS GESCHLECHT DER FRAU IST EIN ORGAN."

Gérard Zwang

ABER

Eine von vier Frauen findet, dass sich öffentliche Diskussionen über die Vagina nicht gehören.

Ebenso viele fühlen sich unwohl, wenn sie über ein Thema sprechen müssen, das mit der Vagina zu tun hat.

Eine von fünf Frauen würde nur mit ihrem Arzt über ihre Vagina sprechen.

GUTE NACHRICHTEN

Die Hälfte behauptet jedoch, ohne Hemmungen mit ihren Freundinnen über solche Themen sprechen zu können.

SCHLUSSFOLGERUNG

Es wird höchste Zeit, dass wir lernen, über unsere Vagina zu reden.

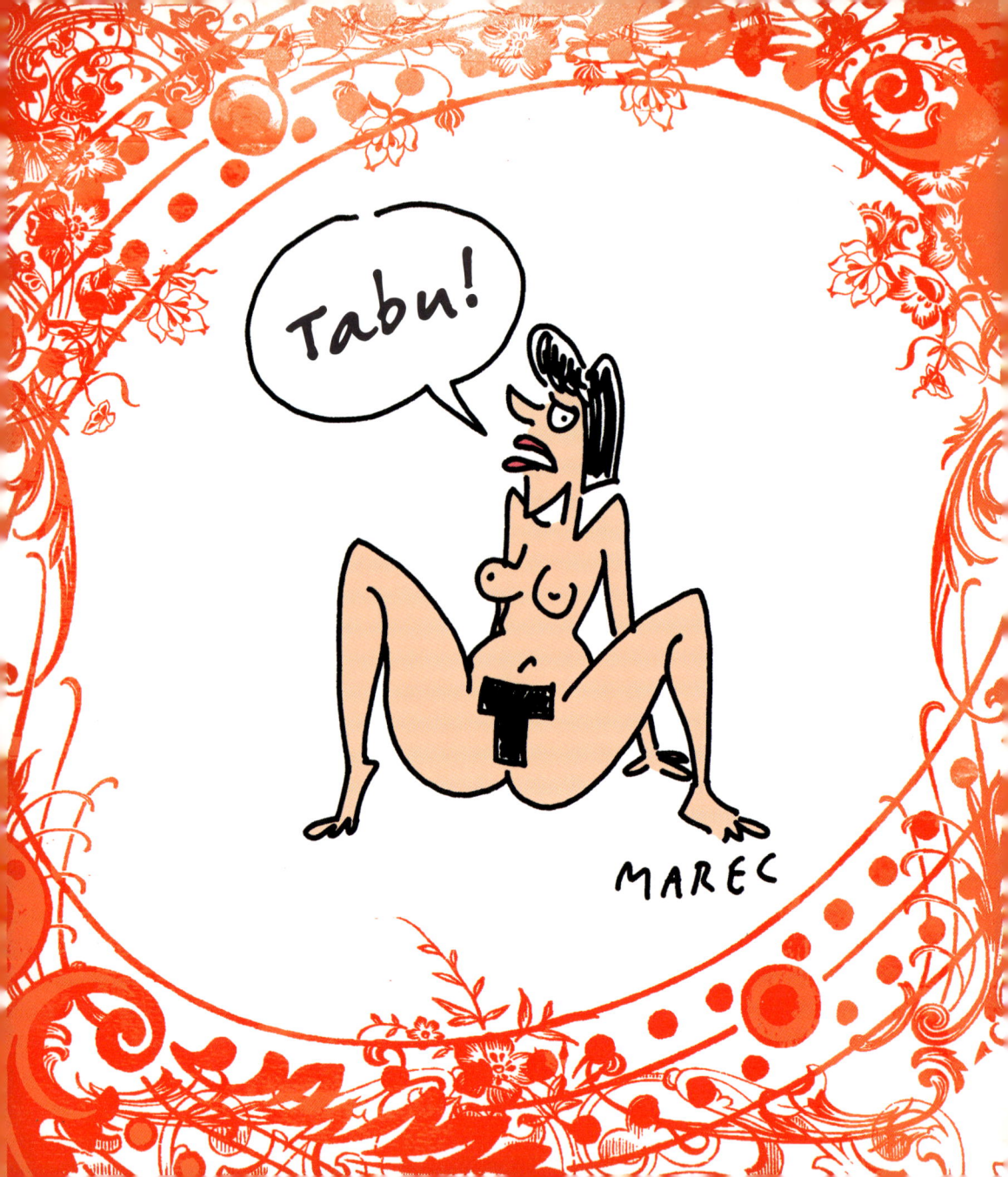

*L*et's talk about …
Vaginen!

Kein Wunder, dass es so schwerfällt, über unsere intimste Stelle zu sprechen, wenn uns nur Wörter wie „Vagina", „Schamlippen" oder „Scheide" zur Verfügung stehen. Während Männer ihren Penis täglich in die Hand nehmen und tolle Spitznamen für ihn erfinden, von „17 cm bis zum Himmel" bis „Liebesknochen", müssen sich Frauen mit kalten, medizinischen Bezeichnungen begnügen. Höchste Zeit, unseren Wortschatz von falscher Scham und Lieblosigkeit zu reinigen und **warme, kraftvolle und sexy** Namen für unsere Vagina zu finden!

Ich finde es schrecklich, dass ich meinen Töchtern von „Scham-Lippen", „Scham-Hügel" und „Scham-Haaren" erzählen muss. Schließlich ist es doch völlig unsinnig, dass sie sich dafür schämen sollten. Ich will, dass sie stolz drauf sind und liebevoll darüber sprechen. Warum reden wir nicht von „Stolz-Lippen"? Ich für meinen Teil finde das Sanskrit-Wort Yoni viel schöner als Vagina. Das ist eine kraftvolle, liebevolle Bezeichnung, in der aber auch Respekt mitschwingt. Aber dann werden die Mütter wütend, die ihre Töchter so getauft haben … „Fotze" ist für mich keine Alternative, das klingt so vulgär. Außerdem ist es ein Schimpfwort.

Von Amuse-bouche bis Zuckerschnecke

Aus unzähligen Vorschlägen für alternative Bezeichnungen hier eine Auswahl:

Amuse-bouche ❤ Artischocke ❤ Auster mit Perle in der Mitte ❤ Blütenkelch ❤ Drive-in ❤ Durexia ❤ Emanzipationsspalte ❤ Fanny ❤ Farfallina ❤ Orchidee ❤ Heißer Magnet ❤ Hotspot ❤ Imbisschen ❤ Juwelchen ❤ Kelch ❤ Königinnenhäppchen ❤ Klapptürchen ❤ Lockenkopf ❤ Lalune ❤ Liebesnest ❤ Liebesofen ❤ Liebesschott ❤ Lolly ❤ Lotus ❤ Lotusblüte ❤ Love Shack ❤ Luna ❤ Marie Louise ❤ Mini Cozy ❤ Minou ❤ My Hidden Secret Weapon ❤ My Lord ❤ My Place To Be ❤ My Precious ❤ My Own Private Gateway To Heaven ❤ Nikita (You'll never know how good it feels to hold you!) ❤ Nuva ❤ Pearl ❤ Perla ❤ Punani ❤ Quality Street ❤ Ringeling ❤ Signed: „Tarzan Was Here" ❤ Stairway to Heaven ❤ Sweety ❤ Tunnel of Love ❤ Der kleine Unterschied ❤ Venusfliegenfalle ❤ Vergissmeinnicht ❤ Yoni ❤ Zauberritze ❤ Zuckerschnecke ❤ ...

Vagina-Freunde

Suchen Sie sich einen Kosenamen aus

❶ Überlegen Sie sich einen passenden Namen für Ihre Vagina und benutzen Sie ihn eine Woche lang, auch im Bett mit Ihrem Partner. Wetten, dass Sie nie wieder über Ihre „Muschi" reden werden?

❷ Fragen Sie Freundinnen, Schwestern oder Kolleginnen nach ihrer Lieblingsbezeichnung für ihre Vagina. Stellen Sie eine Top-Ten-Liste der schönsten Namen auf, machen Sie ein Lied oder ein Gedicht daraus ... Kurz und gut: Stürzen Sie sich kopfüber in all die respektvollen und zugleich kraftvollen Bezeichnungen, die Sie finden. Bevor Sie sich's versehen, stecken Sie mitten in einem netten Vaginagespräch!

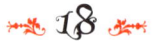

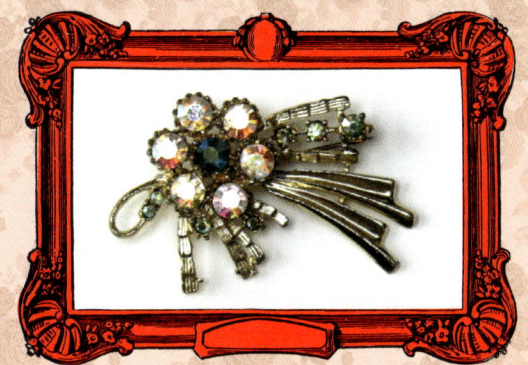

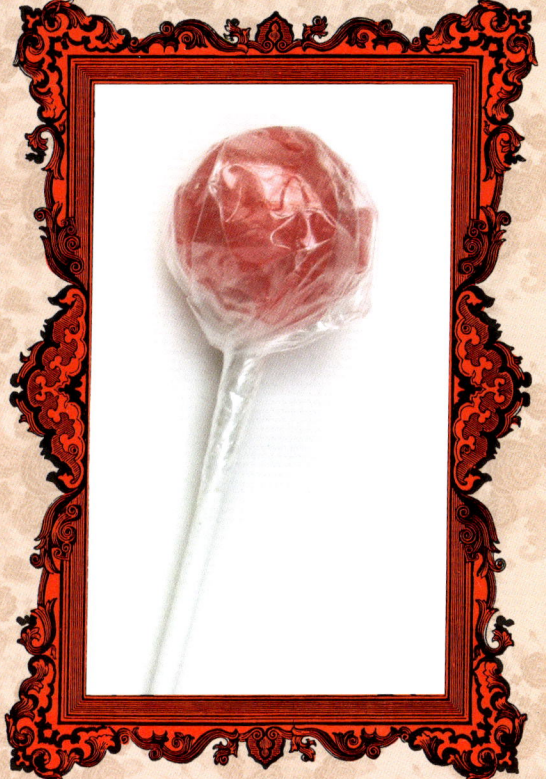

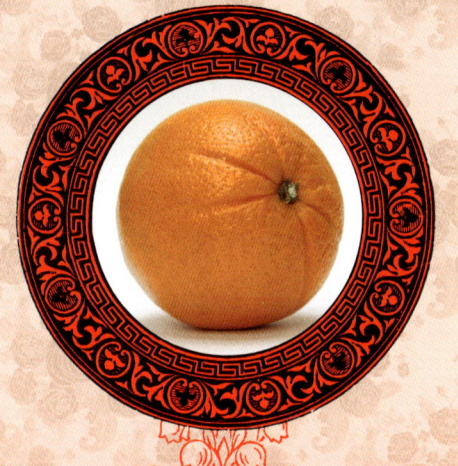

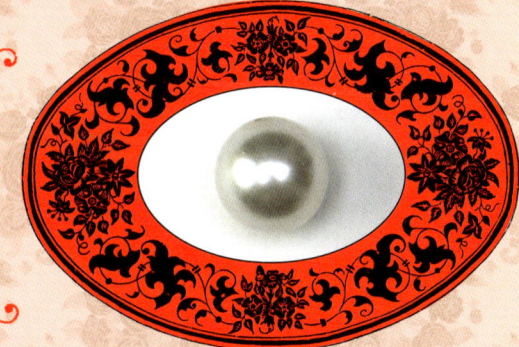

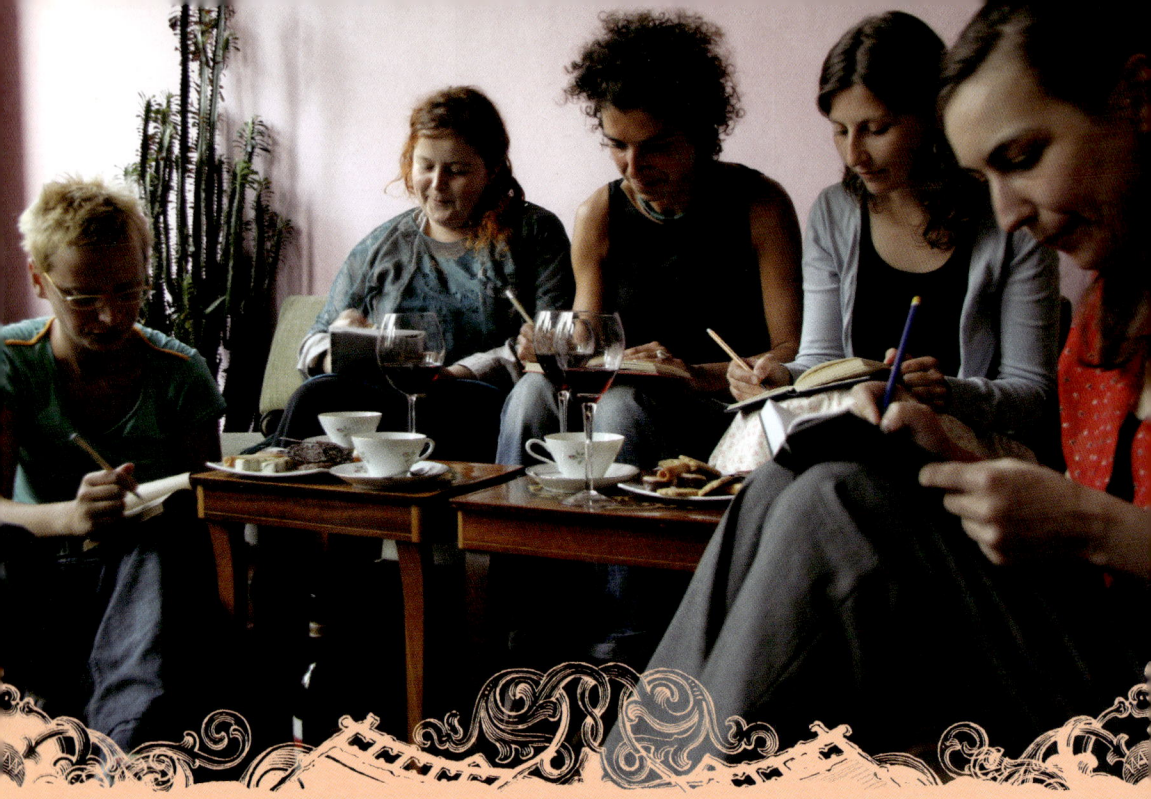

Kurzes Vagina-Quiz

Testen Sie Ihre Kenntnisse und entdecken Sie, mit welcher Leichtigkeit oder welchem Unbehagen Sie mit Ihrer Vagina umgehen.

Frage 1 ☀ Als Sie ein kleines Mädchen waren, hat man Ihnen beigebracht, dass das Berühren der eigenen Vagina

1 } eklig ist.

2 } etwas ist, was Sie erst tun dürfen, wenn Sie erwachsen und verheiratet sind.

3 } etwas Schönes ist.

Frage 2 ❀ Wenn Sie etwas in Ihre Vagina einführen, dann …

1 } ist das ein schönes Gefühl.
2 } ist das ein unangenehmes Gefühl.
3 } spannen Sie alle Muskeln an und verkrampfen sich.

Frage 3 ❀ Wenn Sie aufrecht stehen, bildet Ihre Vagina …

1 } eine vertikale Röhre in Ihrem Körper, d.h. sie zeigt nach unten.
2 } eine horizontale Röhre, d.h. sie liegt.

Frage 4 ❀ Intimsprays, Seifen und Feuchttücher sind unerlässlich, um Keime zu bekämpfen, und spielen eine wichtige Rolle für die Hygiene Ihrer Vagina.

1 } Richtig.
2 } Falsch.

Frage 5 ❀ Wie lange ist es her, dass Sie Ihre Vagina zum letzten Mal (mit oder ohne Spiegel) betrachtet haben?

1 } Maximal einen Monat.
2 } Maximal sechs Monate.
3 } Ich betrachte meine Vagina nicht und habe es auch nicht vor.
4 } Ich habe meine Vagina noch nie genauer betrachtet, aber gleich morgen werd ich das mal tun.

Frage 6 ❀ Einen Tampon oder Vaginalring fühlt man nicht, wenn er gut sitzt.

1 } Richtig.
2 } Falsch.

Frage 7 ❀ Ihre Vagina ist direkt mit Ihren inneren Organen verbunden. Ein Tampon könnte also für immer in Ihnen verschwinden.

1 } Richtig.
2 } Falsch.

Frage 8 ❀ Wenn ich mit meinem Partner schlafe, dann …

1 } finde ich es schön, dass meine Vagina durch die Erregung anschwillt, und mein Partner darf sie gerne sehen.
2 } mache ich lieber das Licht aus, sobald sich sein Kopf meiner Vagina nähert.
3 } bekommt er meine Vagina selten oder nie zu sehen.

Wollen Sie wissen, ob Sie eine echte Vaginaexpertin sind oder ob Sie noch falsche Vorstellungen mit sich herumschleppen? Lesen Sie rasch weiter und gehen Sie auf Entdeckungsreise ins wunderbare Reich der Vagina!

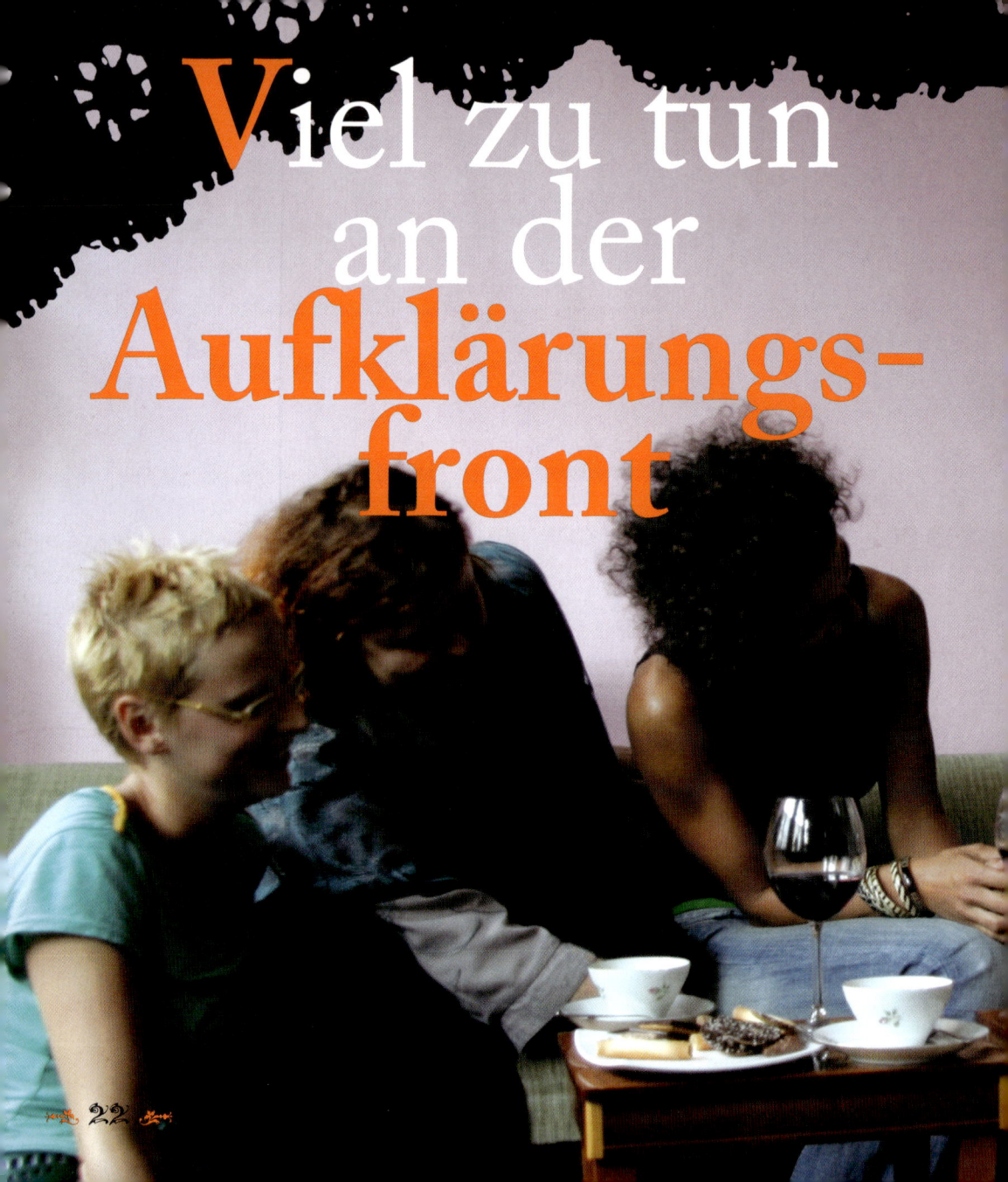

Viel zu tun an der Aufklärungs-front

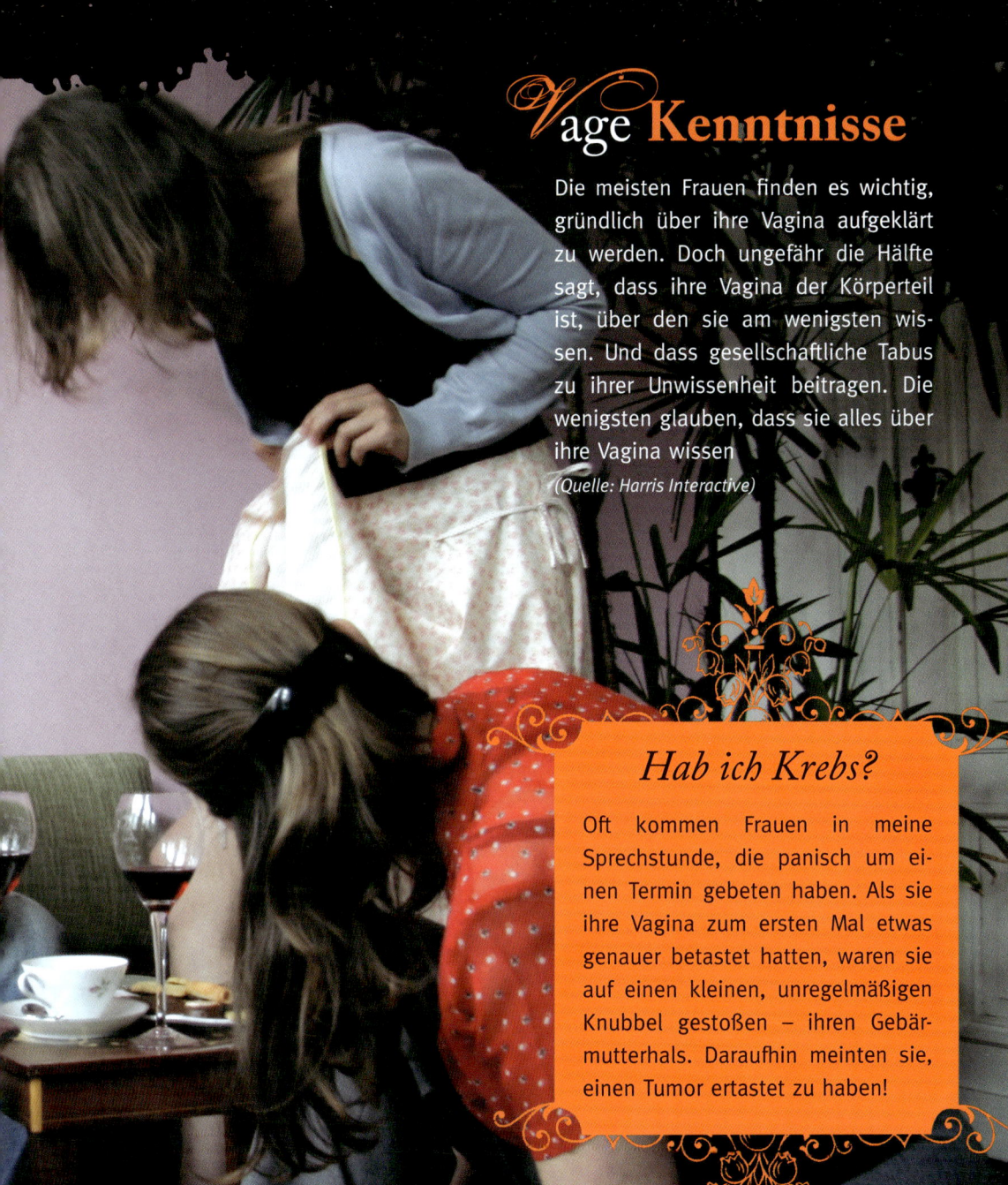

Vage **Kenntnisse**

Die meisten Frauen finden es wichtig, gründlich über ihre Vagina aufgeklärt zu werden. Doch ungefähr die Hälfte sagt, dass ihre Vagina der Körperteil ist, über den sie am wenigsten wissen. Und dass gesellschaftliche Tabus zu ihrer Unwissenheit beitragen. Die wenigsten glauben, dass sie alles über ihre Vagina wissen

(Quelle: Harris Interactive)

Hab ich Krebs?

Oft kommen Frauen in meine Sprechstunde, die panisch um einen Termin gebeten haben. Als sie ihre Vagina zum ersten Mal etwas genauer betastet hatten, waren sie auf einen kleinen, unregelmäßigen Knubbel gestoßen – ihren Gebärmutterhals. Daraufhin meinten sie, einen Tumor ertastet zu haben!

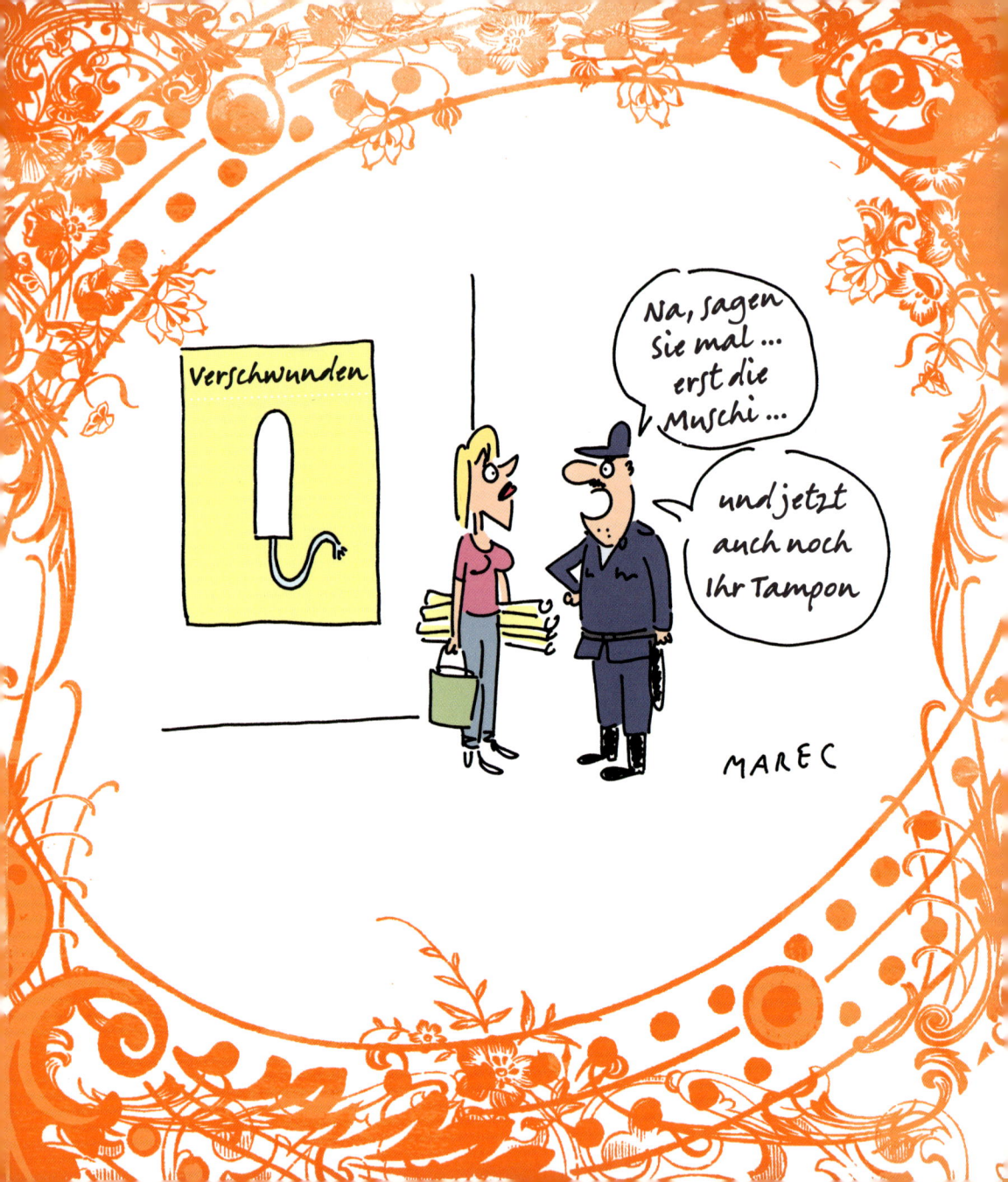

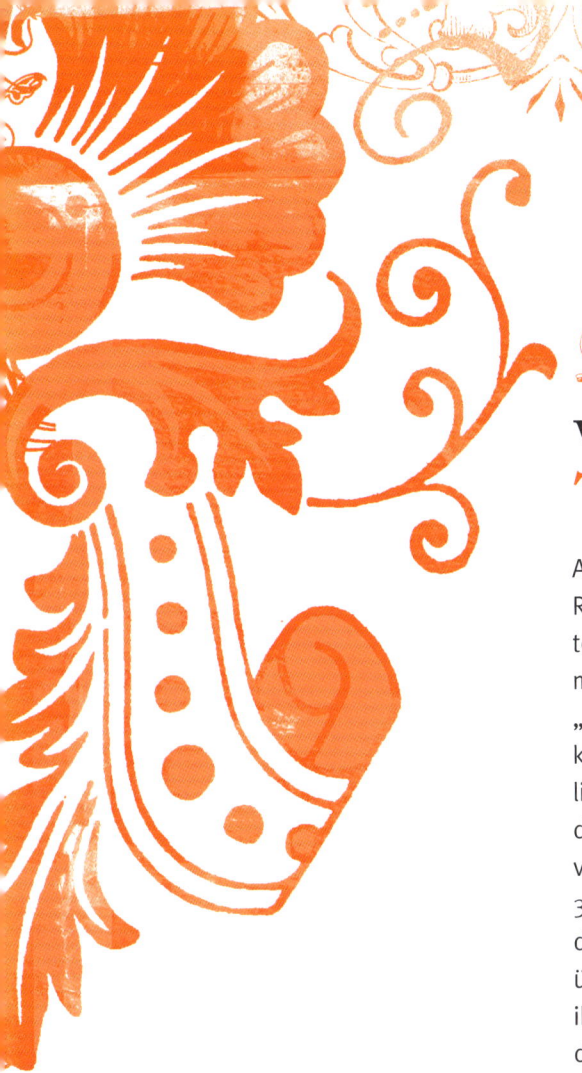

Der verschwundene Tampon

Als ich noch als Sexualtherapeutin für die Rutger-Stiftung in den Niederlanden arbeitete, kamen oft hippe junge Frauen zu mir, die mich um Hilfe baten, weil ihnen ein Tampon „verloren gegangen" war. Ihnen war nicht klar, dass das anatomisch völlig unmöglich ist. Eine von drei Frauen ist überzeugt, dass ein Tampon irgendwo in ihrer Vagina verloren gehen kann. Sie wollen Zahlen? 31 % in Frankreich, 33 % in den Niederlanden und satte 47 % in Großbritannien sind überzeugt, dass ihr Tampon einfach so in ihrer Vagina verschwinden kann. Aha. Und der wandert dann für den Rest ihres Lebens durch ihren Körper, oder was ...?

Ach – da ist das!

Als Sexualtherapeutin habe ich junge Frauen oft gebeten, eine Art Landkarte von dem spannenden Gebiet zwischen ihren Beinen zu zeichnen. Die meisten wussten nicht mal, wo ihre Klitoris lag!

Info-Stopp!

Über die Hälfte der befragten Frauen haben noch nie einen informativen Artikel über die Vagina gelesen, obwohl die meisten es gerne tun würden. Am liebsten würden sie diese Informationen von einem Sexualtherapeuten oder einer Ärztin bekommen.

(Quelle: Harris Interactive)

Es heißt übrigens Klítoris und nicht Klitóris!

Genauer hingesehen.

Viele Frauen sind nicht sicher, wie ihre Vagina aussieht, und zweifeln manchmal sogar, ob sie wohl die richtige Größe hat. Einige wenige fühlen sich geradezu unwohl, wenn sie ihre Vagina betrachten sollen, und gar nicht so wenige haben als Kind gesagt bekommen, dass es schmutzig, eklig und unanständig ist, wenn sie ihre Vagina anfassen. Das ergab eine Umfrage, die man 2004 unter Frauen zwischen 18 und 44 angestellt hat.

(Quelle: Harris Interactive)

Rausgefallen!

Eine Freundin von mir – die definitiv höhere Bildung genossen hat – hat mich neulich gefragt, ob ein Vaginalring nicht „rausfallen" könnte? Dabei liegt die Vagina doch horizontal im Körper! Sonst würden nämlich auch ganz schön viele Tampons auf der Straße rumliegen ...

Welche Darstellung ist die richtige?

Welche von diesen Zeichnungen stimmt mit Ihrer Vagina überein?

- Ausgang der Harnröhre
- Klitoris
- Vagina

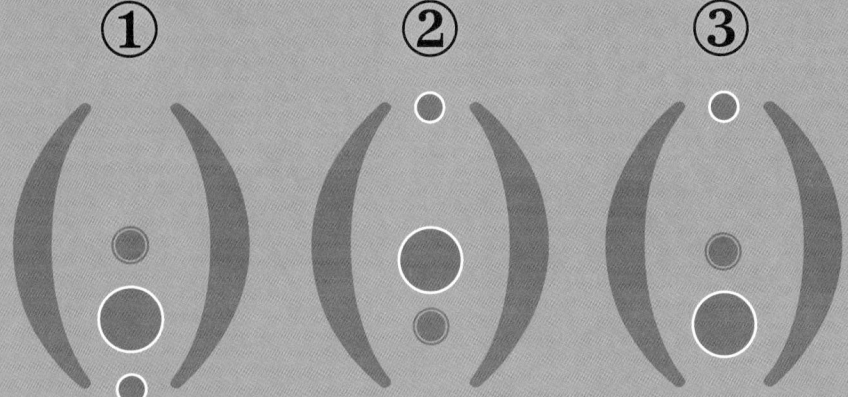

① ② ③

❸ Glückwunsch! Diese Zeichnung ist korrekt!

❷ Falsch! Der Ausgang der Harnröhre und die Vagina sind vertauscht.

❶ Falsch! Die Klitoris liegt oberhalb der Vagina.

Gate to Paradise

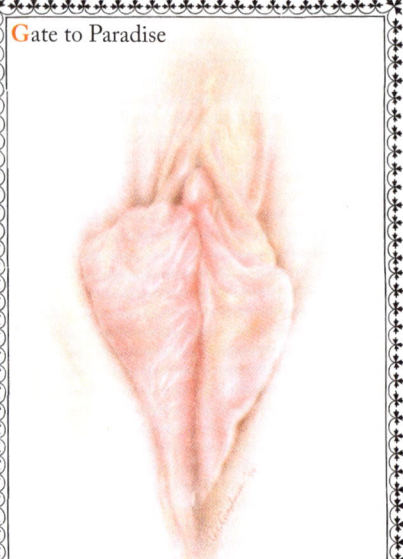

Abou Tertour

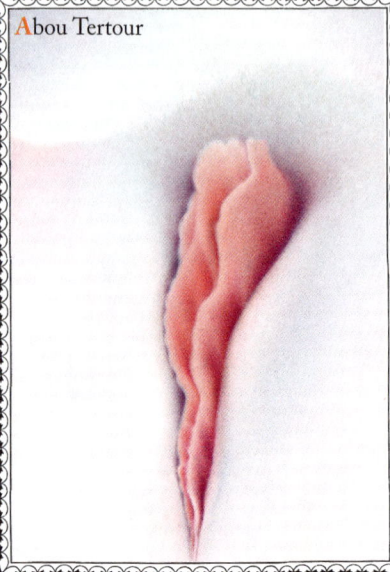

Tokudashi

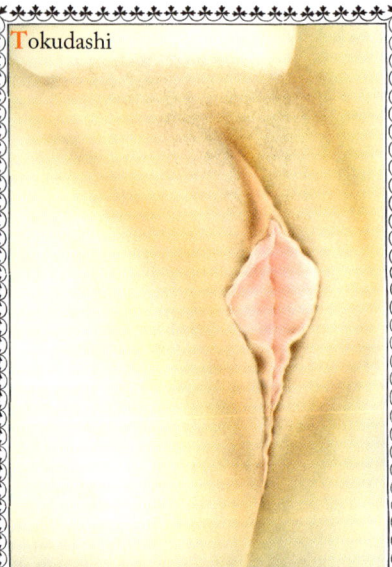

Karen

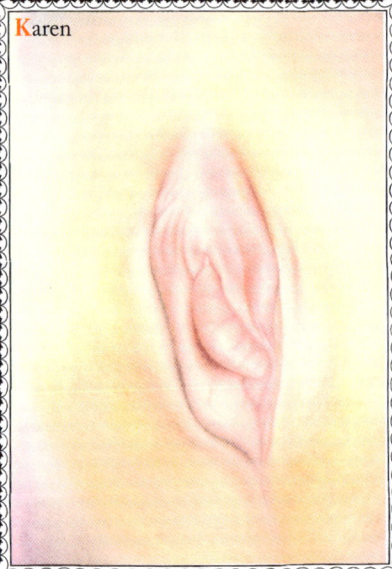

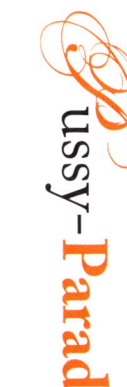

Pillow Musk

Kunti

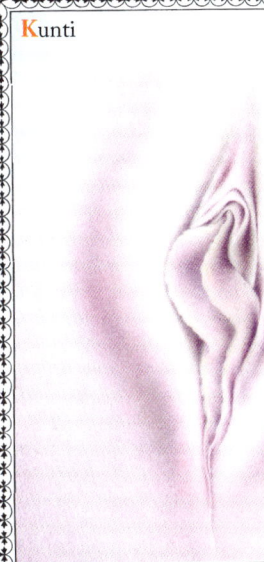

Oyster

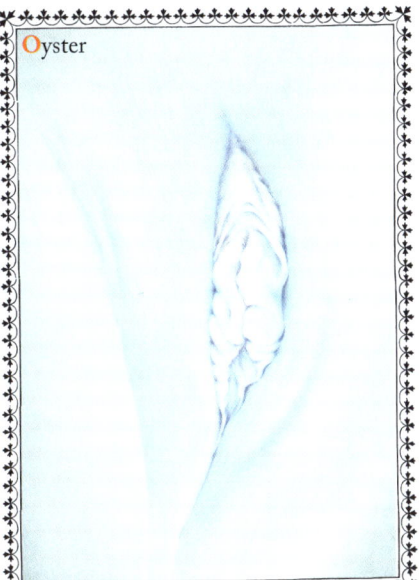

Lotus Lady

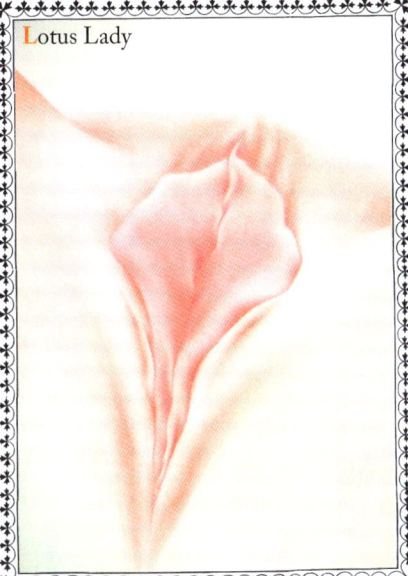

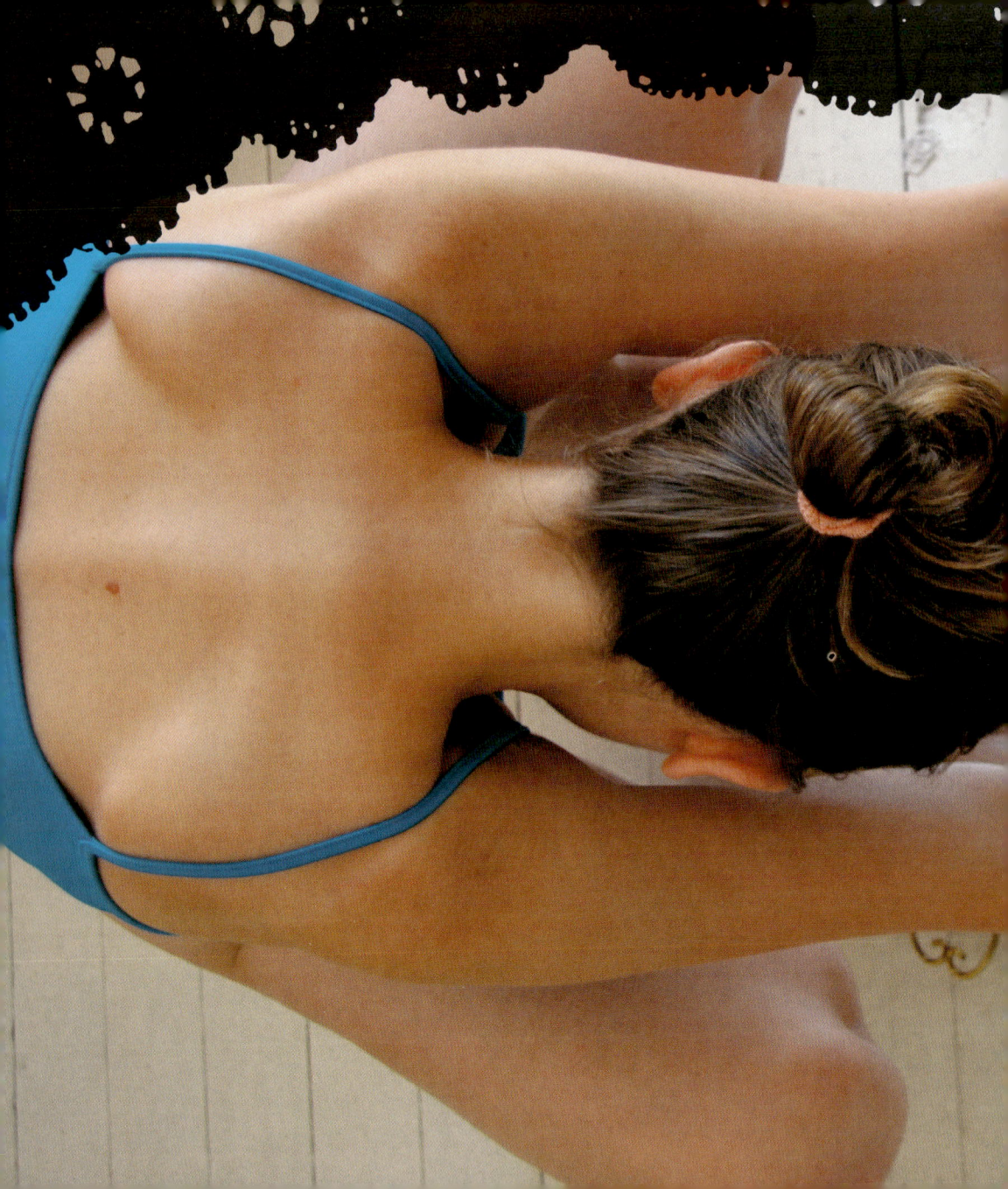

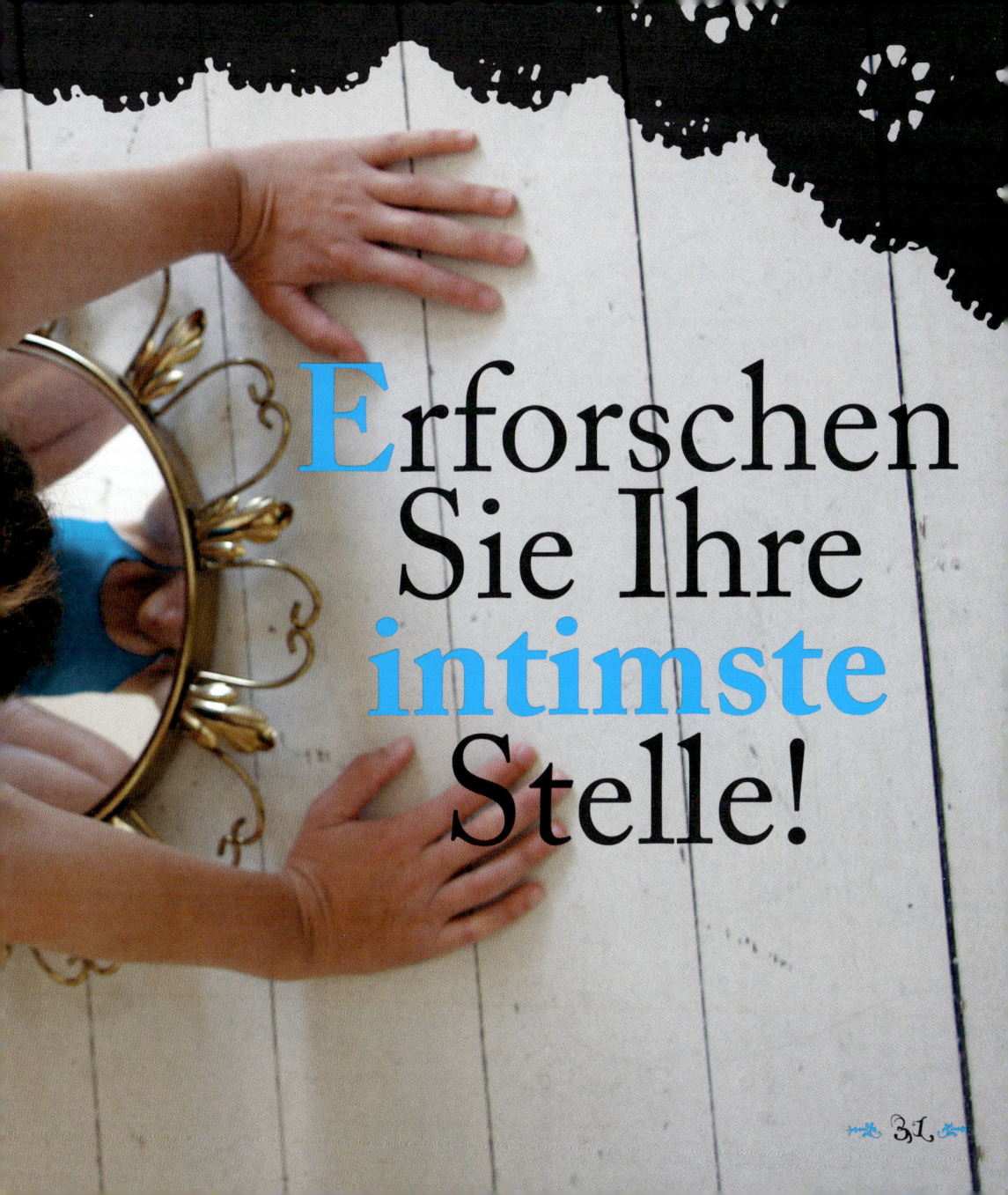

Erforschen Sie Ihre intimste Stelle!

Back to **Basics**

Wahrscheinlich wissen Sie, dass Sie verschiedene Körperöffnungen besitzen, aber wo genau sitzt eigentlich was?

Ihre Klitoris sitzt ein gutes Stückchen oberhalb Ihrer Geschlechtsteile. Sie ist ein weicher, sehr empfindlicher Knubbel und sitzt etwas versteckt an der Stelle, wo Ihre inneren Schamlippen oben zusammentreffen. Wenn Sie sexuell erregt sind, wird sie aber größer, dann sieht man sie besser. Unterhalb der Klitoris liegt der Ausgang der Harnröhre, und darunter befindet sich der Scheideneingang. Die Vagina ist eine elastische Röhre, die zu Ihrer Gebärmutter führt. Wenn Sie einen Finger in die Vagina einführen, können Sie den Gebärmutterhals fühlen.

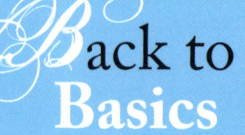

Scheideneingang (Introitus) nennt man den ganzen Bereich unterhalb und rund um Ihre Vagina, der zwischen Ihren kleinen Schamlippen liegt. Er wird abgeschlossen durch die kleinen Schamlippen, die im Ruhezustand aufeinanderliegen, und außen durch die großen Schamlippen.

Ihre Vagina ist 7,5 bis 10 cm lang und bildet die Verbindung zwischen Ihrem Gebärmutterhals (Cervix) und Ihrer Vulva. Das Bemerkenswerteste an ihr ist die enorme Dehnbarkeit, die sie durch ihre vielen Schichten und Falten erlangt. Eine Vagina muss also überhaupt nicht glatt und straff sein.

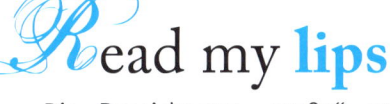

Wussten Sie, dass ...

der weibliche Blauwal die größte Vagina besitzt? Sie ist 1,80 mal 2,40 Meter lang. Der männliche Blauwal hat den größten Penis des Tierreichs: nicht weniger als 3,30 Meter.

Read my lips

Die Bezeichnung „große" und „kleine Schamlippen" ist eigentlich nicht ganz korrekt. Zum ersten sind groß und klein relative Begriffe. Bei vielen Frauen sind die sogenannten kleinen Schamlippen nämlich tatsächlich größer als die großen. Zweitens hat der erste Teil des Wortes – „Scham" – wenig mit Anatomie, aber umso mehr mit Kultur zu tun. Männer finden unsere Lippen am Mund so sinnlich, weil sie darin einfach ein Abbild unserer Schamlippen sehen. Wenn wir roten Lippenstift auflegen und auf diese Art unseren Mund betonen, verfolgen wir damit nur den Zweck, diese Parallele noch stärker zu betonen. Lippen sind wirklich sehr erregend – wo oder wie auch immer!

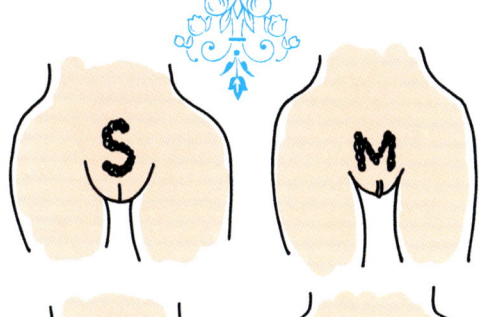

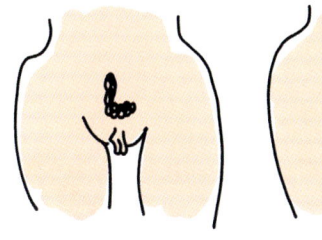
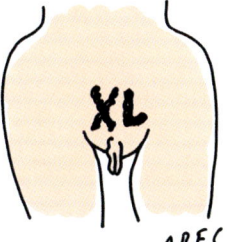

MAREC

Der vaginale Nabel

Nicht nur unsere Lippen sind ein Abbild unserer Vagina – das gilt auch für unseren Nabel. Auf älteren Gemälden sieht man den Nabel rund und fleischig dargestellt, doch heutzutage wird der längliche, vertikale Nabel für schön erachtet und abgebildet. Der Nabel wird also immer vaginaler, und das in einer Zeit, in der wir ihn auch immer öfter vorzeigen.

Ein paar wichtige Details

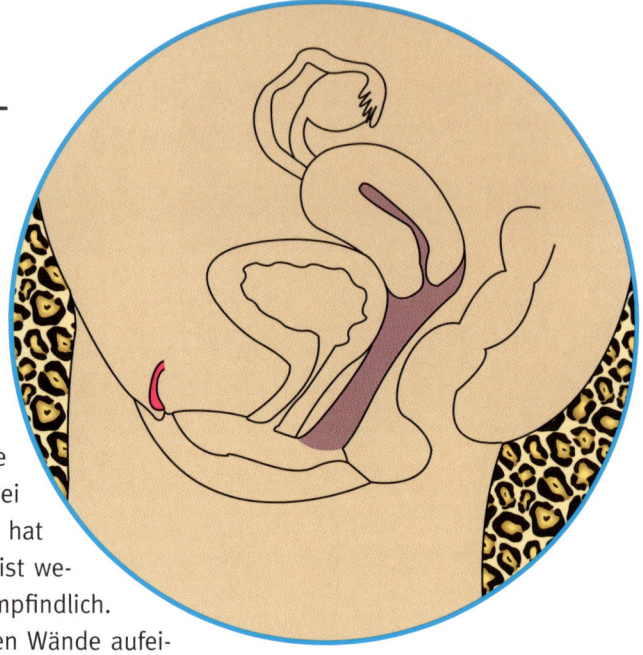

Ihre Vagina hat eine große Oberfläche und ist reich an Blutgefäßen. Im untersten Teil, also rund um den Scheideneingang, befinden sich 90 % der Nervenenden, er ist also der empfindsamste. Der größere obere Teil (der ungefähr zwei Drittel Ihrer Vagina ausmacht) hat viel weniger Nervenenden und ist weniger berührungs- und wärmeempfindlich.

Ihre Vagina ist eine Röhre, deren Wände aufeinanderliegen. Übrigens ist sie keine Röhre, die auf den Mittelpunkt der Erde zuläuft – sie verläuft eher horizontal. Durch ihre Form und ihre Dehnbarkeit ist sie kein Kanal, der immer offen wäre, sondern sozusagen ein „potenzieller Raum". Man könnte sie vielleicht mit einem unaufgeblasenen Ballon vergleichen.

Ihre Vagina ist von Muskelgewebe umgeben, das sich zusammenziehen, aber auch wieder ausdehnen kann. Daher ist sie sehr elastisch, und das ist auch notwendig. Dadurch können Sie nämlich einerseits ein Kind gebären, aber auch einen Tampon im Körper festhalten. Ihre Vagina kann praktisch alles, was in sie eingeführt wird, bequem umschließen.

Der Muskel, der sich zwischen Schambein (das ist der Knochen unter Ihrem Venushügel) und Steißbein befindet, heißt Beckenbodenmuskel. Er umgibt drei Öffnungen: Anus, Vagina und den Ausgang der Harnröhre. Diesen Muskel kann man bewusst anspannen. Manchmal geschieht das auch unbewusst, was zu Problemen führen kann. Wir werden in diesem Buch noch darauf zu sprechen kommen, wie man diese Muskeln stärken und besser benutzen kann.

Jobbeschreibung

Neben dem sexuellen Genuss haben die drei wichtigsten Funktionen Ihrer Vagina mit Empfang und Geburt zu tun:

① Beim Geschlechtsverkehr umschließt Ihre Vagina den Penis. Das Sperma wird in der Nähe des Gebärmutterhalses abgegeben, sodass die Samenzellen Ihre Gebärmutter und eventuell auch die Eileiter erreichen können, um dort eine Eizelle zu befruchten.

② Über Ihre Vagina wird das Menstruationsblut ausgeschieden.

③ Bei der Geburt bildet Ihre Vagina das obere Ende des Geburtskanals. Durch ihre hohe Elastizität ist gewährleistet, dass ein Baby hindurchgleiten kann.

Medikamenteneinnahme über die Vagina

Immer öfter werden auch Medikamente über die Vagina verabreicht. Wenn Sie hormonale Verhütungsmittel vaginal einführen (z. B. durch einen Vaginalring), muss das nur einmal pro Monat geschehen. Die Verlässlichkeit ist genauso hoch wie bei der Pille, die man täglich oral einnimmt (mehr darüber im Kapitel über Empfängnisverhütung). Auch Insulin für Diabetespatienten, Hormonsubstitute und Schmerzmittel können über die Vagina aufgenommen werden.

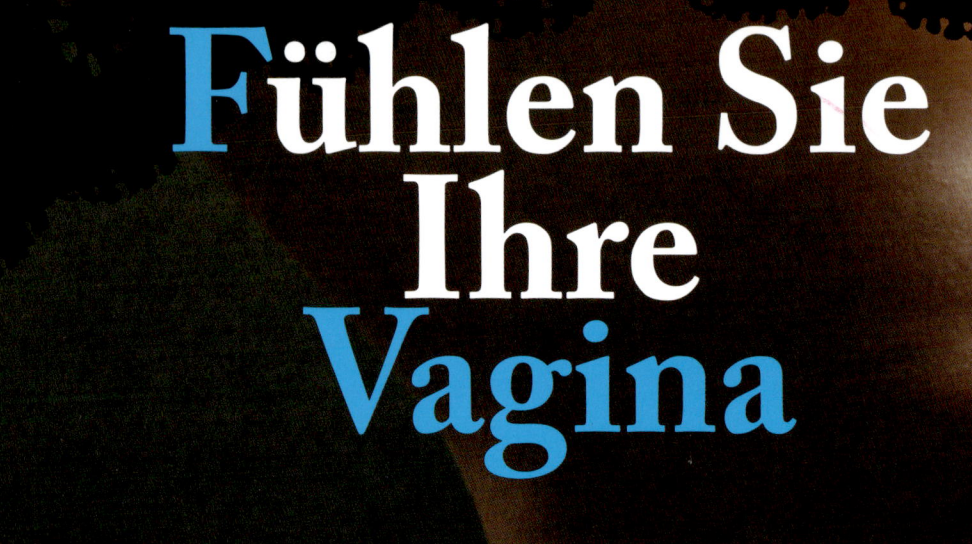

Fühlen Sie Ihre Vagina

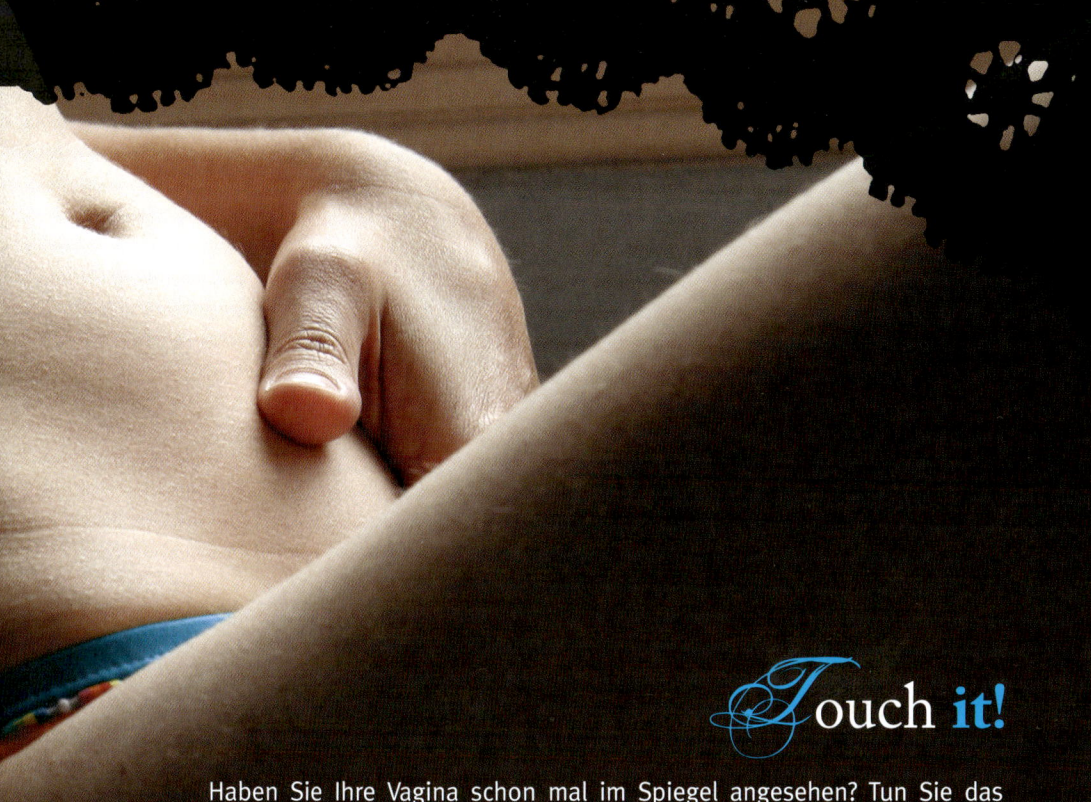

Touch it!

Haben Sie Ihre Vagina schon mal im Spiegel angesehen? Tun Sie das doch mal!

Sich selbst im Spiegel anzusehen, ist ein erster Schritt, aber dabei sollte es natürlich nicht bleiben. Noch viel wichtiger ist es, dass Sie Ihre Vagina auch fühlen. Es ist unbegreiflich, warum so viele Frauen zwar Sex haben, aber nicht wagen, sich selbst anzufassen. Ein Mann darf ihre Vagina berühren und sogar in sie eindringen, aber selbst werfen die Frauen selten bis nie einen Blick nach *down under*. Ängste spielen dabei eine große Rolle: Angst, weil die Vagina unbekanntes Gelände ist, weil man sie verletzen könnte, weil man Infektionen befürchtet …

Keine Angst

Die Angst ist unbegründet. Ihre Vagina ist ein selbstregulierendes System, und obendrein äußerst strapazierfähig. Sie braucht keine desinfizierenden Duschen oder Seifen. Wenn sie verletzt wird, heilt sie erstaunlich schnell. Auch Tampons mit Blumenduft sind ganz überflüssig. Viele Frauen betrachten ihre Vagina als unbekanntes – und damit gefährliches – Terrain, dem sie sich nur indirekt nähern können. Dabei ist es so schön, die eigene Vagina kennenzulernen und zu berühren. Waschen Sie sich nicht mehr mit einem Waschlappen, sondern benutzen Sie die Hände. Nehmen Sie sich regelmäßig die Zeit, Ihre Vagina in allen Einzelheiten kennenzulernen, und genießen Sie diese spannende Entdeckungsreise. Werfen Sie öfters mal einen Blick in den Spiegel und lernen Sie die Einzigartigkeit Ihrer Vagina schätzen. Sie werden sich mehr als Frau fühlen und können sich Ihre Kenntnisse sowohl auf sexuellem als auch auf gesundheitlichem Gebiet zunutze machen, um alles aus Ihrer Vagina herauszuholen …

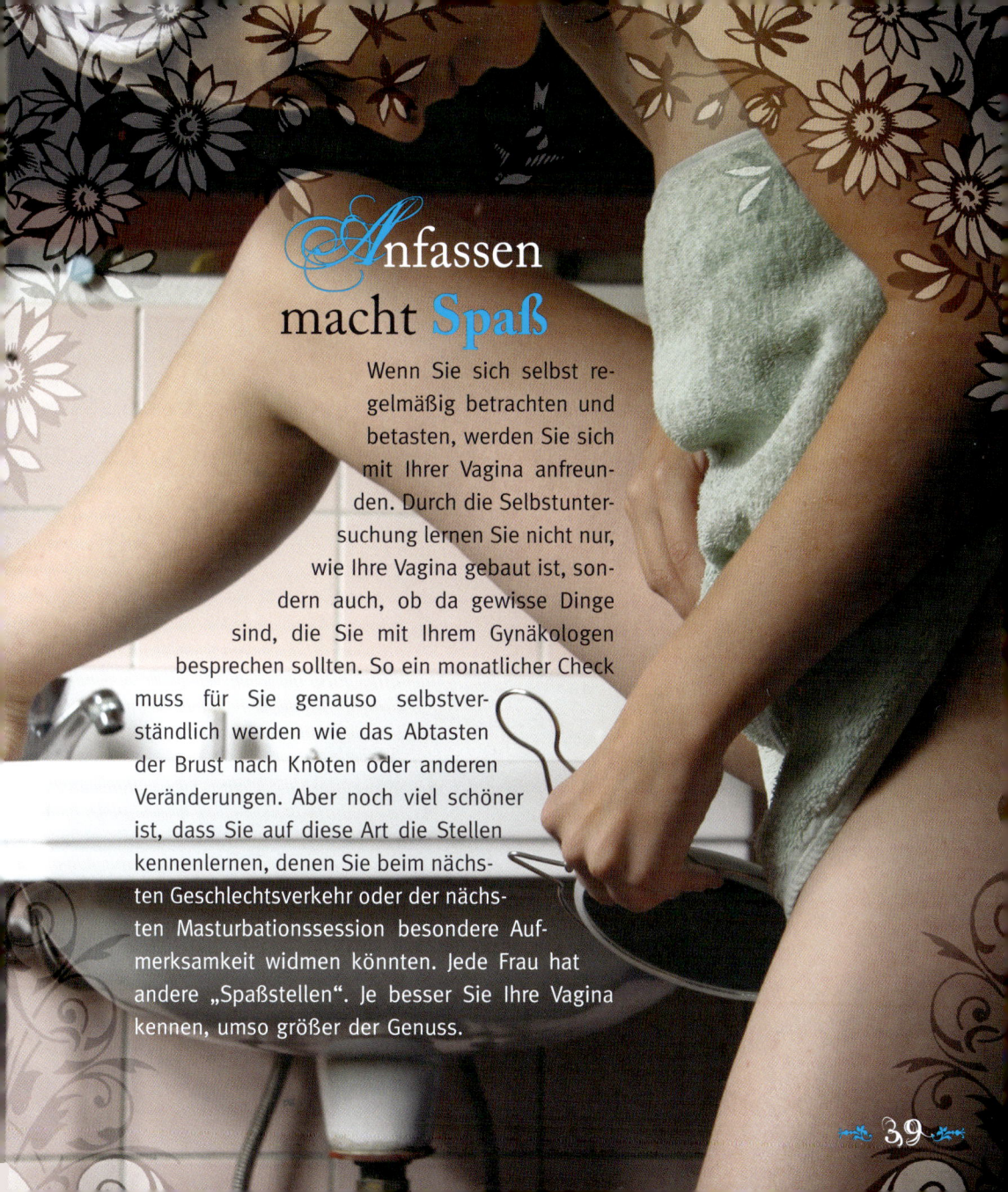

Anfassen
macht Spaß

Wenn Sie sich selbst re-
gelmäßig betrachten und
betasten, werden Sie sich
mit Ihrer Vagina anfreun-
den. Durch die Selbstunter-
suchung lernen Sie nicht nur,
wie Ihre Vagina gebaut ist, sondern auch, ob da gewisse Dinge
sind, die Sie mit Ihrem Gynäkologen
besprechen sollten. So ein monatlicher Check
muss für Sie genauso selbstver-
ständlich werden wie das Abtasten
der Brust nach Knoten oder anderen
Veränderungen. Aber noch viel schöner
ist, dass Sie auf diese Art die Stellen
kennenlernen, denen Sie beim nächsten Geschlechtsverkehr oder der nächsten Masturbationssession besondere Aufmerksamkeit widmen könnten. Jede Frau hat
andere „Spaßstellen". Je besser Sie Ihre Vagina
kennen, umso größer der Genuss.

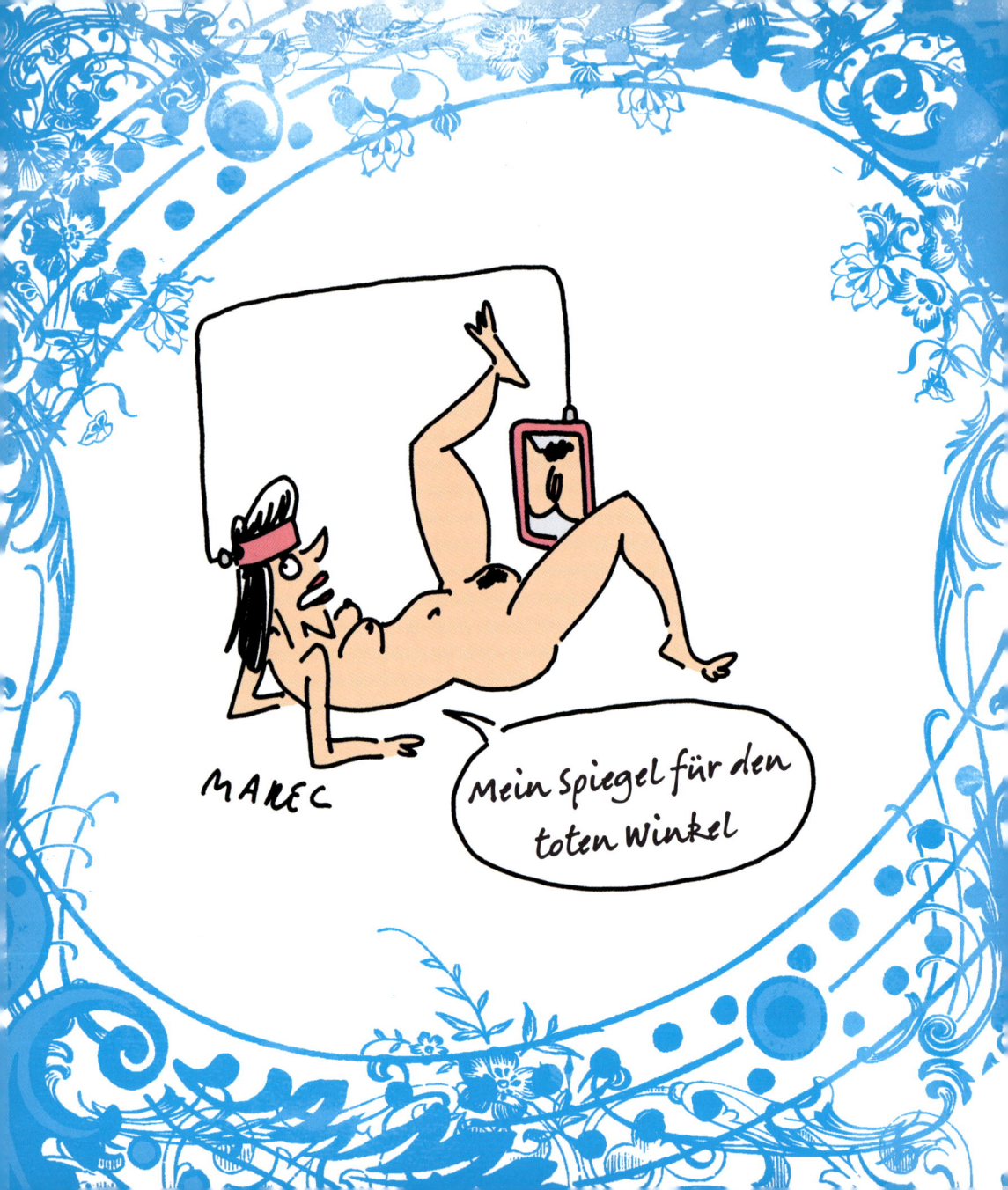

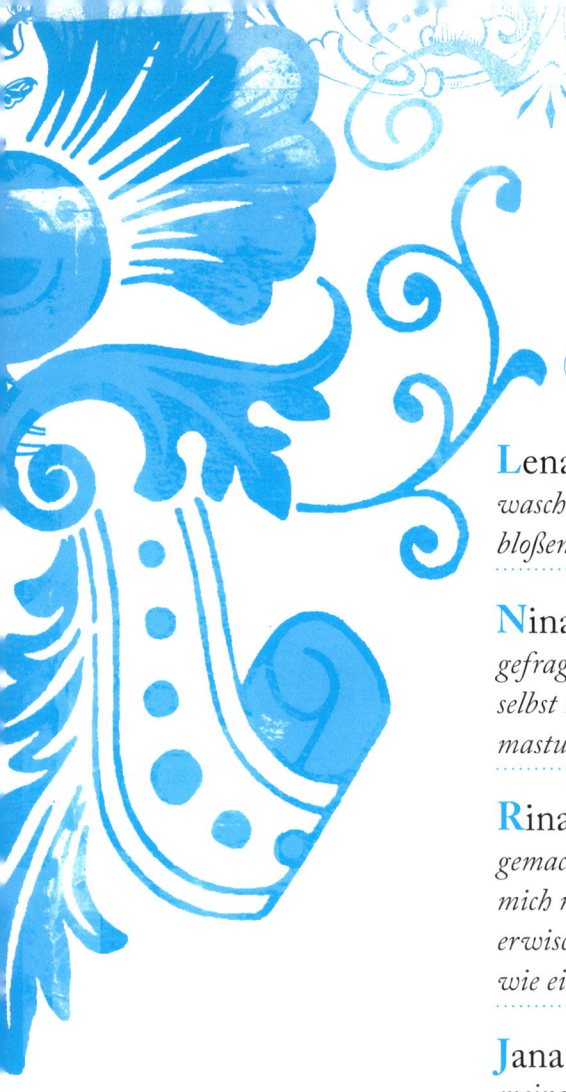

Solo-Vergnügen

Lena (32): *„Ich fasse mich selbst nie an. Ich wasche mich auch mit einem Waschlappen, mit der bloßen Hand fände ich das irgendwie eklig."*

Nina (23): *„Mein Freund hat mich neulich gefragt, ob er mir zusehen darf, wie ich es mir selbst mache. Als ich ihm sagte, dass ich noch nie masturbiert habe, war er total erschüttert."*

Rina (48): *„Ich hab es mir schon immer selbst gemacht, aber das weiß mein Partner nicht. Seit mich meine Mutter einmal als Elfjährige dabei erwischt hat, fühlt es sich für mich immer wieder wie eine Sünde an."*

Jana (33): *„Es gibt eine Person, die weiß, wie meine Vagina aussieht, und das ist mein Mann. Ich selbst hab mich da noch nie angeschaut. Geschweige denn, dass ich mal einen Finger oder was anderes da reingesteckt hätte."*

Das Geheimnis Ihrer Klitoris

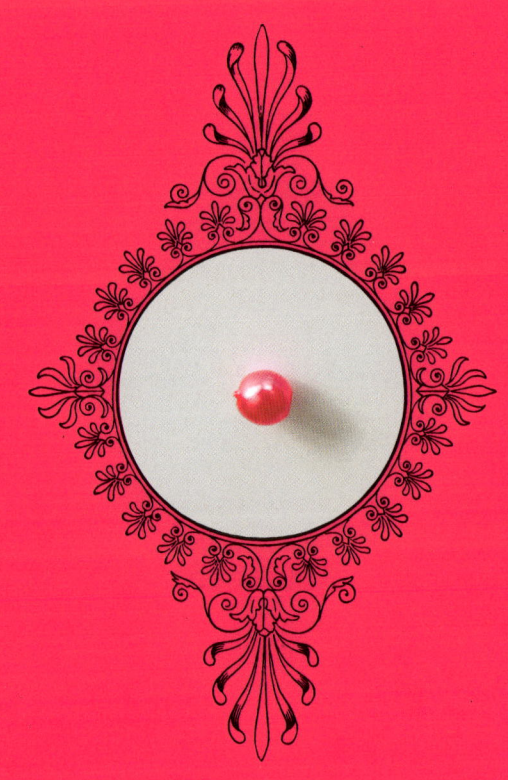

Die Spitze des Eisbergs

Ihre Klitoris (vom griechischen *kleitoris*, „kleiner Hügel" oder „das Eingeschlossene"), auch Kitzler oder Clit genannt, ist viel größer als das weiche, rosa Knöpfchen, das Sie auf den ersten Blick sehen. Dieser sichtbare Knubbel ist der Eichel des Penis vergleichbar, inklusive Vorhaut.

Der Schaft Ihrer Klitoris ist ungefähr 3 bis 4 cm lang und läuft unter der Haut hinter Ihren großen Schamlippen entlang, wo er zu beiden Seiten einen Bogen beschreibt. Ihre Klitoris ist also hufeisenförmig. Die Glans (Eichel) Ihrer Klitoris ist extrem empfänglich für Berührungen (mit Finger, Mund oder Zunge), die als sehr erotisch empfunden werden. Sobald Sie erregt sind, schwillt Ihre Klitoris an und ist stärker zu sehen. Wenn die Erregung noch weiter zunimmt, versteckt sich die Klitoris wieder etwas mehr hinter der Vorhaut. Direkte Berührung wird dann fast schmerzhaft, und meist wird die indirekte Stimulation bevorzugt. Nach dem Orgasmus nimmt der Kitzler schnell (innerhalb von 10–15 Sekunden) wieder seine normale Größe an – und ist wieder empfänglich für neue Reize.

Ihre Klitoris ist das empfindlichste sexuelle Organ, doch es ist immer noch wenig über sie bekannt. Außerdem genießt sie dank Freud einen weniger guten Ruf – der stufte den vaginalen Orgasmus nämlich als höherstehend und gesünder ein als den klitoralen.

Wussten Sie, dass …

Penis und Klitoris gleich viele Nervenenden haben, die Klitoris jedoch empfindlicher ist, weil diese Nervenenden über eine kleinere Oberfläche verteilt sind?

Äh … Herr Doktor, meine
Klitoris hängt so komisch!

Während die Wissenschaft sich intensiv mit Erektionsproblemen beschäftigt, fragt man sich nur selten, ob nicht auch die Klitoris unter schlechter Durchblutung oder zerstörten Nerven leidet. Können körperliche Störungen und Krankheiten – man denke nur an Arterienverkalkung, Zuckerkrankheit oder Multiple Sklerose – die Nervenzellen und Blutgefäße so verändern, dass die Funktion der Klitoris eingeschränkt wird? Und was für Effekte können gynäkologische oder urologische Operationen haben?

Nachdem Viagra für eine ganze Reihe von Erektionsstörungen die Lösung gebracht hat, wird es höchste Zeit, dass unsere superempfindliche und gleichzeitig so besondere Klitoris ebenfalls Aufmerksamkeit erfährt. Natürlich muss man berücksichtigen, dass immer auch der Kopf eine Rolle spielt, wenn es um mangelnde Erregung geht. Aber sind wir nicht ebenso aus Fleisch und Blut wie die Männer?

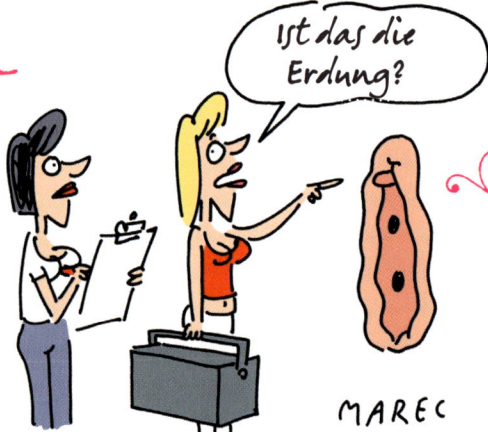

Ist das die Erdung?

MAREC

Wussten Sie, dass …
die Klitoris oft als die Nase der Vagina bezeichnet wurde? Im klassischen Altertum wurde das lateinische Wort *nasus* sowohl für „Nase" als auch für „Klitoris" benutzt. Tatsächlich hat die Nase sogar auch eine Art Klitoris, die bei sexueller Erregung anschwillt. Haben Sie beim Sex manchmal eine verstopfte Nase? Das ist oft auf eine solche „Nasenerektion" zurückzuführen.

Klagen über die **Klitoris**

Trotz eines Mangels an Studien zu speziellen Klitoris-erkrankungen machen sich viele Frauen Sorgen um dieses wunderbare Organ.

Wie groß?
Manche Frauen glauben, dass sie keine Klitoris haben, weil sie (bzw. eigentlich die Eichel) komplett unter der Vorhaut verborgen bleibt. Andere meinen wieder, dass ihr Kitzler viel zu groß ist. Abgesehen von bestimmten erblichen Anomalien, bei denen keine Klitoris angelegt ist, ist die Größe eine Laune der Natur, wie große oder kleine Brüste.

Funktioniert sie richtig?
Wenn Sie keinen Orgasmus kriegen, kann das an sexuellen Problemen liegen, aber – wie Sie schon lesen konnten – es können auch körperliche Veränderungen eine Rolle spielen. Bei bestimmten Hautkrankheiten *(Lichen sclerosus)* oder manchen Krebsarten kann auch die Klitoris betroffen sein. Dann ist gynäkologische und sexualtherapeutische Hilfe angezeigt.

Sie juckt!
Durch mangelnde oder durch übertriebene Intimhygiene kann es beim Geschlechtsverkehr manchmal zu Reizungen, Juckreiz oder Schmerzen kommen. Und auch Ihre Klitoris kann von einer Pilzinfektion in Mitleidenschaft gezogen werden. Zur Behandlung lesen Sie mehr im Kapitel *Herr Doktor, Herr Doktor!* (S. 96)

Ein ganz anderes Problem ist die **Beschneidung**. Vor allem in Afrika werden junge Mädchen (meist im Alter zwischen vier und zehn Jahren) beschnitten. Das bedeutet, dass ein Teil oder gleich die gesamte Klitoris entfernt wird, manchmal auch die Schamlippen. Das hat nicht nur für den Körper schwerwiegende Folgen, sondern vor allem für die Psyche.

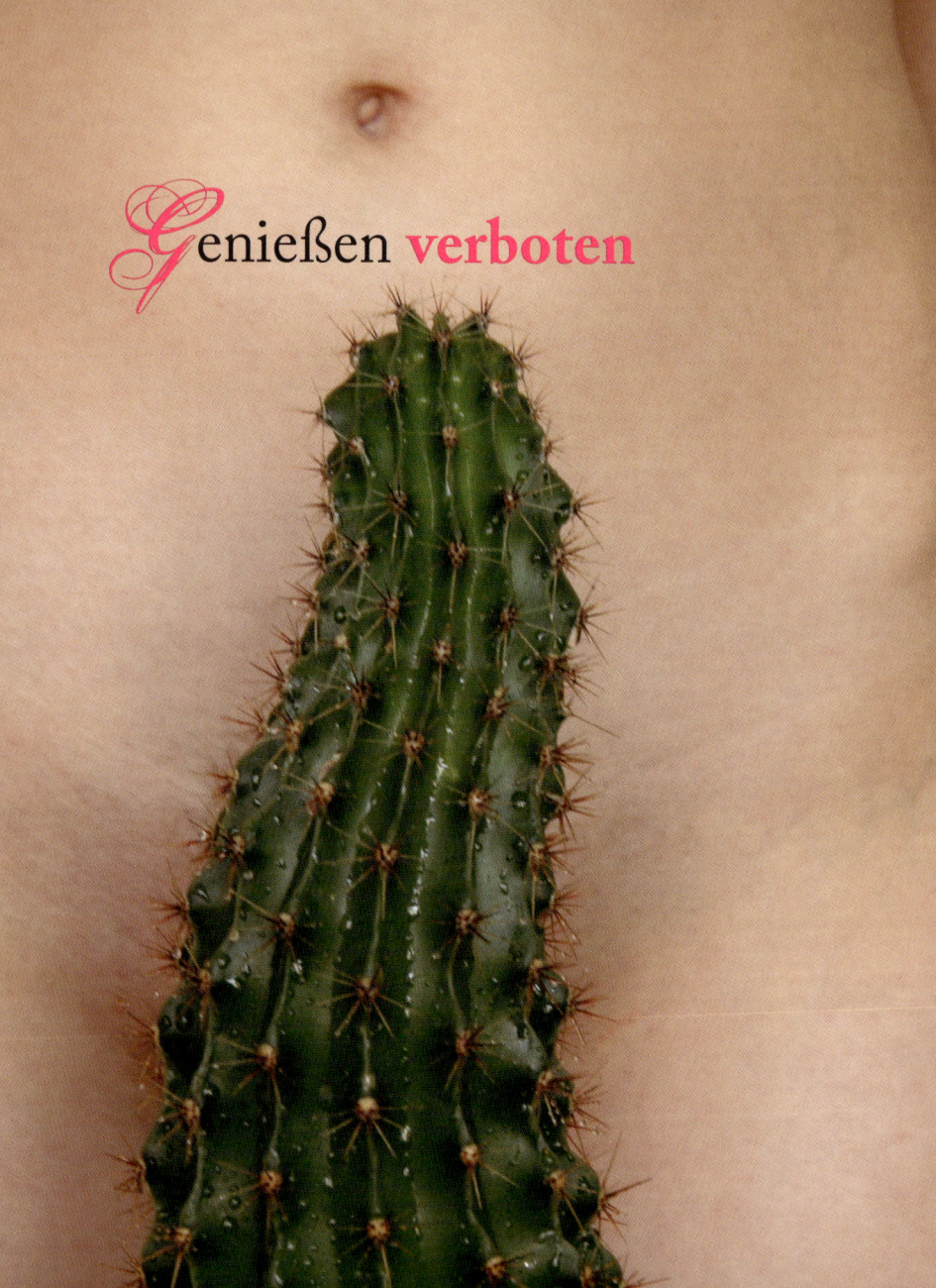

Genießen **verboten**

Hannah Koroma aus Sierra Leone

„Ich wurde beschnitten, als ich zehn war. Meine Großmutter erzählte mir, sie würde mich zum Fluss bringen, um eine bestimmte Zeremonie an mir durchzuführen, und danach würde ich so viel zu essen kriegen, wie ich nur wollte. Ich war ein unschuldiges Kind, und man führte mich zur Schlachtbank wie ein Lamm. [...] Man stopfte mir ein Stück Stoff in den Mund, um meine Schreie zu ersticken. Ich begann wie wild um mich zu schlagen, als ich das Messer spürte. Der Schmerz war grauenvoll, einfach unerträglich. Durch meine heftige Gegenwehr verletzte ich mich noch viel schwerer und verlor viel Blut. Die Beschneidung wurde mit einem stumpfen Taschenmesser durchgeführt."

(Quelle: Website Amnesty International)

Genitalverstümmelung (manchmal auch weibliche Beschneidung genannt) ist immer noch sehr häufig. Dabei wird ein Teil der bzw. die gesamte Klitoris und/oder die kleinen Schamlippen weggeschnitten. In manchen Fällen werden danach auch noch die großen Schamlippen zum Teil entfernt und die Reste zusammengenäht, wobei man nur eine kleine Öffnung für Urin und Menstruationsblut lässt. Die Frau wird dann an ihrem Hochzeitstag durch ihren frisch gebackenen Ehemann oder ihre Schwiegermutter wieder aufgeschnitten.

Es lässt sich nur schwer erfassen, wie viele Frauen Schlachtopfer dieser Praxis geworden sind, aber man geht davon aus, dass es sich weltweit um ungefähr 135 Millionen Frauen handelt. Diese Frauen leben vor allem in Afrika, aber auch im Nahen Osten, Mittel- und Südamerika und Europa. Genitalverstümmelung wird oft zu Unrecht mit dem Islam in Verbindung gebracht. Doch sie ist wesentlich älter als der Islam, vielleicht gab es sie sogar schon in prähistorischer Zeit, und wurde in Afrika bei christlichen, animistischen, jüdischen und muslimischen Völkern praktiziert.

Leider gibt es sowohl Frauen als auch Männer, die diese Praxis nach wie vor verfechten. Oft lassen Mütter ihre eigenen Töchter mit dem Argument beschneiden, dass das nun einmal so Tradition ist, und dass sie andernfalls verstoßen werden würden oder keinen Mann fänden.

Die Befürworter behaupten, dass eine beschnittene Frau seltener fremdgeht, reiner und gehorsamer ist und leichter gebären kann. Außerdem hat der Mann mit einer beschnittenen Frau größeren sexuellen Genuss, für ihn ist eine Frau nur eine echte Frau, wenn sie keine Klitoris mehr hat. Fakt ist, dass weltweit unzählige Frauen unter den medizinischen Komplikationen und seelischen Folgen der Genitalverstümmelung zu leiden haben.

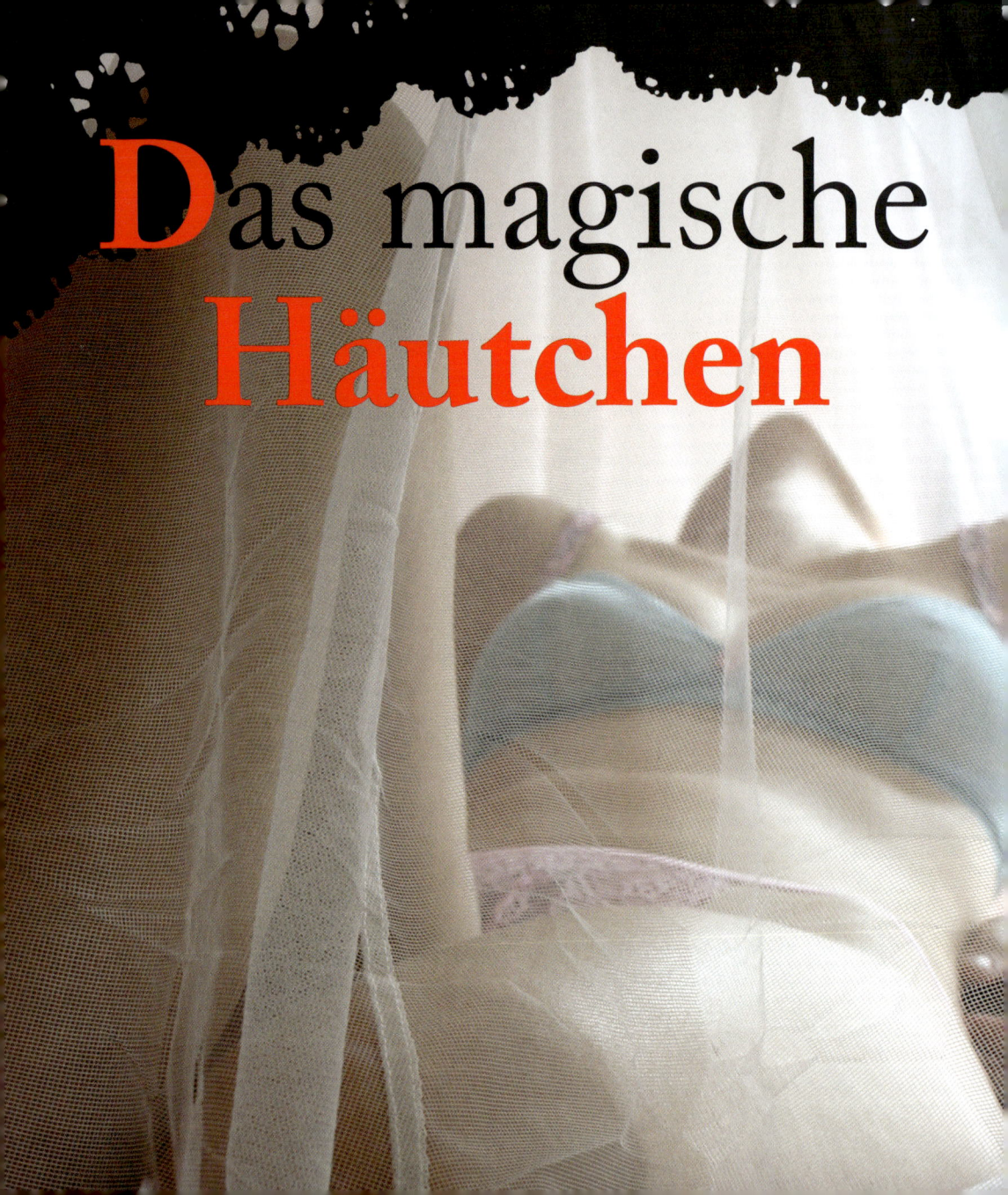

Das magische Häutchen

Elise (32): *„Ich war schon 27, als ich meine Jungfräulichkeit verlor. Ich heulte vor lauter Glück, weil ich so froh war, endlich eine echte Frau zu sein."*

Marthe (55): *„Wir haben bis zur Hochzeitsnacht gewartet. Es war für uns beide das erste Mal und gerade deswegen etwas ganz Besonderes!"*

Jenny (28): *„Das erste Mal war schrecklich. Er war total grob. Es fühlte sich an, als würde ich buchstäblich aufgerissen."*

Fatima (30): *„Mein Mann fand es nicht so wichtig, dass ich keine Jungfrau mehr war. Für ihn zählte nur unsere Liebe."*

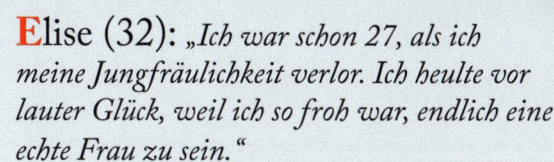

Wussten Sie, dass …

14 % der Männer beim ersten Mal keinen Spaß haben?
60 % der Frauen beim ersten Mal keinen Spaß haben?

Das Häutchen, das kein **Häutchen** ist

Viele Menschen haben noch immer ein mythisches Bild vom Jungfernhäutchen oder Hymen (griech. „Haut, Häutchen") – als wäre es eine harte Wand, die man nur durch brutale Penetration einreißen kann. Im Grunde kann man gar nicht von einem richtigen Häutchen sprechen, es ist eher ein Stück festes Gewebe, das am Eingang zur Scheide sitzt, fleischig und rosig. Manchmal hat es eine unregelmäßige Oberfläche, in anderen Fällen ist es glatt. Es schließt den Scheideneingang nicht ab, denn es lässt – bis auf seltene Ausnahmen – ja auch das Menstruationsblut durch.

Wussten Sie, dass ...

junge Aristokratinnen im antiken Griechenland vor ihrer Hochzeit durch einen steinernen Penis entjungfert wurden? In Indien nahmen Wanderpriester diese schwere Pflicht auf sich.

Jungfrauen bluten ... oder nicht?

Wenn sich die Frau noch nie etwas in die Scheide eingeführt hat, scheint es so, als würde das Jungfernhäutchen die Vagina enger machen. Dieses Gewebestückchen kann beim ersten Geschlechtsverkehr reißen und etwas bluten. Bei den meisten Frauen passiert nichts, weil diese Haut ganz geschmeidig ist oder weil sie entspannt und feucht sind, sobald der Penis eindringt. Bei Frauen, die noch nie Geschlechtsverkehr hatten, kann es also jederzeit passieren, dass sie beim ersten Mal gar nicht bluten. Das bedeutet nicht, dass sie kein Jungfernhäutchen mehr haben. Es kann sich mitbewegen, wenn man den ersten Verkehr ganz ruhig und entspannt angeht. Wenn man sich fürs erste Mal genügend Zeit nimmt, kann man dafür sorgen, dass die Frau weniger ängstlich und krampfhaft auf den berüchtigten Schmerz und die Blutung wartet, die ihre Entjungferung angeblich begleiten sollen.

Kurz und gut: Das Jungfernhäutchen ist kein Häutchen, eine Jungfrau muss nicht unbedingt bluten, und Schmerzen muss sie beim ersten Mal auch nicht haben. Eine Frau, die weder blutet noch Schmerzen empfindet, kann trotzdem noch Jungfrau gewesen sein. Ein Gynäkologe kann durch eine Untersuchung also nicht eindeutig feststellen, ob sie schon sexuelle Kontakte gehabt hat oder nicht.

Vermeidungstaktik

In Ländern, in denen der Jungfräulichkeit der Braut hoher Wert beigemessen wird, ist Analsex aus begreiflichen Gründen sehr populär. Auch Sex, bei dem der Penis nicht in die Vagina, sondern an ihr entlang gleitet, ist eine beliebte Technik.

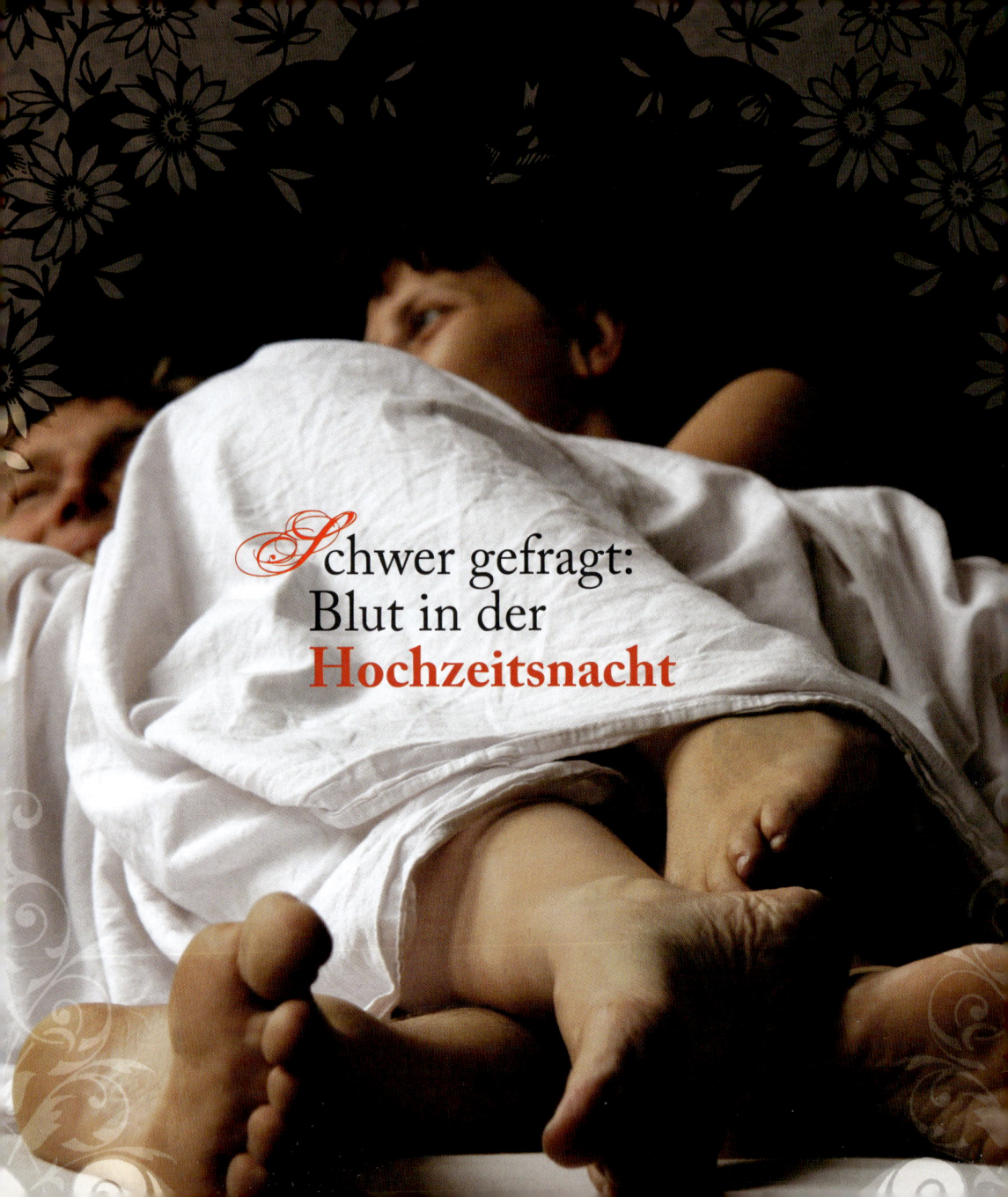

Schwer gefragt:
Blut in der
Hochzeitsnacht

Aber was tun, wenn kulturelle oder religiöse Traditionen in der Hochzeitsnacht nun mal eine blutende Jungfrau erwarten? Wie Sie gerade gelesen haben, hängt es eher vom Zufall ab, ob eine Frau blutet oder nicht. Um nicht als Hure in Verruf zu kommen oder um den Traditionen Genüge zu tun, suchen Frauen häufig nach einem Weg, beim ersten Mal wirklich eine Blutung garantieren zu können. Die Möglichkeiten gehen von Hühnerblut über einen schlichten Piks in den Finger bis hin zu einer Operation. Bei einem solchen Eingriff wird der Scheideneingang ein Stückchen zugenäht, sodass er beim Eindringen des Penis wieder aufreißt. Manchmal baut der Arzt eine Art Jungfernhäutchen aus einem Stück Schleimhaut auf. Doch beide Methoden können nicht sicherstellen, dass es wirklich zur Blutung kommt. Andererseits darf man nicht vergessen, dass die Anspannung beim ersten Mal oft einen Mangel an Erregung mit sich bringt. Und eine trockene und enge Vagina wird eher bluten als eine feuchte, entspannte.

Wussten Sie, dass …

die Männer im 16. Jahrhundert davon überzeugt waren, dass man von Syphilis geheilt wurde, wenn man Sex mit einer Jungfrau hatte? Diese tragische Praxis wird in Südafrika noch heute durch traditionelle „Heiler" als Mittel gegen AIDS empfohlen. Es versteht sich von selbst, dass diese „Medizin" die AIDS-Problematik nur noch vergrößert.

Geschichte der Vagina

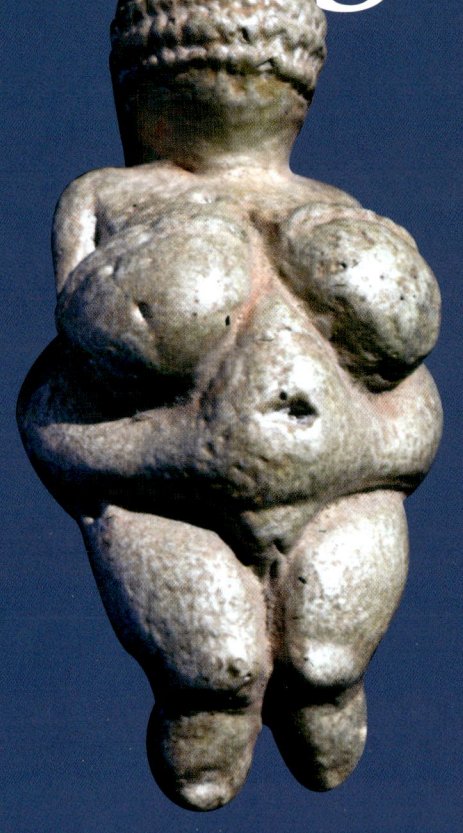

Die prähistorische Venus

In vorhistorischer Zeit wurden Göttinnen und ihre Fruchtbarkeit verehrt. Die Votivstatuetten, die man gefunden hat, übertreiben oft die typisch weiblichen Merkmale: große Brüste, ausladender Bauch und breite Hüften sowie eine deutlich sichtbare Vagina. Bei manchen Wandmalereien beschränkten sich die prähistorischen Picassos gleich ausschließlich auf die Darstellung von Vaginen.

Die bekannteste Statuette ist die Venus von Willendorf (zwischen 24.000 und 22.000 v. Chr. entstanden, siehe Abb. gegenüber). Bei dieser Art von Fruchtbarkeitsstatuetten sind Körperteile wie Arme, Beine und Gesicht viel weniger ausgearbeitet als Brüste, Schenkel, Po und Bauch. Sogar die Klitoris ist sichtbar. Symbolisch für die schwangere oder fruchtbare Frau, die Leben schenkt.

Ob diese Art von Statuetten dafür gedacht waren, Schwangere zu beschützen, für Fruchtbarkeit zu sorgen oder um die Muttergöttinnen anzubeten, sorgt immer noch für spannende Diskussionen.

Wussten Sie, dass …

die Vulva das häufigste Motiv in der prähistorischen Kunst ist? Archäologen wurde vorgeworfen, dass sie allzu schnell eine Vagina in jedem uralten Dreieck erkennen wollten. Na ja, was will man schon anderes erwarten, wenn man weiß, dass Männer alle sieben Sekunden an Sex denken – Archäologen sind eben auch bloß Menschen …

Die furchterregende Vagina

In einer ganzen Reihe von Mythen und Sagen, aber auch bei den römischen Historikern, wird die Vagina als Mittel zur Abschreckung von Gefahr genannt. Im indischen Madras glaubte man, dass Frauen durch Entblößen ihrer Vagina Stürme abwenden können. In Afrika können sie damit Löwen in die Flucht schlagen, in Westeuropa den Teufel und in Russland gefährliche Bären.

Ambivalente Kunststückchen, denn damit werden der Vagina ja auch gefährliche Kräfte zugeschrieben, die sie „falsch" einsetzen könnte.

„DAS MEER BERUHIGT SICH, WENN ES DIE MÖSE EINER FRAU SIEHT."

Katalanisches Sprichwort, das auf die Tradition zurückgeht, dass die Frauen der Fischer dem Meer ihre entblößte Vulva zeigten, bevor ihre Männer ablegten. Das sollte sie vor Unglück auf See schützen.

Wussten Sie, dass …

das Ankh, das ägyptische Symbol des ewigen Lebens, eigentlich die männlichen und weiblichen Geschlechtsorgane darstellt?

Röcke hoch!

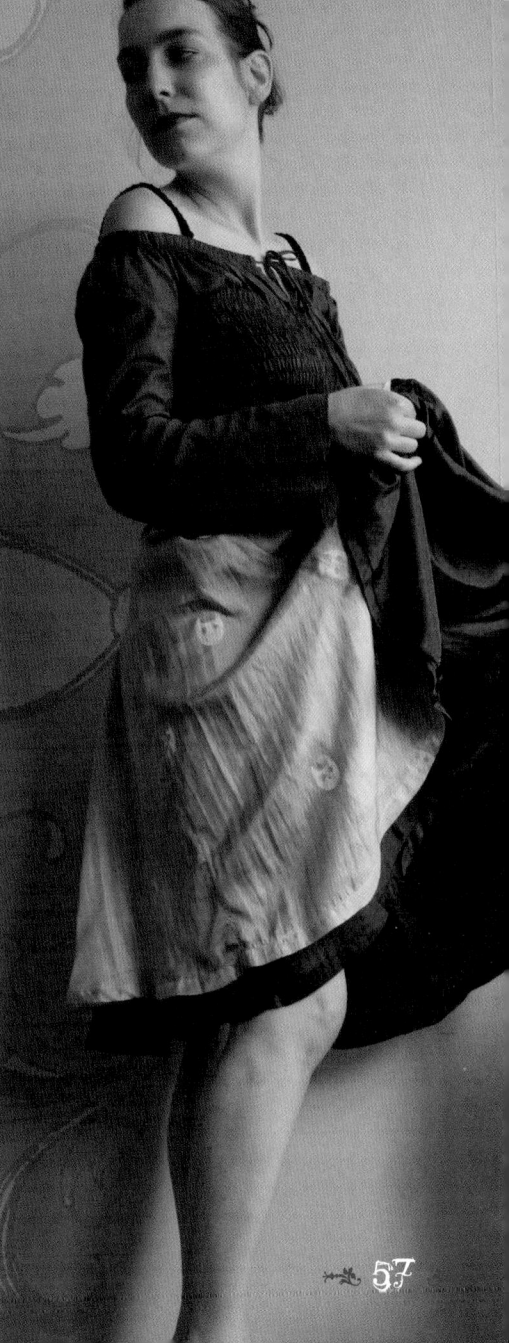

In vielen alten Kulturen hoben die Frauen bei bestimmten Ritualen oder Festen alle gleichzeitig die Röcke hoch, um mit der entblößten Vulva Unheil abzuwenden oder die Fruchtbarkeit der Felder (ebenso wie die eigene) zu sichern. Sowohl im alten Ägypten als auch in Griechenland und Irland wurden gern die Rocksäume gelüftet, um das Böse mit dem „Ursprung allen Lebens" zu bannen – der Frau und ihrer Vagina. Das erregte freilich das Missfallen frühchristlicher Autoren, die einen deutlichen Zusammenhang zu sehen glaubten zwischen diesen Sitten und der Anbetung von Göttinnen, welche ihrem monotheistischen Glauben natürlich zuwiderlief. Sie fanden schon die nackte Vulva obszön und sind mit dafür verantwortlich, dass Frauen, die sich offen und nackt zeigten, allzu schnell in die Kategorie „Hure" eingeordnet wurden.

Nackt und **stolz**

Frauen, die ihre Vulva stolz entblößen, finden wir nicht nur in der Literatur, sondern auch auf diversen Kunstgegenständen.

Auf syrischen Rollsiegeln (1400 v. Chr.), die im Altertum zur Versiegelung von Dokumenten oder Krügen benutzt wurden, ließen Frauen ohne Weiteres ihre Geschlechtsteile sehen.

Eine berühmte Statuette, die heute im Museum von Kopenhagen ausgestellt wird, stellt eine Frau mit gespreizten Beinen dar, die vergnügt an sich herumspielt. Sie weckte nicht nur Lust beim Betrachter, sondern sollte vermutlich auch ein Loblied auf die weibliche Fruchtbarkeit sein.

Baubo war die Frau, der es gelang, die griechische Göttin Demeter von ihrem Kummer um Persephone zu erlösen, ihre in die Unterwelt verschwundene Tochter. Sie hob ihren Rock und entlockte Demeter damit spontanes Gelächter nach jahrelanger Trauer. Von Baubo sind einige Statuetten bekannt, die sie wegen ihrer „schamlosen" Tat als Vagina mit Kopf darstellen. Diese Vaginafigurinen tragen allerlei Schmuck und frivole Frisuren – ein sexy Symbol der Fruchtbarkeit und Weiblichkeit.

Sheela-na-Gig: schön und erbarmungslos

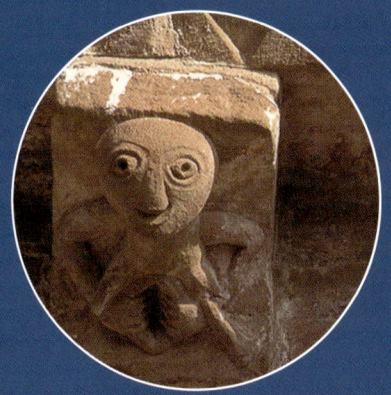

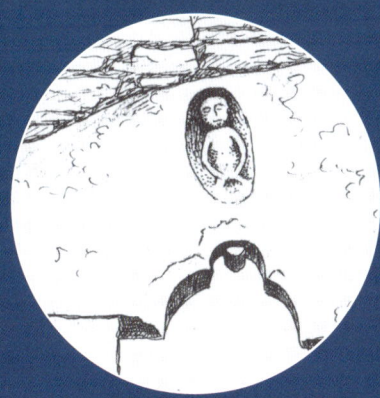

In der mittelalterlichen Bildhauerkunst des 11. bis 13. Jahrhunderts finden sich in keltischen Ländern häufig die sogenannten Sheela-na-Gig-Frauen. Diese Frauen stehen oder hocken und zeigen dabei ihre Vagina. Manche spreizen stolz die Schamlippen oder stecken sich einen Finger in die Vagina. Oft haben sie auch Schamhaar. Manche legen sogar noch eins drauf und verschränken die Beine hinter dem Hals, sodass man völlig freien Blick in ihre Vagina hat. Bemerkenswerterweise trifft man diese Damen in Schlössern, Kirchen und Kathedralen an. Leider wurden diese christlichen Vaginafrauen in späteren, prüderen Zeiten oft entfernt oder zerstört, oder man füllte die Vagina mit Zement.

Aber wozu dienten diese geheimnisvollen Frauen? Sollten sie mit ihrer Vagina auch den Teufel bannen? Oder sollten sie brave Kirchgänger an Evas Sünde erinnern? Oder glaubte man, dass diese Figuren Fruchtbarkeit verliehen, wenn man darüberrieb?

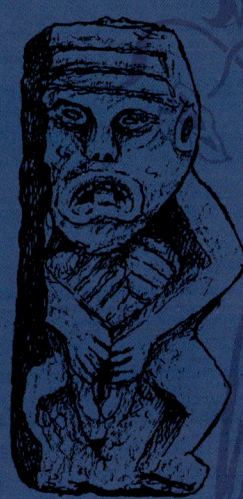

Von Afrika bis **Amerika**

Jede Vagina ist einzigartig. Aber bei einem wissenschaftlichen Vergleich der Vaginen von Frauen verschiedener ethnischer Herkunft stellte sich heraus, dass die Form der Vagina in jeder Gruppe jeweils relevante Parallelen zeigt. Um zu dieser erstaunlichen Erkenntnis zu gelangen, machte man mit Knetmasse Abdrücke von unzähligen Vaginen. Alles für die Wissenschaft!

Schwarze Frauen haben oft eine breite Vaginaform, die einem Kürbiskern ähnelt. Diese Form findet sich nicht bei weißen Frauen oder solchen aus Mittelamerika. Vier von fünf Latinas haben jedoch eine Vagina in Form eines auffallend lang gezogenen Kegels. Bei weißen Frauen stellte man mehr Unterschiede fest, bei ihnen waren die Vaginen kegelförmig, zylindrisch, herz- oder schneckenförmig.

Niemand kann behaupten, dass eine Vaginaform mehr sexuellen Genuss bereitet als die andere, aber die Unterschiede zwischen den Völkern sind für die vaginale Chirurgie und Behandlung sicher von Bedeutung.

Wussten Sie, dass ...

im Kamasutra, dem sexuellen Leitfaden, der um 300 n. Chr. in Indien verfasst wurde, die Vagina schon in Kategorien eingeteilt wurde? So traf man, je nach Länge der Vagina, eine Unterscheidung zwischen der *harini* (Gazelle) mit einer sechs Finger tiefen, der *ashini* (Stute) mit einer neun Fingern tiefen und der *karini* (Elefantenkuh) mit einer zwölf Finger tiefen Vagina.

Abdrücke verschiedener Vaginaformen, mit Plastilin im Inneren der Vagina abgenommen.

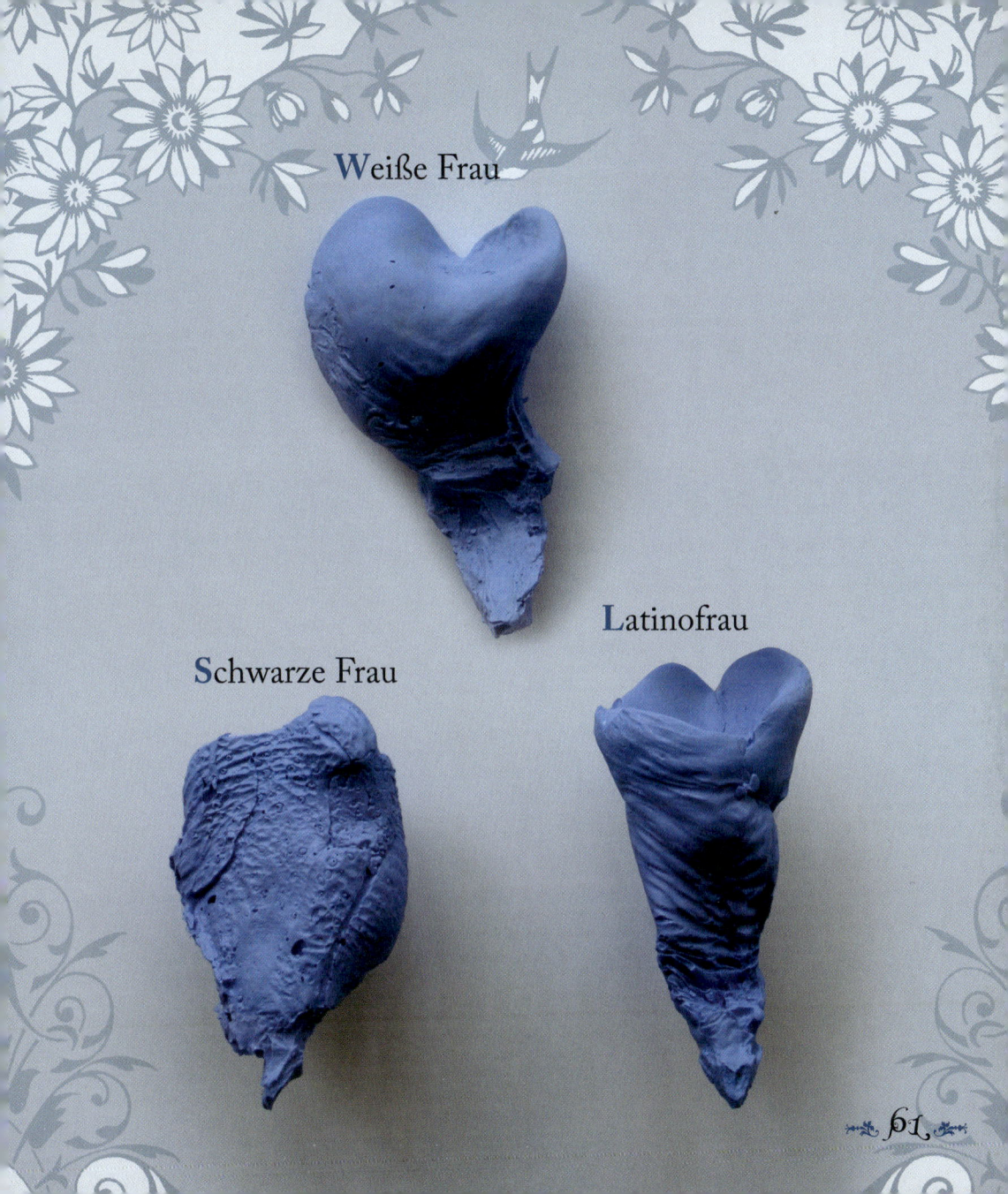

Weiße Frau

Latinofrau

Schwarze Frau

61.

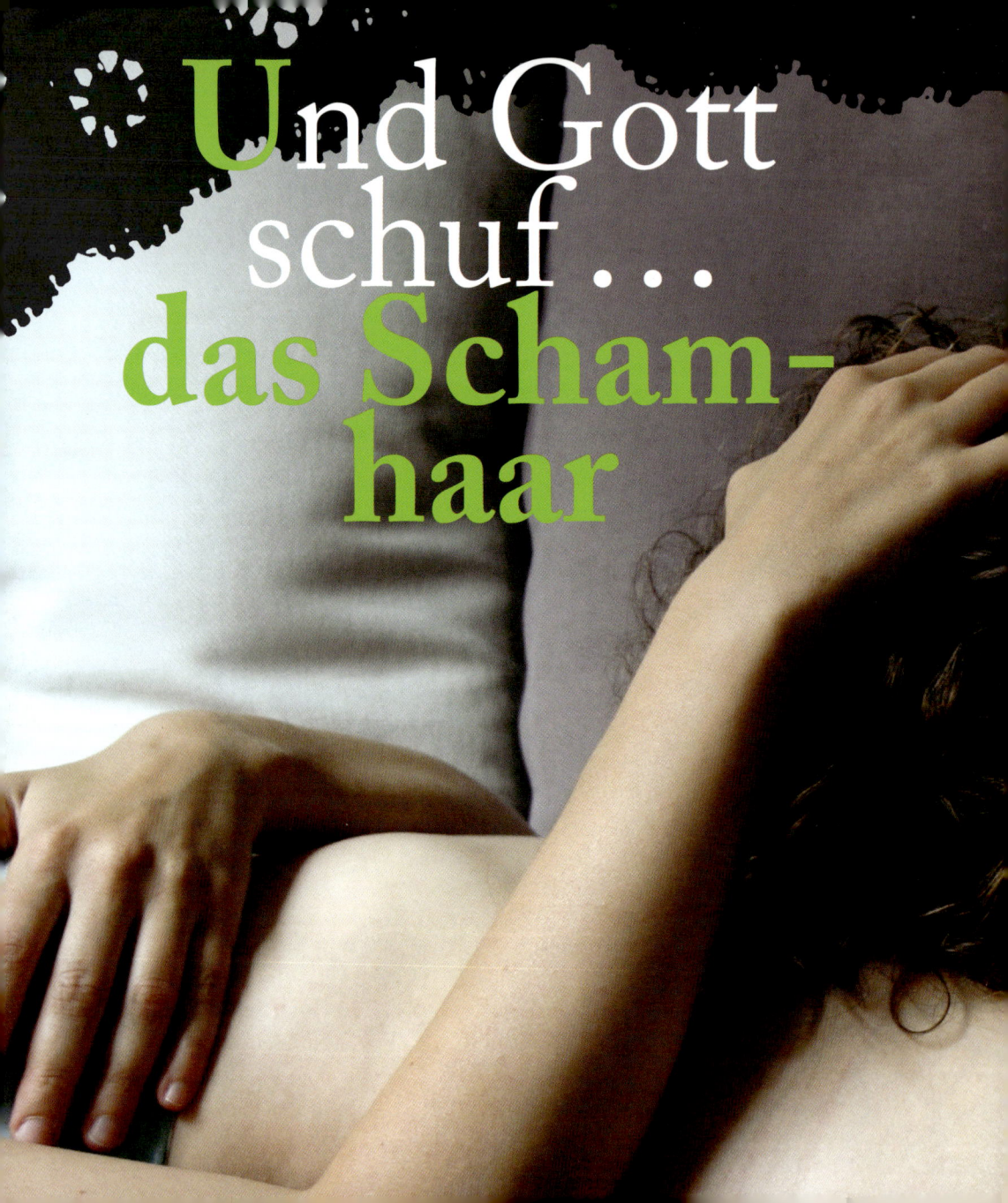

Und Gott schuf ...
das Scham-
haar

Die Zeiten, in denen uns unsere Körperbehaarung gegen die Kälte schützen musste, sind lange vorbei. Doch wir haben immer noch Haare unter den Achseln, auf und rund um die Vulva und zwischen den Pobacken. Das hat durchaus seine Gründe. Geruch ist nämlich ein wichtiger Faktor im sexuellen Spiel. In unseren Achselhöhlen und in der Schamgegend befinden sich Drüsen, die Pheromone produzieren. Diese Pheromone werden durch das Schamhaar festgehalten und verbreitet. Ganz unbewusst reagieren wir auf diese Lockstoffe. Doch da wir unsere Geschlechtsteile mittlerweile sowieso mit Unterwäsche und Kleidung bedecken, spielen die Pheromone nur noch eine untergeordnete Rolle beim Anlocken des anderen Geschlechts. Heutzutage schnuppern wir nicht mehr nur an unseren zukünftigen Bettgenossen, uns ist wichtiger geworden, wie sie aussehen.

Daneben ist das Schamhaar natürlich auch ein Zeichen dafür, dass Frauen und Männer die Geschlechtsreife erlangt haben. In der Urzeit war es also eine praktische Art, zu zeigen, dass man fortpflanzungsfähig war. Die Tatsache, dass das Haarbüschel auf einem ansonsten viel weniger behaarten Körper wesentlich stärker ins Auge sticht, ist vielleicht auch eine hübsche Art, um auf den „Eingang" zu verweisen.

Im Laufe der menschlichen Evolution hat das Schamhaar einen Großteil seiner Funktion verloren. Manche Frauen entscheiden sich für eine Vollrasur, manche trimmen sich die Haare nur ein wenig zurecht, während andere der Natur gänzlich freien Lauf lassen. Lesen Sie hier, was Sie alles mit Ihrem Schamhaar anstellen können ... und was Sie besser bleiben lassen ...

Dick, dünn, weiß oder schwarz?

Genauso wie es bei den Haaren auf unserem Kopf Unterschiede gibt, hat auch nicht jeder dieselbe Art von Schamhaar. Dick, widerborstig oder fein? Alles ist möglich.

Und seine Farbe stimmt nicht unbedingt mit der Farbe des Haupthaars überein. Meistens ist es ein paar Töne dunkler, aber auch das muss nicht immer so sein.

Bei Männern ist oft zu beobachten, dass ihr Schamhaar dieselbe Farbe hat wie ihr Bart. Oft wächst bei ihnen das Schamhaar auch weiter Richtung Nabel. Bei Frauen ist die Form eher dreieckig. Meist reicht der Haarwuchs bis zum Venushügel, bedeckt die Schamlippen und geht eventuell noch in die Pospalte weiter.

Akute Vergreisung!

Die Frage aller Fragen: Werden Schamhaare auch grau, wenn man älter wird? Die Schambehaarung fängt an zu sprießen, sobald wir in der Pubertät männliche Hormone (Testosteron) zu bilden beginnen, und wird durch die weiblichen Östrogene stimuliert. Außerdem spielen auch Enzyme, unsere Gene und unser Allgemeinzustand eine Rolle. All diese Faktoren verändern sich, wenn wir altern, genauso wie unser Schamhaar. Dieses wird im Laufe der Jahre farbloser (oder grauer), dünner und glatter (es verliert quasi seine Locken). Ein Trost: Ihr Schamhaar ergraut meistens später als das Haar auf dem Kopf, und manchmal behält es auch einfach seine ursprüngliche Farbe. Manche Frauen entscheiden sich fürs Färben. Spezielle Produkte gibt es dafür fast gar nicht. Greifen Sie besser nicht zu einem normalen Haarfärbemittel – probieren Sie es lieber mit einem speziellen Produkt für Wimpern und Augenbrauen, denn das greift die Haut nicht so an. Halten Sie sicherheitshalber auch etwas Abstand zu den Schamlippen und färben Sie nur die Haare auf dem Venushügel. Andere Frauen verlegen sich auf Verjüngungsmittel wie Kräuter, Vitamine, Hormontherapien etc., in der Hoffnung, damit auch ihr Schamhaar ewig jung zu halten.

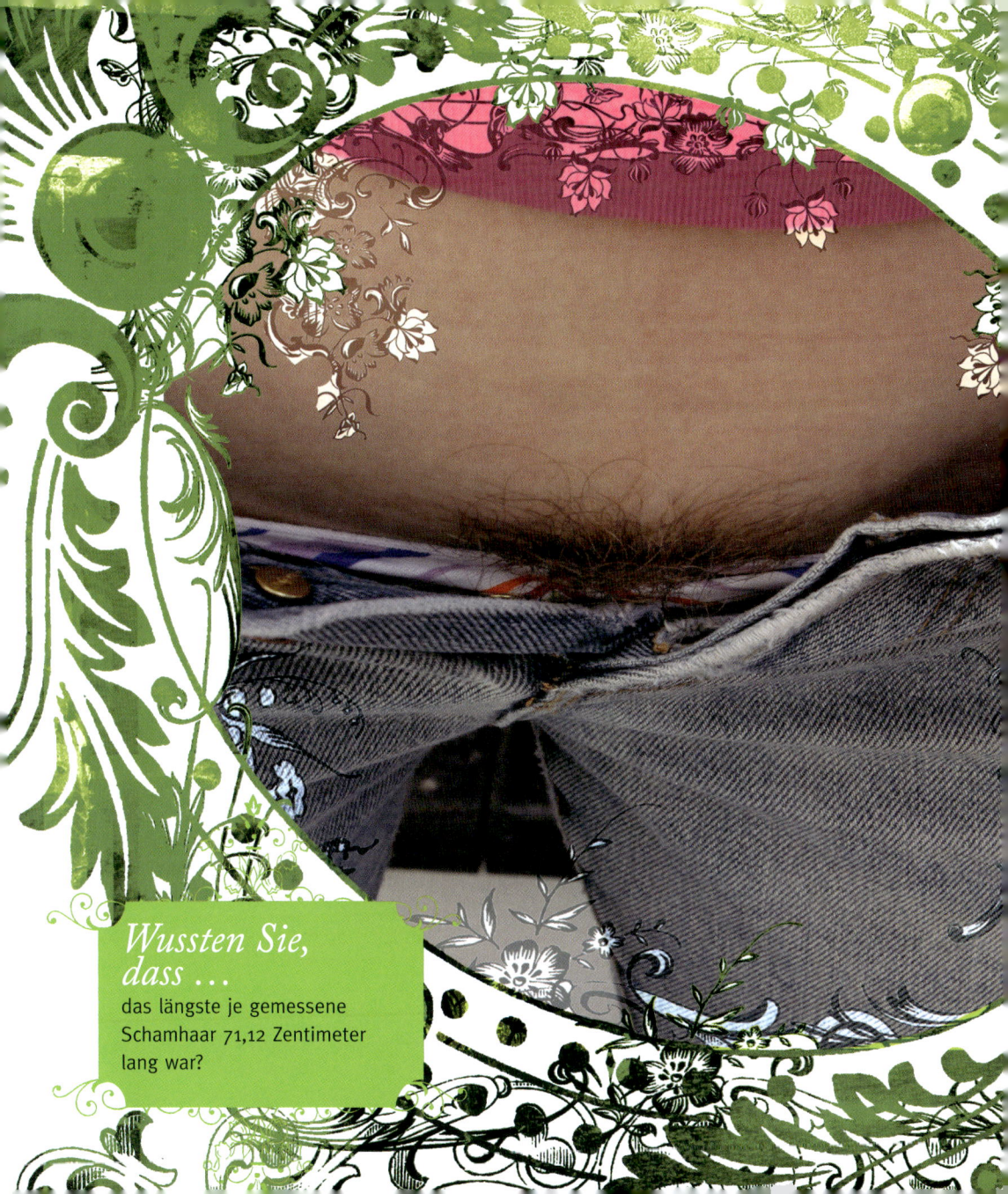

*S*chamhaar**mode**

Im alten Ägypten entfernten sowohl Männer als auch Frauen jede Art von Körperbehaarung. Schönheitsideal oder Hygienemaßnahme? Auch den Griechen und Römern war die Schambehaarung ein Dorn im Auge. Vom römischen Kaiser Domitianus heißt es, er habe Stunden damit verbracht, seinen Konkubinen das Schamhaar zu entfernen ... und zwar von Hand.

Auch im Islam wird das Entfernen von Körperbehaarung, sowohl bei Frauen als auch bei Männern, als Zeichen religiöser Hygiene betrachtet, ebenso wie z. B. Nägelschneiden, Zähneputzen oder die Beschneidung der Männer.

Die Frauen in Asien sind nicht besonders reich mit Schamhaaren gesegnet und tun ihrerseits alles, um „haariger" auszusehen. Sie benutzen sogar Schamhaarperücken. In Korea soll man zu diesem Zweck sogar Haartransplantationen durchführen.

Dachten Sie, dass nur schamhaarlose Japanerinnen und Koreanerinnen Zuflucht zu solchen Perücken nehmen? Schon im 17. Jahrhundert machten vor allem englische Prostituierte Gebrauch von einem *merkin*. Sie schoren sich, um die hartnäckigen Filzläuse loszuwerden, und legten dann Schamhaarperücken an, um die Sache wieder zu bekleiden. Praktischerweise konnte man damit auch gleich sichtbare Spuren der Syphilis und Genitalwarzen verbergen.

Heutzutage bezeichnet man mit dem Ausdruck *merkin* die „Landebahn", den Streifen Schamhaar, der nach einem Bikini-Waxing stehen bleibt.

Getrimmte Kunst

Wenn man sich die Gemälde von Michelangelo, Raffael oder Botticelli ansieht, ist dort wenig Schamhaar zu sehen. Das hat wahrscheinlich damit zu tun, dass die Frauen zwar nackt abgebildet werden durften, aber nur so, dass die katholische Kirche sie nicht für zu anstößig oder sexuell zu stark anregend – sprich: mit Schamhaar – befand.

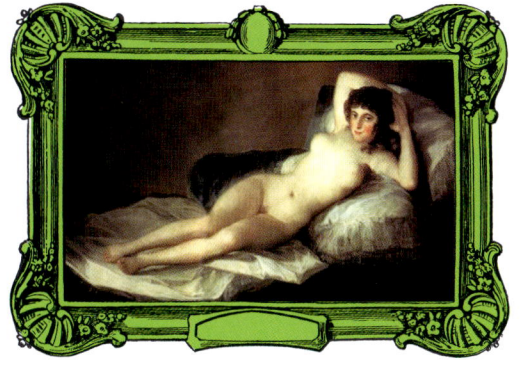

Auch auf japanischen Zeichnungen findet sich keine Spur von Schamhaar, weil es nämlich gesetzlich verboten war, es abzubilden.

Francisco de Goya soll mit seiner *La maja desnuda* (*Die nackte Maja,* ca. 1800, siehe Abb. oben) einer der ersten Europäer gewesen sein, der das weibliche Schamhaar abbildete. Ein halbes Jahrhundert nach ihm legte Gustave Courbet alle Hemmungen ab und stattete die Frau auf seinem *L'origine du monde* (*Der Ursprung der Welt,* 1866, Abb. unten) mit einem üppigen Busch aus.

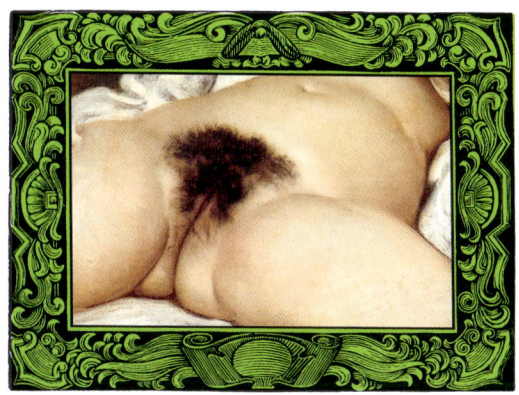

*N*ackter **als nackt**

Im *Playboy* haben sich die Schamhaarfrisuren im Laufe der Jahre enorm verändert: vom klassischen Dreieck (bis einschließlich 8oer-Jahre) über den dünnen Streifen (9oer-Jahre) bis hin zum heutigen „Alles weg"-Trend.

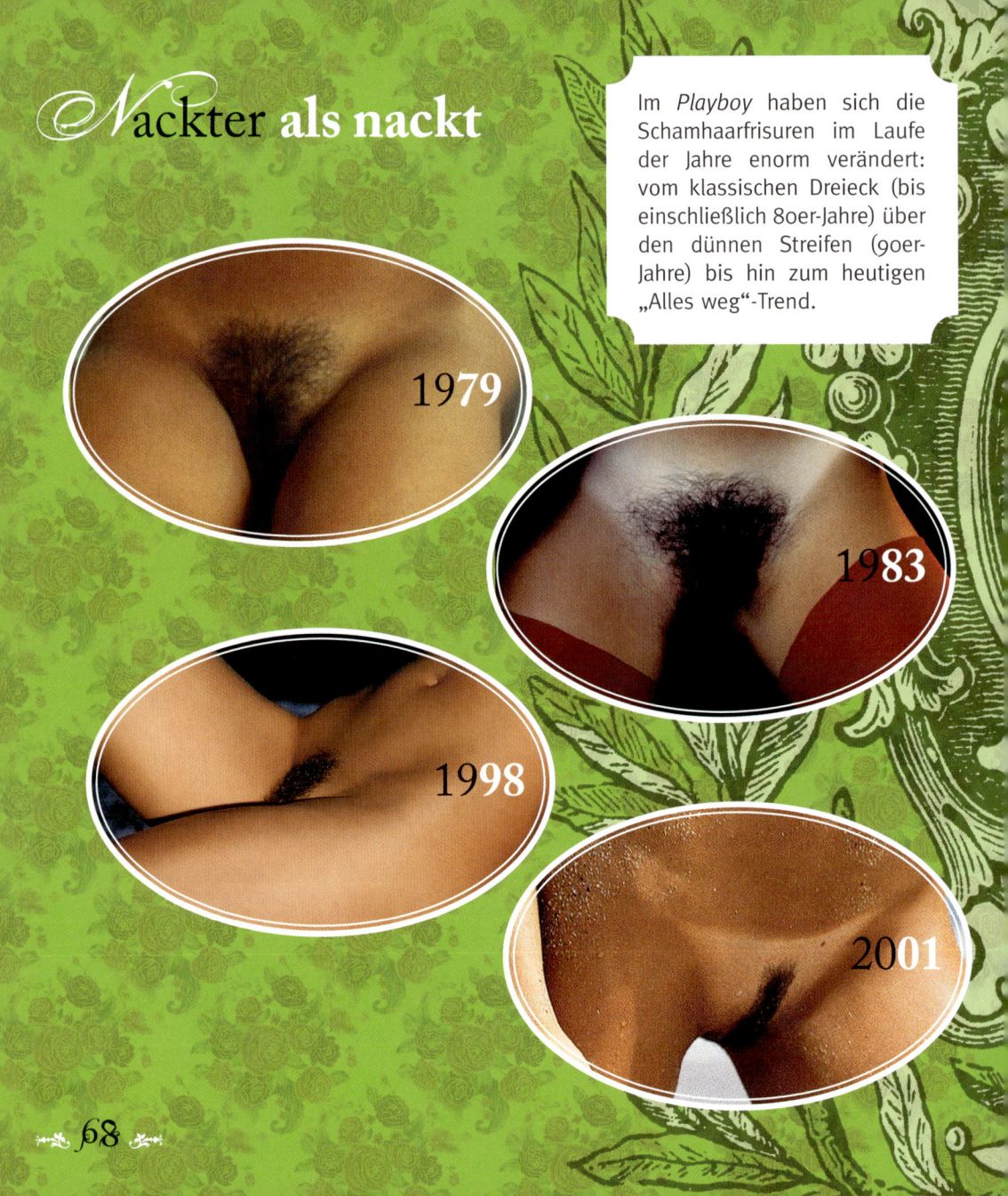

1979

1983

1998

2001

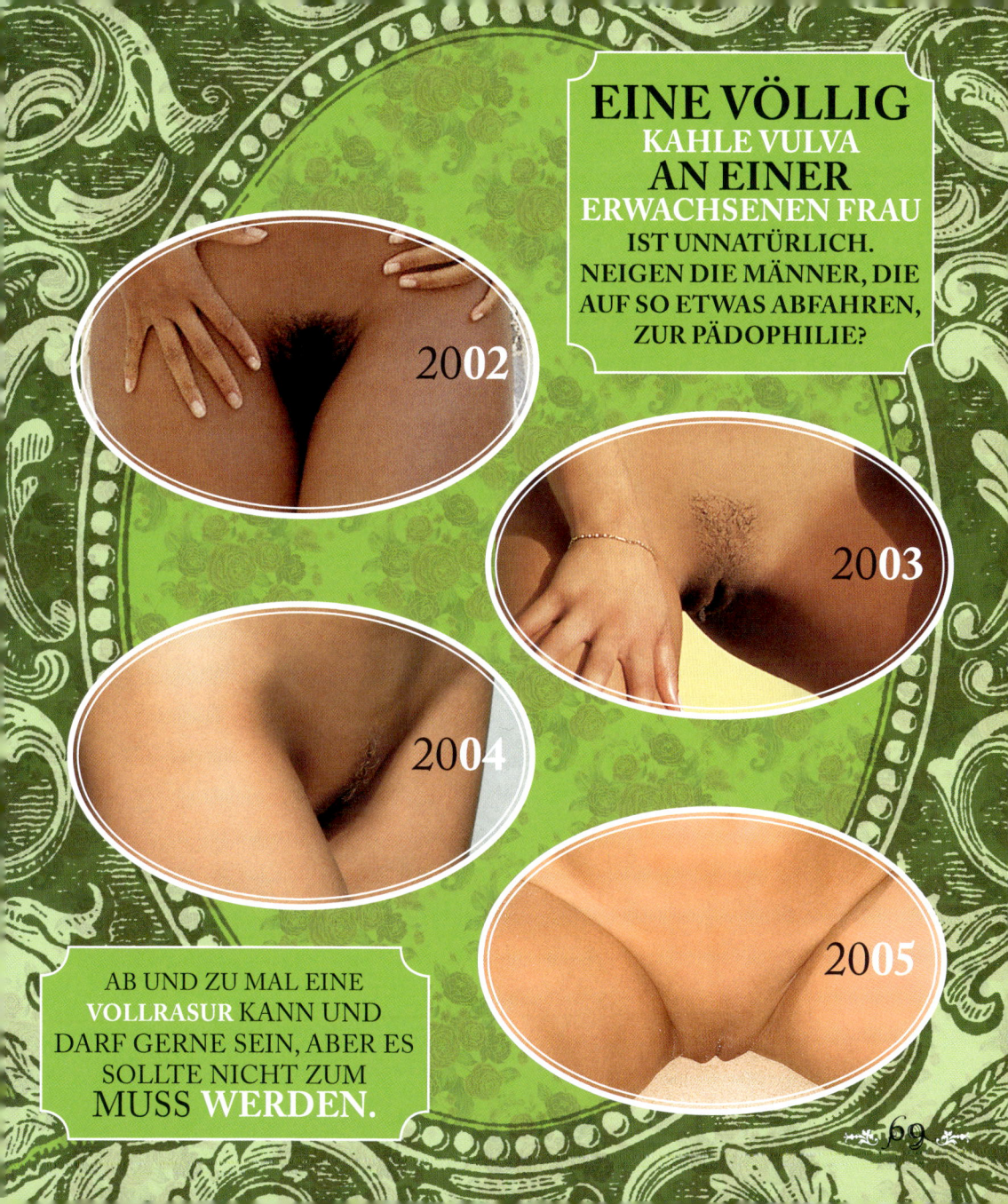

EINE VÖLLIG
KAHLE VULVA
AN EINER
ERWACHSENEN FRAU
IST UNNATÜRLICH.
NEIGEN DIE MÄNNER, DIE
AUF SO ETWAS ABFAHREN,
ZUR PÄDOPHILIE?

2002

2003

2004

2005

AB UND ZU MAL EINE
VOLLRASUR KANN UND
DARF GERNE SEIN, ABER ES
SOLLTE NICHT ZUM
MUSS WERDEN.

69

Stoppt die Entwaldung!

Extreme Enthaarung ist ein Trend. Alles, was nach Schamhaar aussieht, wird hartnäckig ausgerissen, weggewachst oder in Grund und Boden gelasert. Schamhaar ist hässlich, kahl ist in. Verrückt, dass wir Frauen uns sklavisch jeder Form von Körperbehaarung entledigen, während niemand daran denken würde, dasselbe von den Männern zu verlangen. Autsch!

Wildwuchs und übermäßige Behaarung ist unnötig – die Bikinilinie zu rasieren ist ein Muss. Aber Frauen vergessen allzu oft, dass das Schamhaar auch als natürlicher Schutz fungiert und der komplette Kahlschlag Probleme bereiten kann.

Dachten Sie etwa auch, dass eine kahl geschorene Vulva hygienischer ist? Vergessen Sie's. Das Gegenteil ist der Fall. Wenn Sie Ihr Schamhaar regelmäßig rasieren, vergrößern Sie die Wahrscheinlichkeit, dass sich die Haarwurzeln entzünden. Wer hat schon gerne stachligen Geschlechtsverkehr mit entzündeten Haarstoppeln? Ganz super …

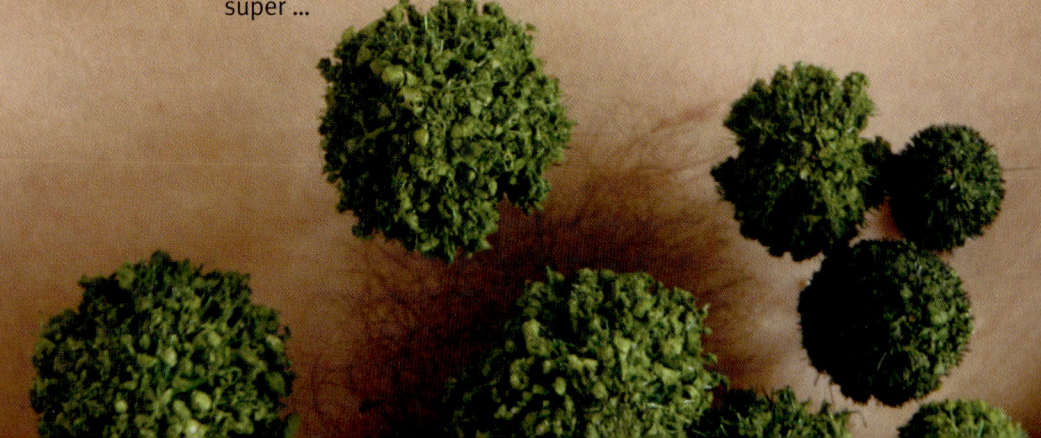

Schamhaarspielchen

Alles abrasieren ist unnötig, aber es spricht nichts dagegen, dass Sie sich zusammen mit Ihrem Partner Spielchen ausdenken, in denen Ihr Schamhaar die Hauptrolle spielt. Wie wär's mit Schamhaarzöpfchen, Perlenschmuck oder Punkerfrisuren mit (genießbarem) Haargel? Wenn Sie mit dem Messer anrücken, denken Sie sich doch mal einen originellen Schnitt aus, z. B. ein Herz oder eine Mini-Message. Alles ist erlaubt. Und vergessen Sie nicht, Ihrer Fantasie auch beim Schamhaar Ihres Partners freien Lauf zu lassen.

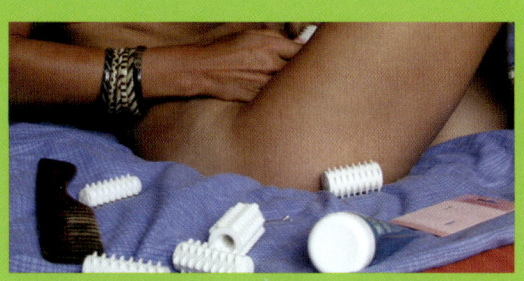

Beliebte Schamhaar**frisuren**

Das Klima, in dem Sie leben (je südlicher, umso weniger) und die Unterwäsche, die Sie tragen (Strings verstecken weniger als Boxershorts), bestimmen oft, auf welchen „Schamhaarschnitt" Ihre Wahl fällt.

Außerdem können Sie zwischen allerlei Methoden wählen – von ganz schön schmerzhaft bis beinahe nicht zu spüren – um dem Schamhaar Ihre Lieblingsfrisur zu verpassen: Waxen, Rasieren, Enthaarung durch Creme oder Schaum, Lasern …

Wussten Sie, dass …

es im 16. Jahrhundert als elegant galt, wenn sich Aristokratinnen das Schamhaar so lang wie möglich wachsen ließen? Das lange Haar wurde dann mit Pomade behandelt und mit Schleifen und Bändern verziert.

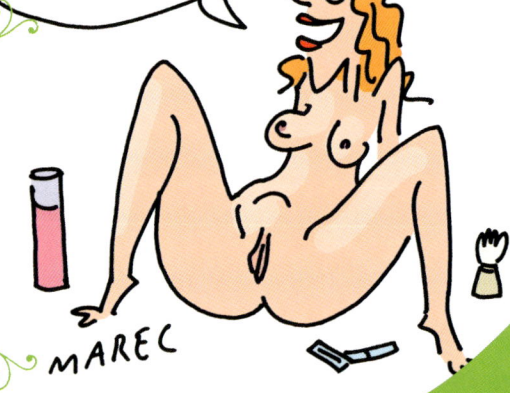

Hier sind die populärsten Frisuren auf einen Blick:

Brazilian: Der vertikale Streifen war als Erstes an brasilianischen Stränden zu sehen und wurde von dort nach New York exportiert. Wenn Sie auf Minislips stehen und wenig Schamhaar haben, bzw. wenn Sie ohne Tränen eine intensive Waxing-Sitzung durchstehen, wäre das eine Option für Sie. Bei einem guten Brazilian Waxing wird jedoch nicht nur das Haar auf dem Venushügel, sondern auch rund um die Vagina und in der Pospalte entfernt. Scheint auch bei Männern beliebt zu sein (zumindest bei solchen, die ein bisschen was vertragen können).

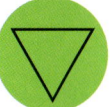

Hollywood oder Playboy: Dachten Sie, das Leben eines Hollywoodstars wäre ein Witz? Nicht, wenn man sich beim Waxing für den totalen Kahlschlag entscheidet. Macht Spaß, es mal mit dem Partner zusammen auszuprobieren, aber vergessen Sie nicht, dass eingewachsene Haare für ein schmerzliches Erwachen sorgen können, wenn Sie wirklich jedes Haar entfernen. Gemeinsames Epilieren mit Heißwachs geht auch, aber wir empfehlen zusätzlich einen Streifen Klebeband, um die Schmerzensschreie zu ersticken.

Dreieck oder Triangle: Die natürlichste Frisur. Ihre normale Schamhaarform wird zu einem säuberlichen Dreieck zurechtgestutzt (oben breit, unten schmal), ohne allzu viel Porno-Allüren oder Schmerzen.

Schnäuzer: Kahl bis auf einen breiten, rechteckigen Streifen.

Herz: Ihr Schamhaar in Herzchenform? Sehr trendy und beliebt als Geschenk zum Valentinstag.

Schmetterling: Sehr künstlerisch, aber überlassen Sie das lieber einer professionellen „Friseurin" (die man übrigens mittlerweile nicht mehr nur in Brasilien oder Amerika findet, sondern auch in trendigen Beautysalons in unseren Breiten).

Auf europäische Art: Wer Ja zu Europa sagt und den Amerikanern eins auswischen will, rasiert sich das Schamhaar weg bis auf einen kleinen Busch auf dem Venushügel.

Landebahn: Zwei Streifen rechts und links von einem kahlen Streifen in der Mitte. Sehr beliebt bei Pilotengattinnen.

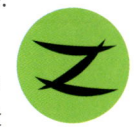

Buchstabe: Wollen Sie ihm die Nacht seines Lebens bereiten? Dann rasieren Sie sich den ersten Buchstaben seines Namens ins Schamhaar. Eitle Männer sind bestimmt ganz aus dem Häuschen.

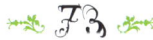

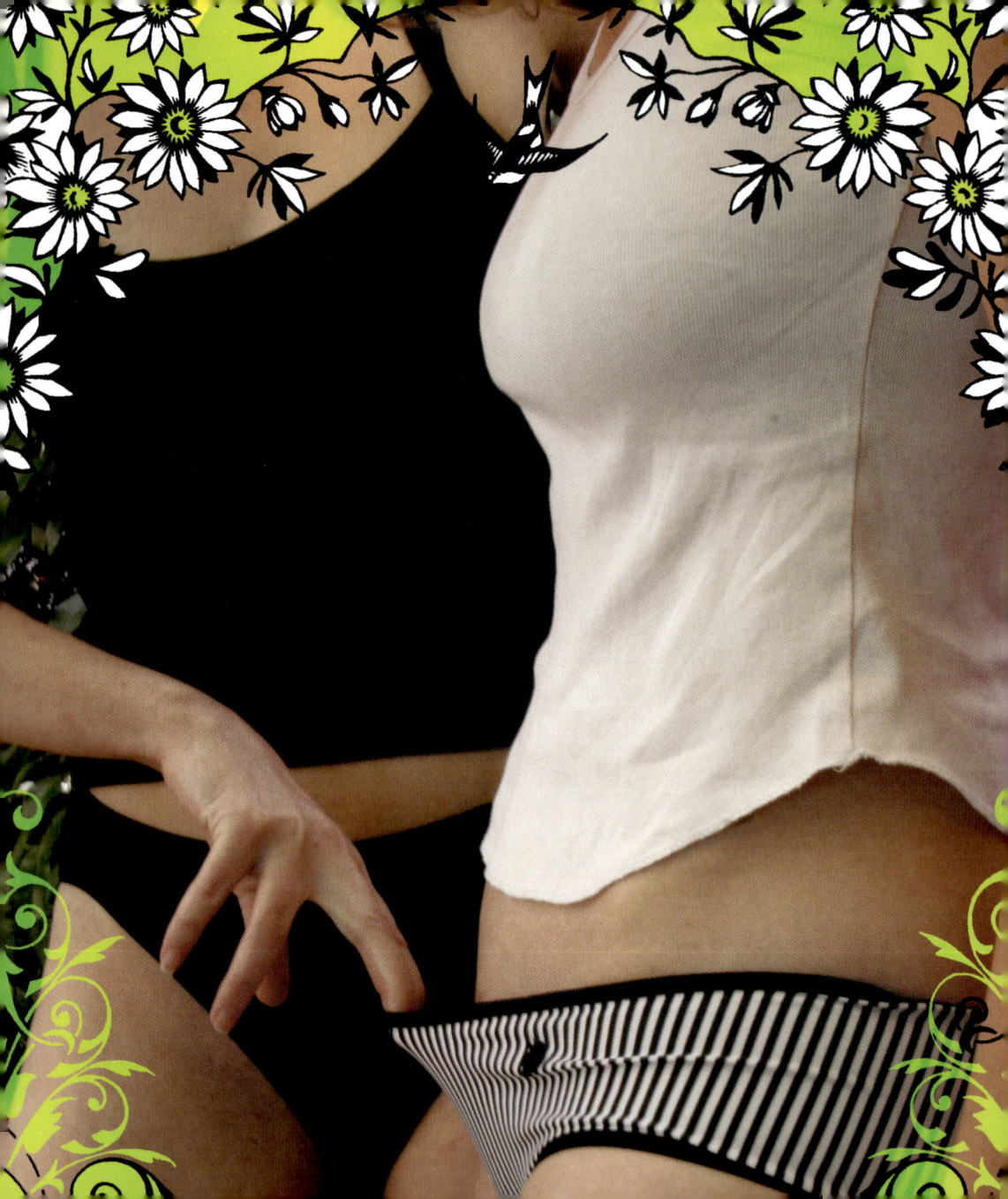

Suchen Sie sich eine **Pussyfrisur** aus

Brazilian   **D**reieck   **H**erzchen   **S**chmetterling

Vorher 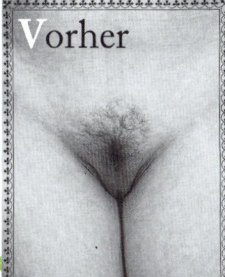   Vorher 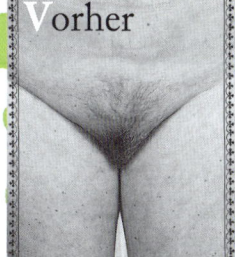   Vorher 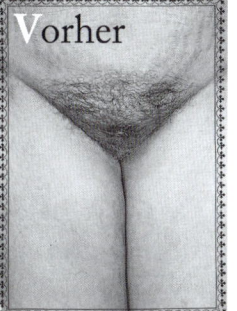   Vorher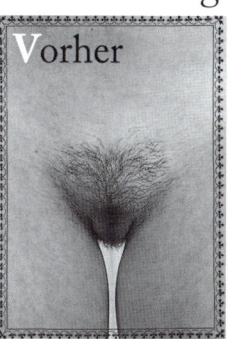

Nachher 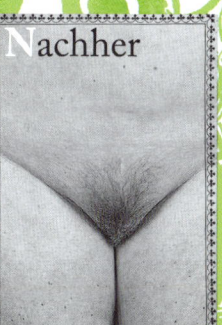   Nachher 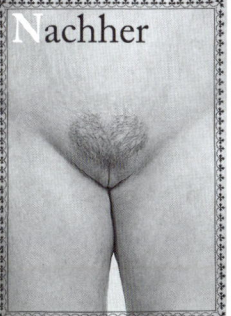   Nachher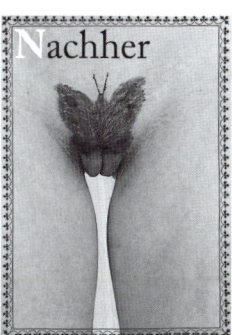

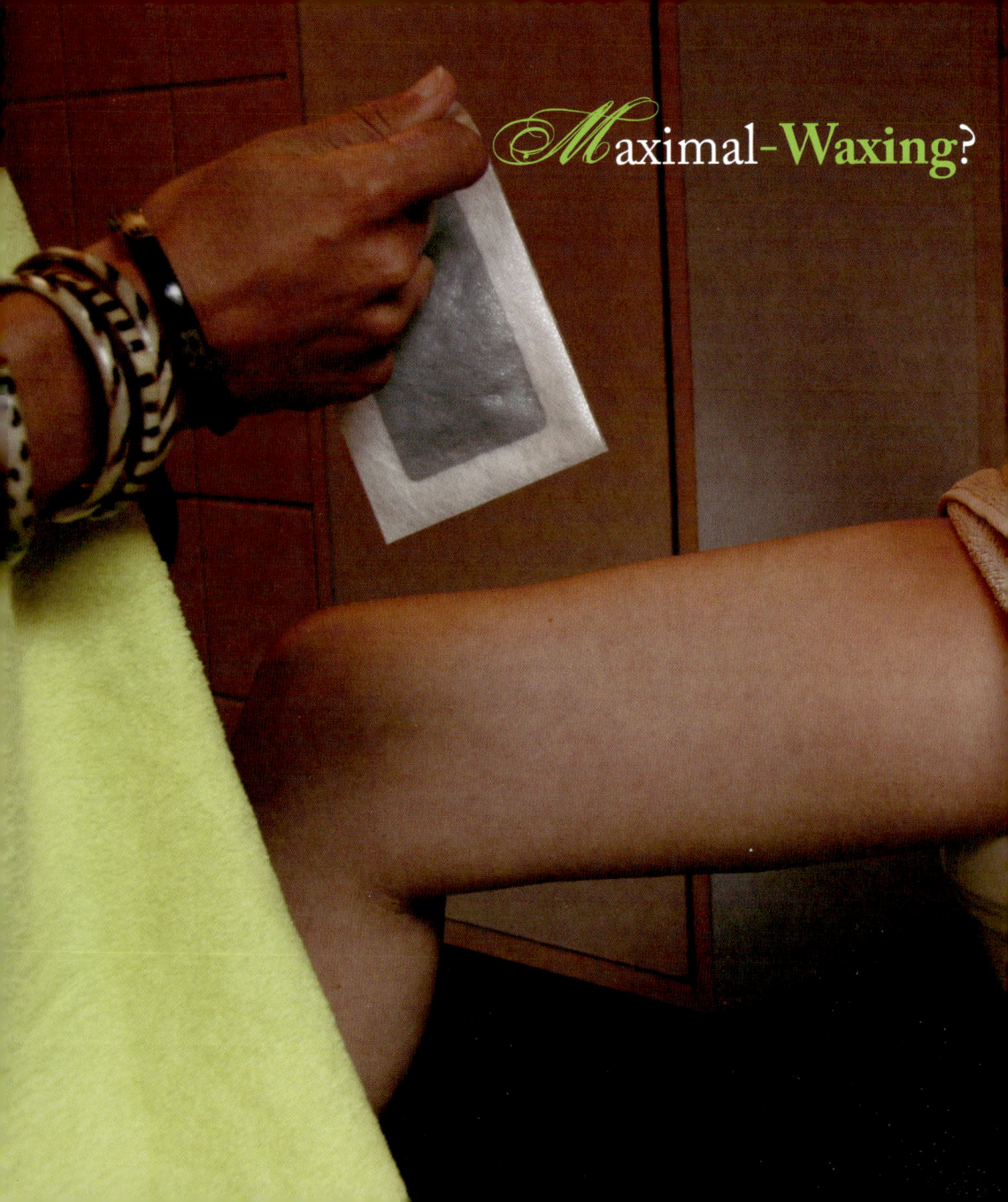

Maximal-Waxing?

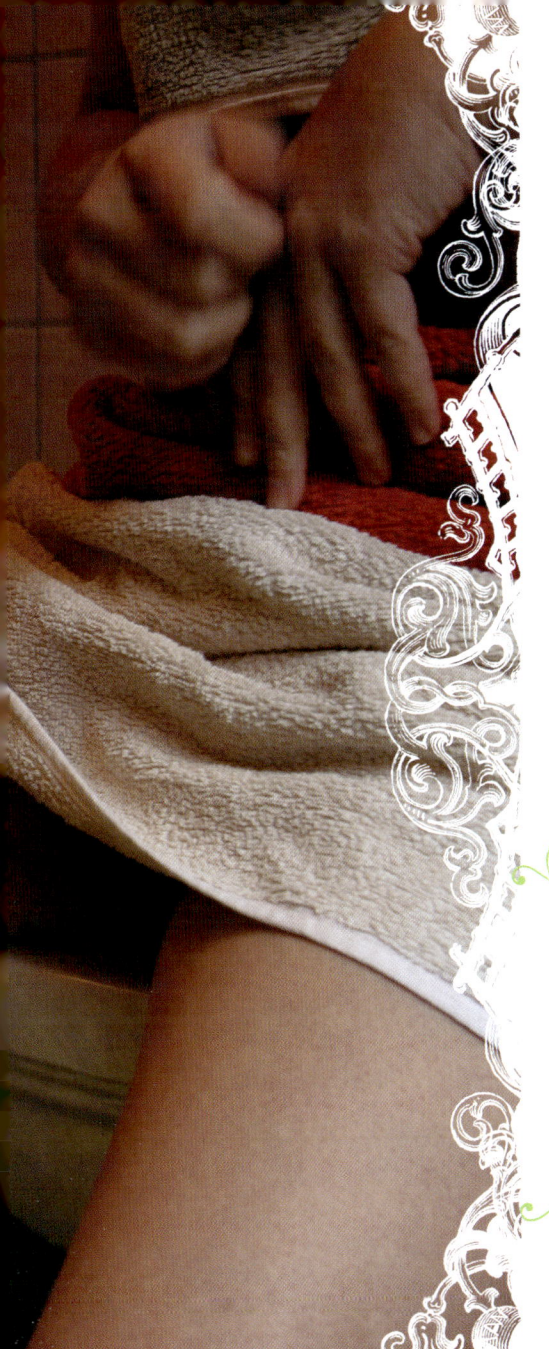

Beim Waxing werden die Wurzeln der Haare mit entfernt, sodass Ihre Haut drei bis vier Wochen völlig glatt bleibt. Lassen Sie sich die Bikinilinie am besten von einer Spezialistin waxen. Sie trägt das Heißwachs auf und entfernt die Haare komplett mit einem einzigen Ruck. Je schneller sie das macht, umso geringer die Gefahr, dass es blutet oder wehtut. Wenn Sie es unbedingt selbst machen wollen, bitten Sie am besten Ihren Partner oder eine Freundin um Hilfe. Es ist ganz schön schwierig, diese schmerzhafte Methode bei sich selbst zügig anzuwenden. Sie wären nicht die erste Frau, die mit einem halb gewaxten Venushügel durch die Gegend läuft, weil ihr auf halbem Wege der Mut ausging.

Noch ein paar schlaue Tipps

Legen Sie sich Ihren Waxing-Termin zwei, drei Tage vor den Urlaub. So haben die Haarfollikel die Möglichkeit, sich zu beruhigen, bevor Sie in Ihr Bikinihöschen schlüpfen. Lassen Sie sich auch kurz vor Ihrer Periode nicht waxen.

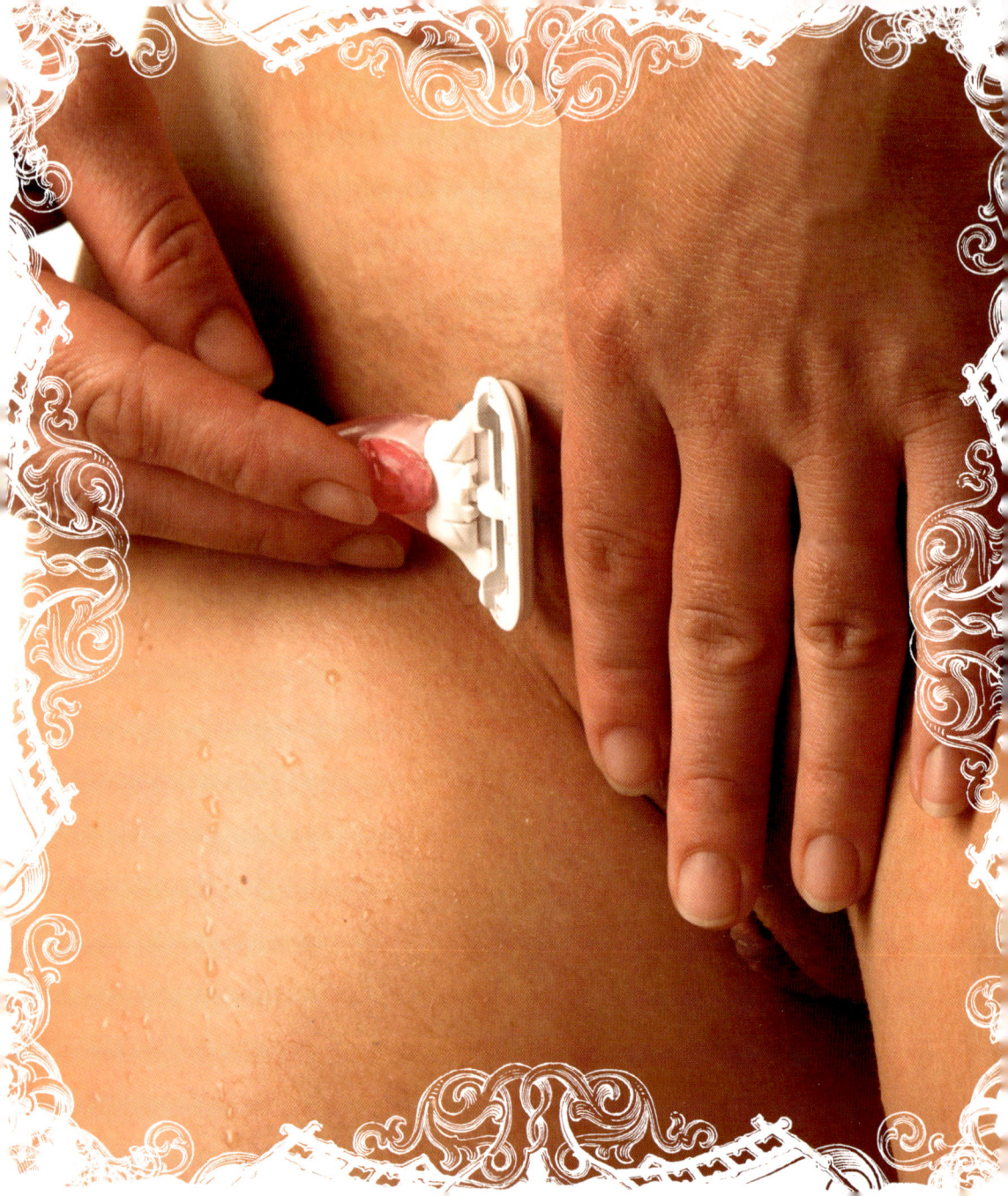

Rasieren

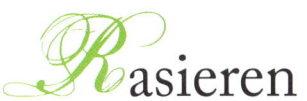

Wenn Sie sich für ein Rasiermesser, Enthaarungscreme/-schaum oder einen elektrischen Rasierer entscheiden, entfernen Sie nur die Haare, während die Wurzeln in der Haut bleiben. Diese Methoden sind so gut wie schmerzlos, aber die Härchen melden sich viel schneller wieder zurück. Benutzen Sie immer einen scharfen, neuen Rasierer und rasieren Sie in Wuchsrichtung. So vermeiden Sie entzündete Haarwurzeln. Wenn Sie schnell allergisch reagieren, benutzen Sie hypoallergene Rasier- und Enthaarungscremes. Passen Sie auf, dass Ihnen nichts davon in die Vagina läuft, und waschen Sie die Creme hinterher gut ab, damit Sie den natürlichen Säuregrad der Vagina nicht verändern. Anschließend können Sie die Haut mit einem Aftershave-Balsam oder etwas unparfümiertem Talkumpuder behandeln.

Schneewittchens Gartenzwerg

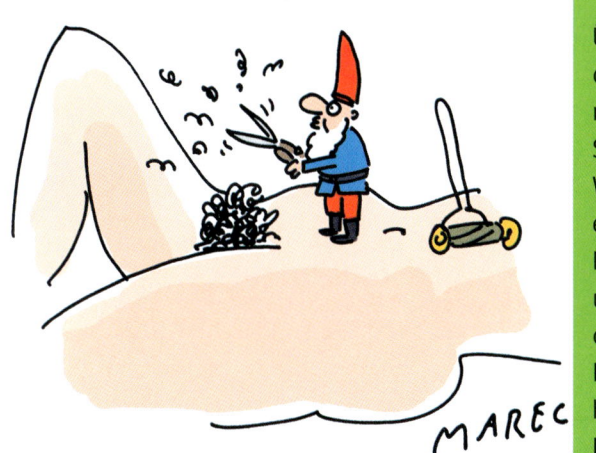

MAREC

Noch ein paar schlaue Tipps

Üppiges und langes Schamhaar schneiden Sie am besten etwas vor, bevor Sie mit dem Rasierer darangehen. Duschen Sie vorher, das macht die Haut weicher. Wenn Sie die Haare auf den Schamlippen entfernen wollen, gehen Sie in die Hocke. Dadurch wird Ihre Haut straff gezogen, und mithilfe eines Spiegels können Sie jeden Winkel gut erreichen. Durch Bürsten, Peelings oder Massagen mit einem Sisalhandschuh können Sie eingewachsenen Haarwurzeln vorbeugen.

Lasern

Immer populärer, aber auch ein bisschen teurer sind die verschiedenen Laserbehandlungen. Resultat: endgültige Enthaarung. Das klingt praktisch, aber denken Sie zweimal darüber nach, wie viel Sie sich weglasern lassen wollen. Später gibt es kein Zurück mehr, wenn Sie sich doch mal wieder etwas mehr Haare oder ein besonderes Motiv wünschen. Allerdings gelingt die Enthaarung selten völlig endgültig. Normalerweise kommen die Haare nach ein paar Monaten zurück. Zwar dünner und weniger, aber trotzdem! Jede Behandlung müssen Sie mindestens dreimal wiederholen lassen, und dabei werden Sie jedes Mal ungefähr 100 Euro los.

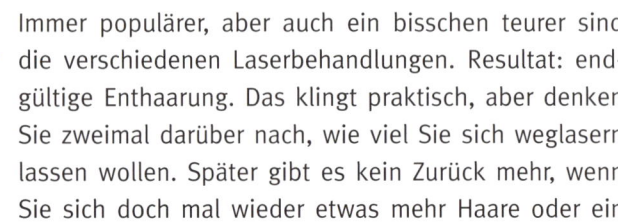

„Ich rasiere mir das Schamhaar, seit ich fünfzehn bin. Aber neulich habe ich mir in vier Sitzungen die Haare an der Bikinizone entfernen lassen. Das ist viel gründlicher und schöner als Rasieren. Aber schmerzlos war es bestimmt nicht! Und billig kann man das auch nicht nennen: über hundert Euro pro Behandlung. Aber was soll's, ich bin ja auch echt zufrieden mit dem Ergebnis. Endlich bin ich das lästige Rasieren los!"
(Murielle, 26)

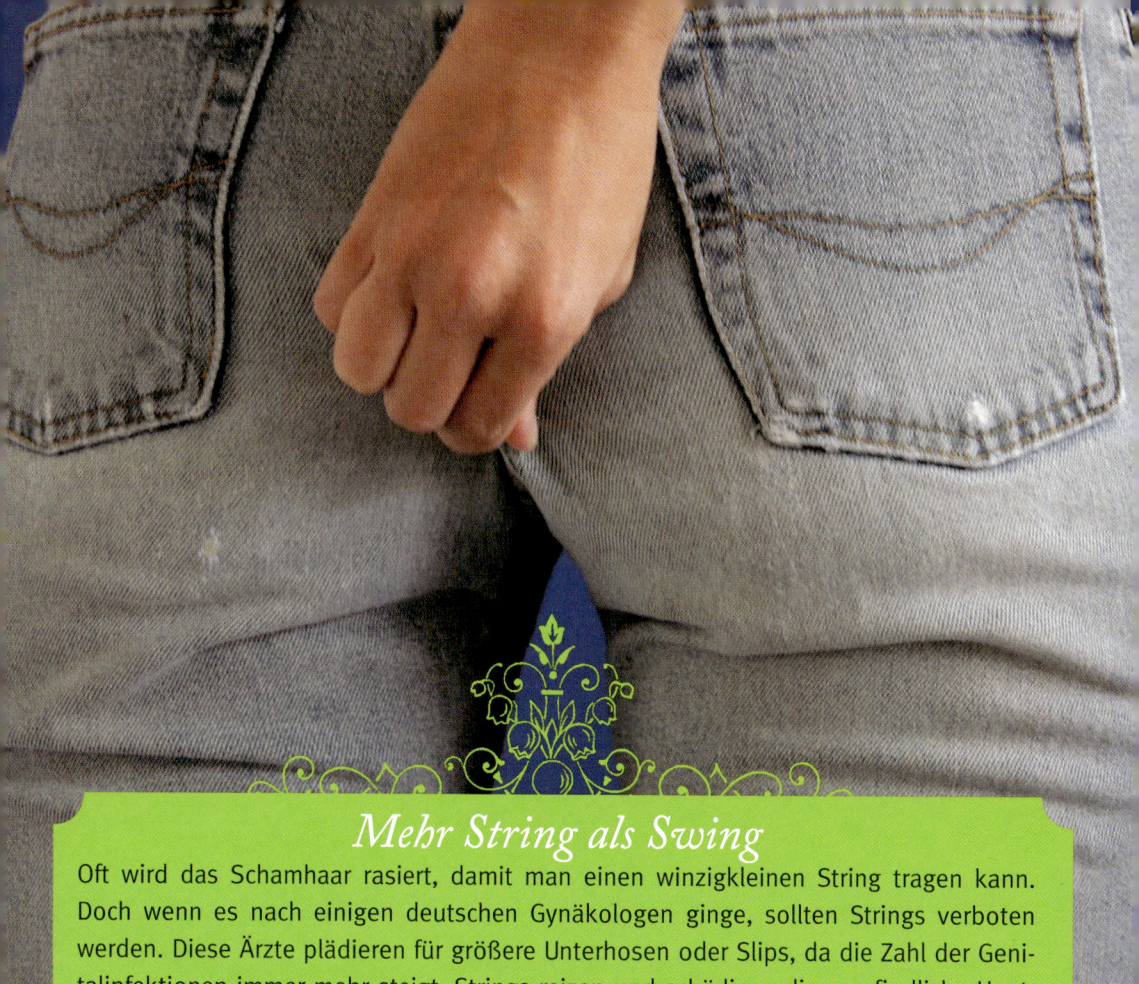

Mehr String als Swing

Oft wird das Schamhaar rasiert, damit man einen winzigkleinen String tragen kann. Doch wenn es nach einigen deutschen Gynäkologen ginge, sollten Strings verboten werden. Diese Ärzte plädieren für größere Unterhosen oder Slips, da die Zahl der Genitalinfektionen immer mehr steigt. Strings reizen und schädigen die empfindliche Haut, so die Ärzte. Wenn sie zu stramm sitzen oder schlecht gemacht sind, ganz bestimmt. Der Vorsitzende des Hamburger Gynäkologenverbands behauptet, dass Stringtangas auch „der Verbreitung von Bakterien Vorschub leisten und Pilzinfektionen verursachen". Die Diskussion zwischen den Fürsprechern und Gegnern ist allerdings noch lange nicht abgeschlossen.

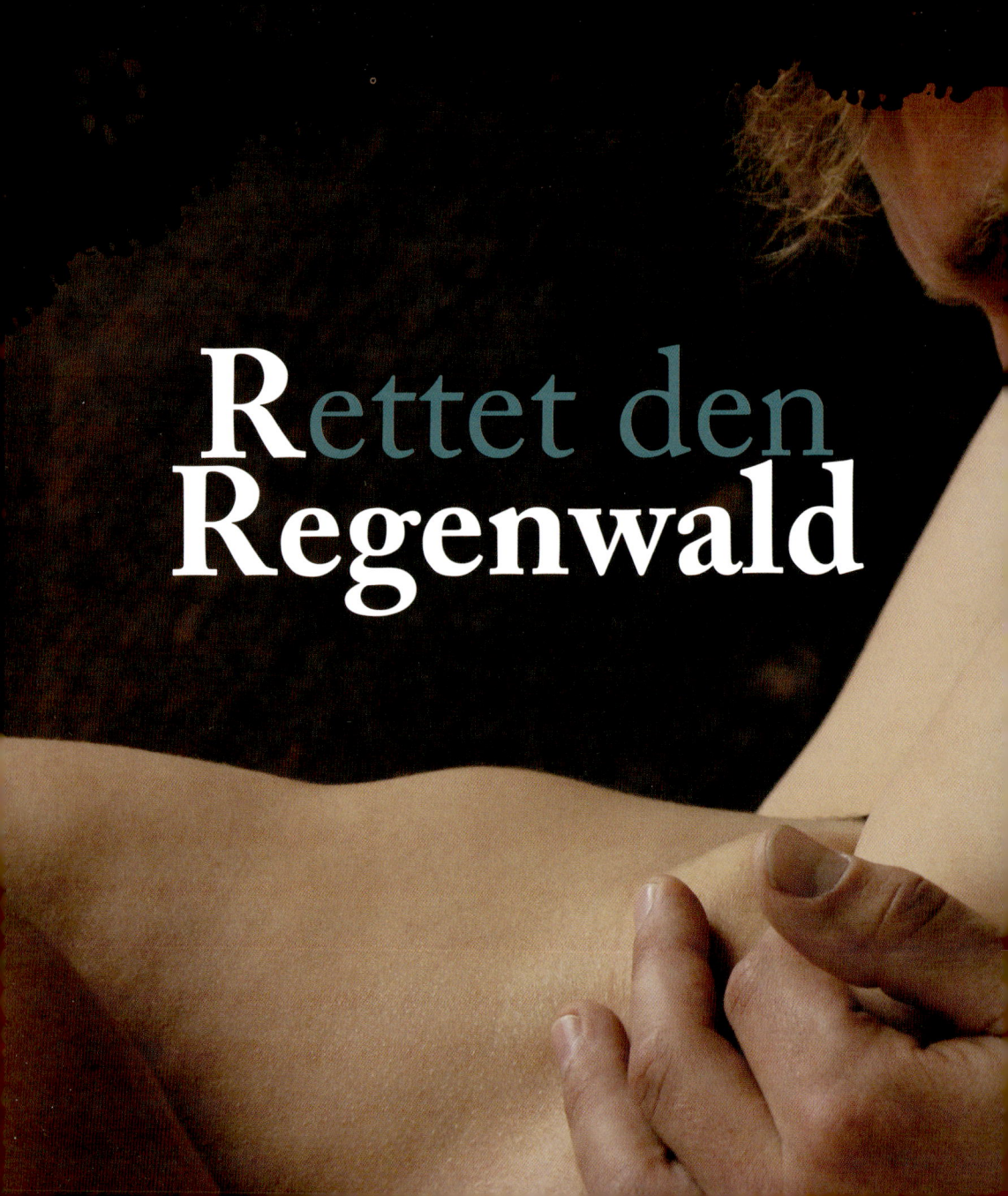

Rettet den Regenwald

Im Bann der Düfte

Schon bescheuert, dass wir unserer Vagina mit so vielen Produkten zu Leibe rücken. Die Angst, dass wir nicht gut riechen oder, noch schlimmer, einem Fischladen Konkurrenz machen könnten, hält sich hartnäckig, obwohl sie völlig unbegründet ist.

Obwohl die Männer unseren Duft als natürlich und erregend empfinden – der Geruch der Vagina ist am stärksten an den Tagen zwischen Menstruation und Eisprung, vielleicht um Männchen für die Befruchtung anzulocken – geben die Frauen massenweise Geld aus für parfümierte Slipeinlagen, Tampons mit Duft, Spezialseifen, Vaginalspülungen … All diese Produkte sind nicht nur überflüssig, sondern oft sogar schädlich. Sie zerstören die natürlich saure Scheidenflora, wodurch die Infektionsgefahr steigt. Viel besser ist es, wenn Sie sich einfach mit Wasser und einer pH-neutralen Seife waschen, und zwar am besten mit der Hand!

> DER WEIBLICHE DUFT IST EINE GEHEIMNISVOLLE UND MÄCHTIGE WAFFE, ABER ER MUSS FRISCH SEIN!

> NAPOLEON SCHRIEB AN SEINE JOSÉPHINE: „NICHT WASCHEN! ICH KOMME IN DREI TAGEN!"

Big Business

Dass der Geruch der Vagina in der Werbung inzwischen als Big Business gehandelt wird, sollte uns noch mehr Grund geben, den gesunden Menschenverstand zu benutzen und diese ganzen Produkte zu boykottieren, die man uns aufdrängen will. Wenn Sie sich wegen bestimmter Gerüche trotzdem Gedanken machen, sprechen Sie lieber erst mit Ihrem Hausarzt oder Gynäkologen darüber.

Doch lieber zum Arzt?

Manche Gerüche sind durchaus ein Grund, zum Arzt zu gehen. Oft gehen Sie mit einem Ausfluss einher, der eine andere Farbe hat als gewöhnlich. Das kann die Folge einer vaginalen Infektion, einer Geschlechtskrankheit, der Einnahme bestimmter Medikamente, z. B. Antibiotika, oder einer Blasenentzündung sein. Greifen Sie in diesem Fall nicht auf Hausmittelchen zurück (z. B. einen Tampon mit Joghurt) und erwarten Sie auch nicht, dass es schon von selbst weggeht. Eine spezielle Behandlung durch Ihren Hausarzt oder Gynäkologen ist in diesem Fall unumgänglich. Unzureichend oder gar nicht behandelte vaginale Infektionen oder Geschlechtskrankheiten sind die häufigste Ursache späterer Fruchtbarkeitsprobleme bei Frauen!

Hier gibt's was hinter die Löffel

In manchen Kulturen schmieren sich die Frauen einen Hauch Vaginalsekret hinters Ohr, um die Männer beim Tanzen durch ihren Duft zu verführen.

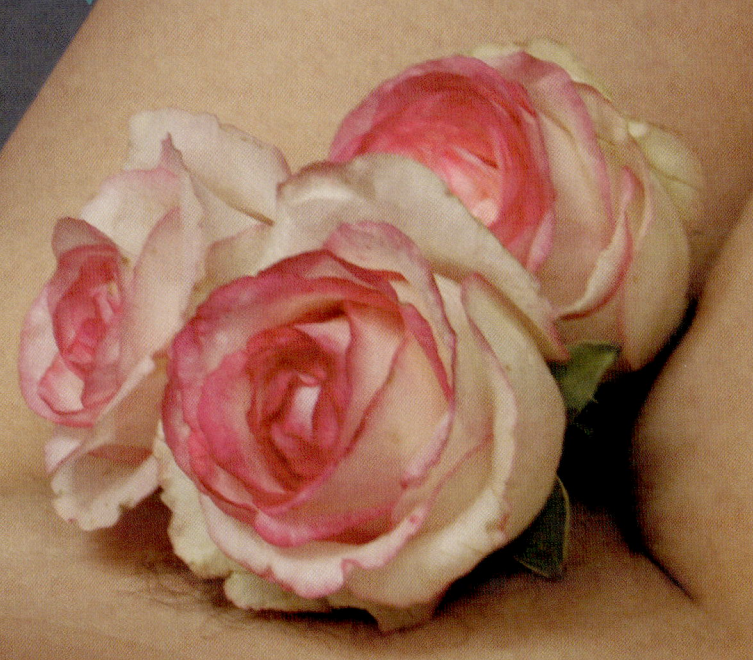

EINE GESUNDE VAGINA DUFTET NICHT NACH ROSEN!

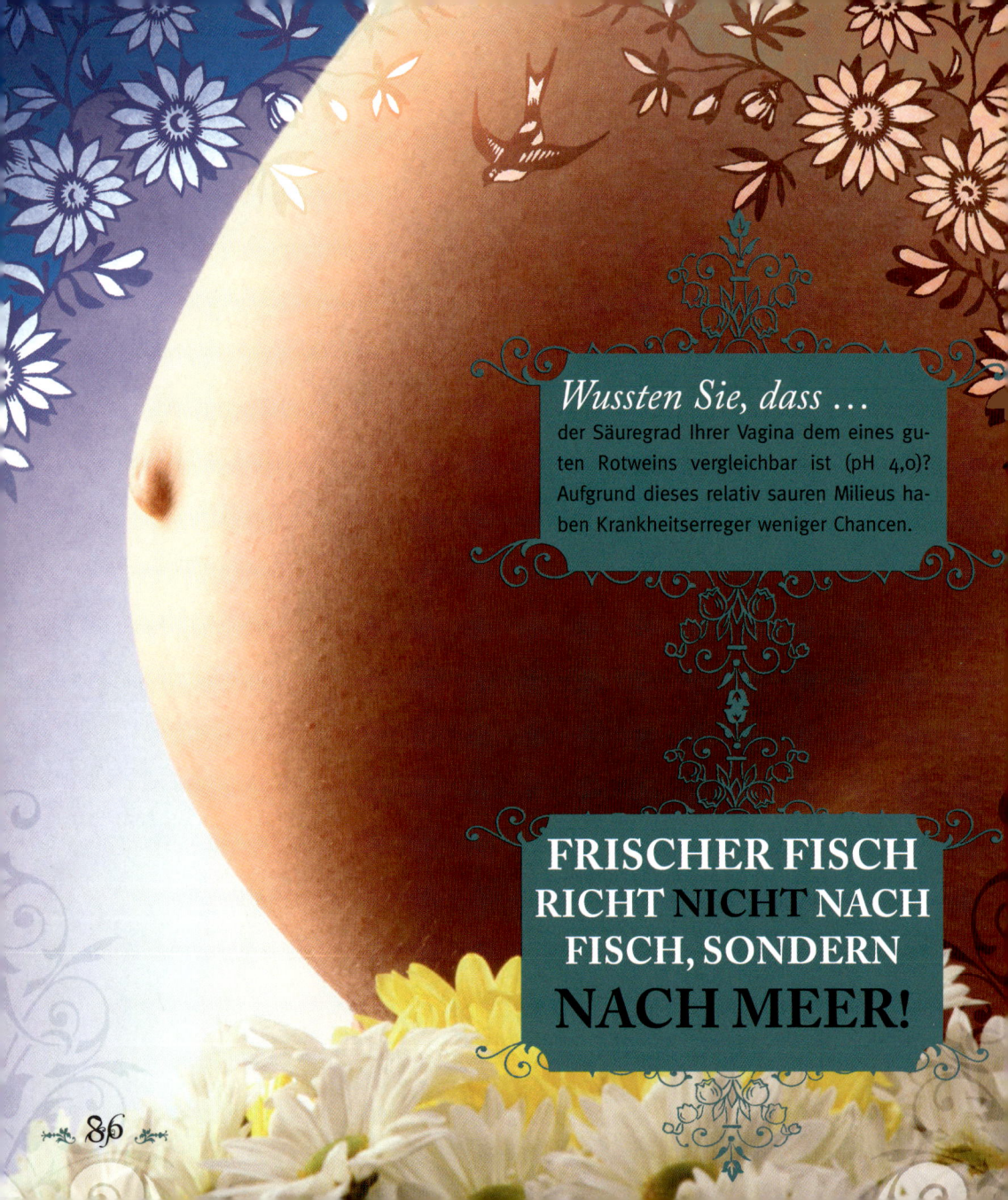

Wussten Sie, dass …
der Säuregrad Ihrer Vagina dem eines guten Rotweins vergleichbar ist (pH 4,0)? Aufgrund dieses relativ sauren Milieus haben Krankheitserreger weniger Chancen.

FRISCHER FISCH RICHT NICHT NACH FISCH, SONDERN NACH MEER!

Keine Scheidenspülungen in der **Schwangerschaft**!

In der Monatszeitschrift *US Pharmacist* vom Oktober 2004 stand zu lesen: „Vaginalspülungen sind nicht gut für die Hygiene. Ihre Vagina ist ein selbstreinigendes Ökosystem, in dem verschiedene Bakterien friedlich zusammenleben. Scheidenspülungen zerstören dieses natürliche Gleichgewicht. Dadurch gewinnen die aggressiveren Keime die Oberhand und lösen so bakterielle Infektionen aus. Diese sogenannten anaeroben Bakterien verursachen einen Ausfluss, der nicht besonders gut riecht. Da diese anaeroben Erreger auch eine Rolle bei Frühgeburten spielen können, wird von Vaginalspülungen in der Schwangerschaft komplett abgeraten! Außerdem tragen sie zur Entstehung von Pilzinfektionen bei. Durch Spülungen verhindern Sie weder eine Schwangerschaft noch eine Ansteckung mit Geschlechtskrankheiten. Obwohl sich die Hälfte aller westlichen Frauen täglich ‚von innen duscht‘, halten Gynäkologen Scheidenspülungen für vollkommen nutzlos.“

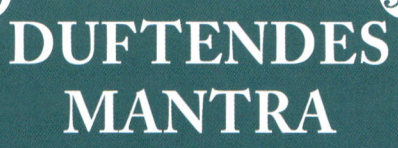

DUFTENDES MANTRA

MEINE VAGINA IST WIE DER REGENWALD. SIE ERHÄLT IHR **GLEICHGEWICHT** OHNE HILFE VON AUSSEN UND REINIGT SICH SELBST.

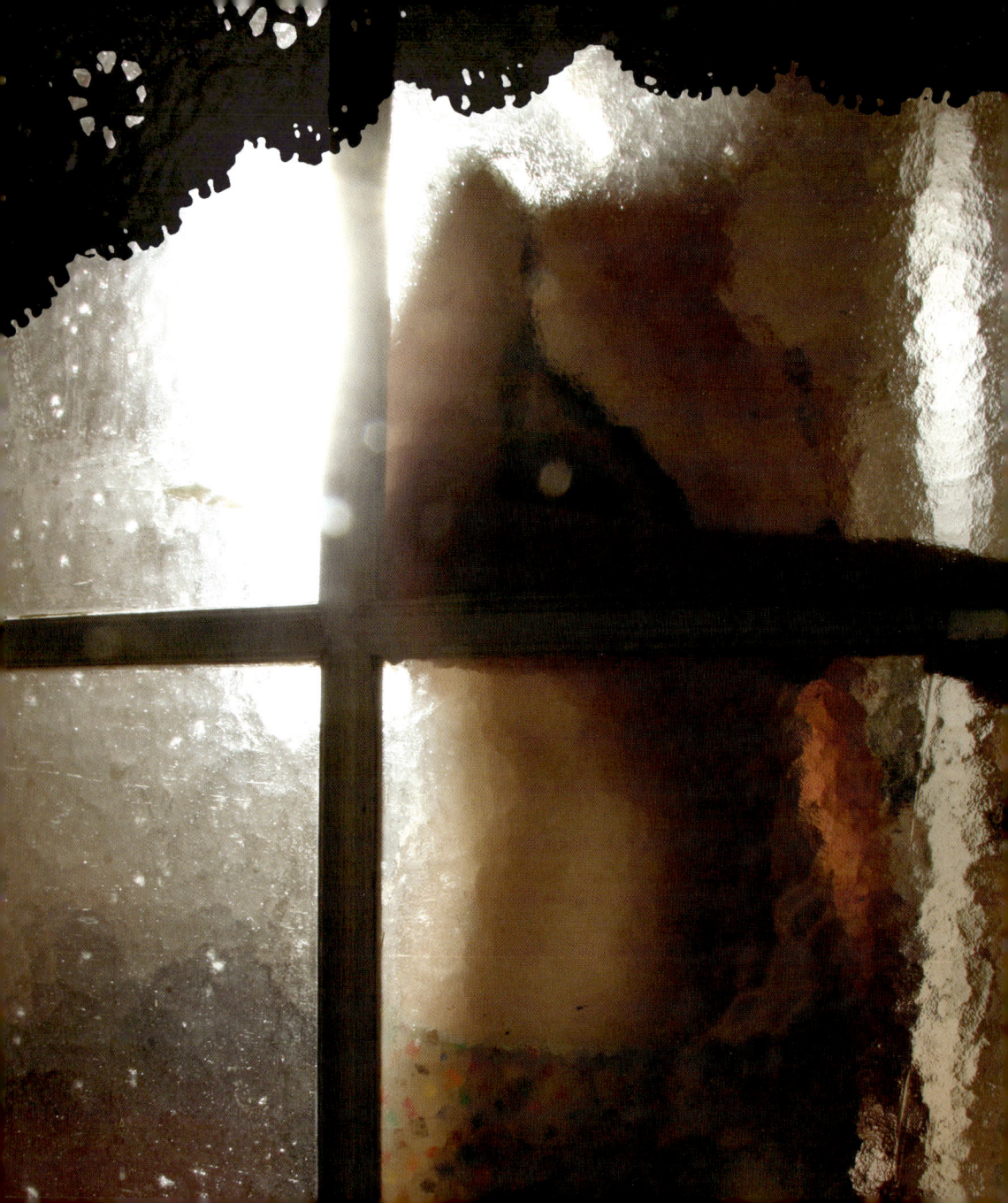

Bin ich normal?

Nathalie (25): *„Meine kleinen Schamlippen quellen so raus. Ich schäme mich zu Tode, wenn ich mich im Fitnessstudio umziehe.“*

Sandra (44): *„Ich hab so einen komischen Venushügel. Der steht so stark vor, dass ich mich niemals trauen würde, eine enge Jeans zu tragen.“*

Nelleke (24): *„Wenn mein Freund einen Quickie will, steig ich aus. Allein der Gedanke, dass er mich riecht, bevor ich mich waschen konnte!“*

Cecilia (60): *„Ich weiß nicht, was normal und unnormal ist. Ich hab mich noch nie genauer angeguckt. Ich glaube, das sieht bei jeder Frau gleich hässlich aus.“*

Brief an meine Vagina

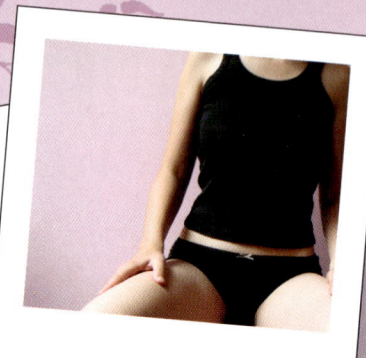

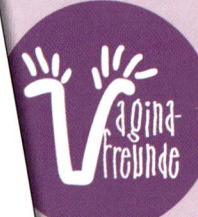

Liebe Schamlippen,

ich hab Euch immer sehr groß gefunden, vor allem Dich, linke Schamlippe.

Wenn ich auf Fotos oder in Pornos andere Vaginen sah, wurde mein Verdacht nur noch bestätigt. Ihr seid wirklich groß!

Neulich hab ich in einer Frauenzeitschrift von der neuesten Mode in der plastischen Chirurgie gelesen: Immer mehr Frauen lassen sich eine oder beide kleinen Schamlippen verkleinern ... Früher stand ich manchmal selbst vor dem Spiegel und hab überlegt, wie das wär, wenn ich mir das einfach wegschneiden lassen könnte ... Genauso wie ich mir vor dem Spiegel manchmal ein Facelifting vorstelle. Oder wenn ich die Arme in die Luft recke und dann meine Brüste angucke. Das machen sie jetzt also auch ganz effektiv, an Muschis rumschnippeln, und zwar nicht nur bei Entbindungen, sondern einfach aus ästhetischen Gründen. Das schreckte mich irgendwie doch ab.

Und es stimmte mich nachdenklich. Wie weit wollen Frauen (will ich!) gehen, um einem Schönheitsideal zu entsprechen? Und was für eine Wirkung hatten meine gruseligen Fantasien auf Euch? Es tut mir aufrichtig leid, liebe Schamlippen, es muss entsetzlich sein, wenn man sich ständig anhören muss, wie hässlich und ab-normal man angeblich aussieht.

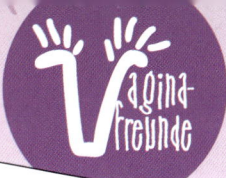
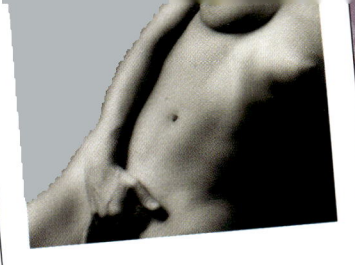

Jetzt, wo ich so drüber nachdenke, seid Ihr neben der Innenseite meiner Lippen das weichste Stückchen Haut an meinem Körper. Nur wenn ich Euch streichle, werdet Ihr noch weicher und feuchter ...

Meine Lippen und meine Schamlippen, meine zwei weichsten Teile, mit denen ich mir selbst und anderen schon so viel Vergnügen bereitet habe ...

Das kann ich von keinem anderen Körperteil sagen. Ihr seid einzigartig! Ein Denkmal hättet Ihr verdient! Riesengroß, aus Marmor oder Bronze, und vergoldet obendrein! Ehre, wem Ehre gebührt: Ihr schenkt so viel Genuss und Freude, und darum verdient Ihr meinen größten Respekt und die liebevollste Behandlung. Ich will auf keinen Zentimeter Genuss mehr verzichten. Sind wir denn alle völlig verrückt geworden? Ich werde Euch nie wieder wehtun, auch nicht mehr in Gedanken, und ich werde meine Schamlippen ab jetzt in Ehren halten ...

Mögen alle Lippen, ob groß oder klein, einfach so sein, wie sie sind. Oder: Je mehr Lippe, desto besser.

Lia

(Quelle: www.vaginavrienden.be)

Das falsche Vorbild

Viele Frauen stellen sich die Frage: „Bin ich (und ist meine Vagina) normal?" Pornozeitschriften und -filme sind ein idealer Nährboden für unsere Zweifel. Frauen mit kindlichen Vaginen, die im Grunde alle einem vereinheitlichten Schönheitsideal entsprechen, sind dort die Norm. Von Schamhügeln kann kaum die Rede sein, und die Vaginen dieser Frauen sehen aus wie ein Spalt, von dem jede Spur von Schamlippen getilgt wurde. Dass sie bei sich selbst etwas völlig anderes sehen, verunsichert viele Frauen. Viel schlimmer noch: Fettabsaugung aus dem Schamhügel oder Schamlippenverkleinerung ist nicht mehr nur ein Hollywoodtrend.

„Normal" gibt es nicht. Manche Frauen haben z.B. kleine Schamlippen, die etwas herausstehen. Andere haben einen besonders stark ausgeprägten Schamhügel. Na und? Eine kindliche, unsichtbare (!) und rosige Vagina ist ausschließlich der Fantasie von Pornomagazinen beziehungsweise ihren Layoutern entsprungen. Unsere Vagina besteht aus Muskeln, Fett und Haut. Und genauso, wie zwei Hände oder Brüste niemals exakt gleich aussehen, ist auch jede Vagina eine Welt für sich. Und die ist es wert, entdeckt und respektiert zu werden. Und in ihrer Originalität ist sie ein großes Geschenk. Wir wollen doch alle besonders sein, oder nicht?

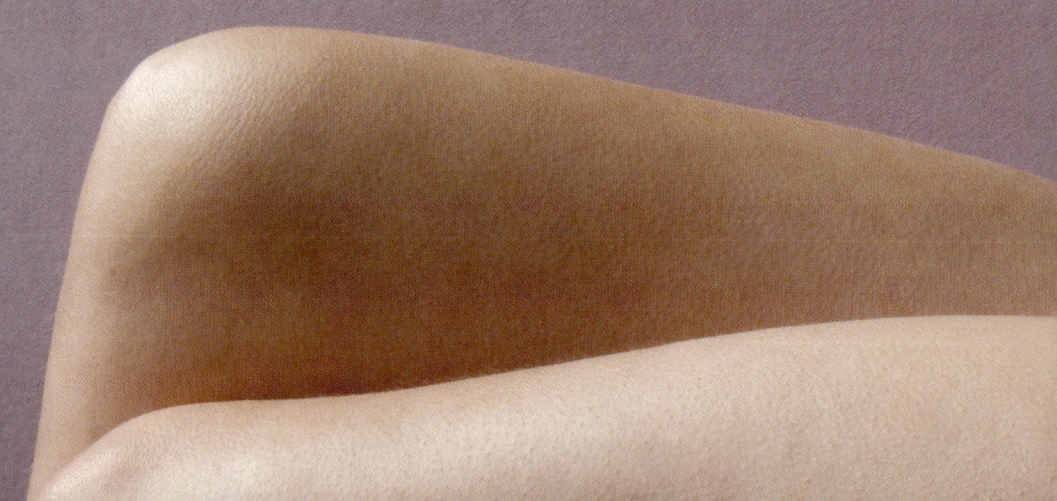

Entscheiden Sie selbst, wie (un)**normal** Sie sind

Indem Sie sich selbst regelmäßig betrachten und abtasten, lernen Sie Abweichungen festzustellen. Aber oft entstehen unberechtigte Sorgen oder Komplexe durch falsche Vorstellungen davon, wie die Vagina aussehen, riechen oder sich anfühlen sollte. Sehen Sie sich die Fotos und Zeichnungen in diesem Buch an, um sich dann selbst besser kennenzulernen. Die größten Missverständnisse kennen wir inzwischen:

- Die Vagina ist eine vertikale Röhre, und alles, was man hineinsteckt, kann einfach wieder herausfallen.
- Die Vagina ist ein „schwarzes Loch", in dem Gegenstände wie Tampons einfach verschwinden können.
- Der Gebärmutterhals ist ein (entstehender) Tumor.
- Eine Vagina mit Eigengeruch ist krank.
- Die kleinen Schamlippen dürfen auf keinen Fall über die großen hinausragen.
- Alles muss straff und glatt aussehen, auf keinen Fall runzelig.

Das ist alles blanker Unsinn!

Bitte nehmen Sie sich keine Pornozeitschriften zum Maßstab, wenn Sie Ihren Körper betrachten oder einschätzen wollen, was „normal" ist. Beleuchtung, Make-up und vor allem Photoshop vermitteln ein völlig verzerrtes Bild von der Realität!

Designervaginen

Jede Vagina ist schön, wie sie ist. Manche Frauen können sich dem Diktat der Schönheitsideale trotzdem nicht entziehen. Plastische Chirurgie an den weiblichen Geschlechtsteilen wird immer häufiger. Das geht vom Verkleinern der kleinen Schamlippen und dem Versetzen der Klitoris bis zum Straffen der Vagina und der Fettabsaugung am Schamhügel. Lassen Sie sich Silikon in die vom Alter erschlafften Schamlippen spritzen, und schon sind Sie wieder richtig hip! In der Palette der plastischen Operationen ist das vielleicht das letzte Tabu. Die Tatsache, dass Frauen sich nicht mehr auf äußerliche Korrekturen beschränken, sondern mittlerweile auch an ihren intimsten Stellen an sich herumoperieren lassen, ist wahrscheinlich ein Beweis, dass die Frauen ihre Scham abgelegt haben, wenn es um ihre „unvollkommene" Vagina geht. Oder doch nicht? Oft lassen sie diese Eingriffe ja in aller Heimlichkeit vornehmen und reden nicht mal mit dem Partner oder ihrer besten Freundin darüber.

Manche Frauen haben beim Sport oder beim Geschlechtsverkehr Probleme aufgrund der Größe ihrer kleinen Schamlippen, oder sie leiden an entsetzlichen Komplexen, weil ihre Schamlippen aus einem String oder einer Bikinihose herausragen. Auch der heutige Trend, das Schamhaar komplett zu entfernen, verstärkt die Verunsicherung, weil alles, was nicht ganz der Norm entspricht, dann auch noch völlig entblößt und offen sichtbar ist.

Man kann sich auch völlig in den Gedanken verrennen, dass eine ganz straffe Vagina alle sexuellen Probleme lösen würde. Wenn Sie als erwachsene Frau sich die kräftig nachbearbeiteten oder pubertären Vaginafotos im *Playboy* oder *Penthouse* zum Maßstab nehmen, empfinden Sie Ihre eigene Vagina schnell als missgebildet, runzelig und unattraktiv. Es ist nun mal so, dass die kleinen Schamlippen ein Stückchen über die großen hinausragen. Das ist völlig normal. Aber genau wie bei ihren Brüsten und Bäuchen klammern sich viele Frauen an ein künstliches Bild davon, wie sie aussehen müssen. Bevor Sie sich zu einer Operation entschließen, ist es wichtig, dass Sie Ihre eigene Vagina von innen und außen kennenlernen. Oft werden Sie dann merken, dass der unbekannte Ort „da unten" ganz normal ist.

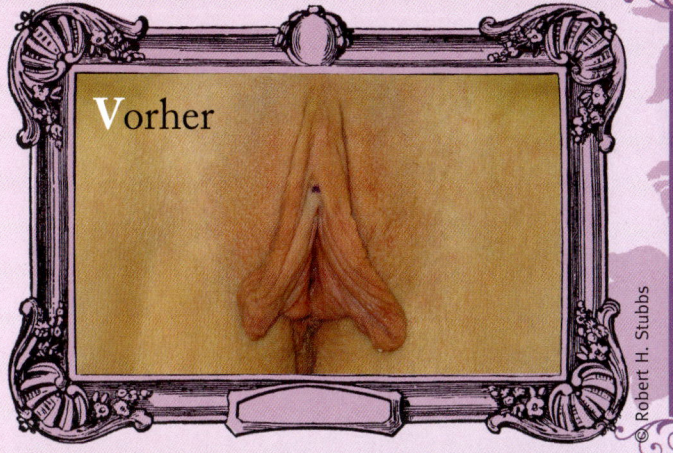

Vorher

© Robert H. Stubbs

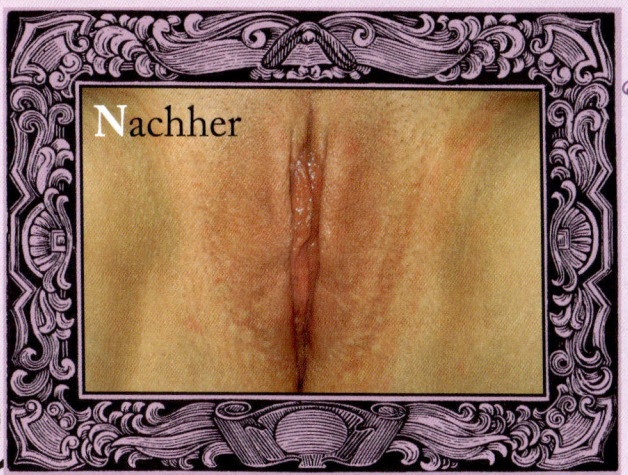

Nachher

© Robert H. Stubbs

Plädoyer für die kleinen

Vergessen Sie nicht, dass die kleinen Schamlippen oben Ihre Klitoris umschließen. Längere Schamlippen bewegen sich bei der Penetration leichter mit und sorgen so automatisch für zusätzliche Stimulation der Klitoris.

MÄNNER SIND GROSSE VAGINAFREUNDE!

Nur eine von drei Frauen beschreibt ihre Vagina als sexy und kaum eine von zehn als schön. Dahingegen finden drei Viertel der Männer die Vagina sexy, und ungefähr die Hälfte der Männer findet sie richtig schön!

(Quelle: Harris Interactive)

Herr Doktor, Herr **Doktor!**

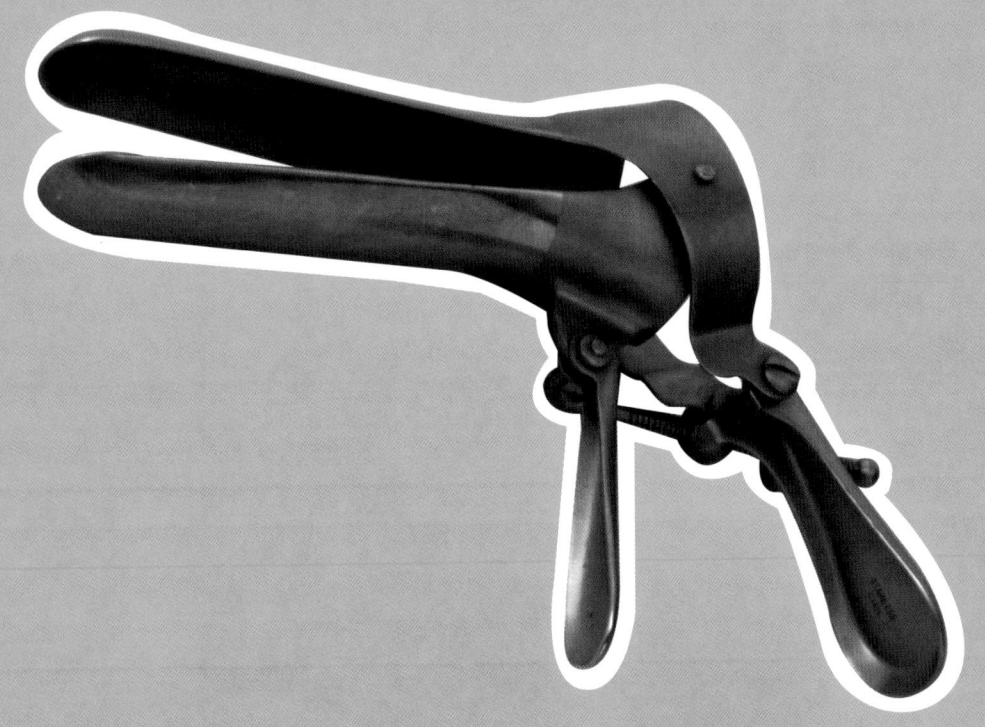

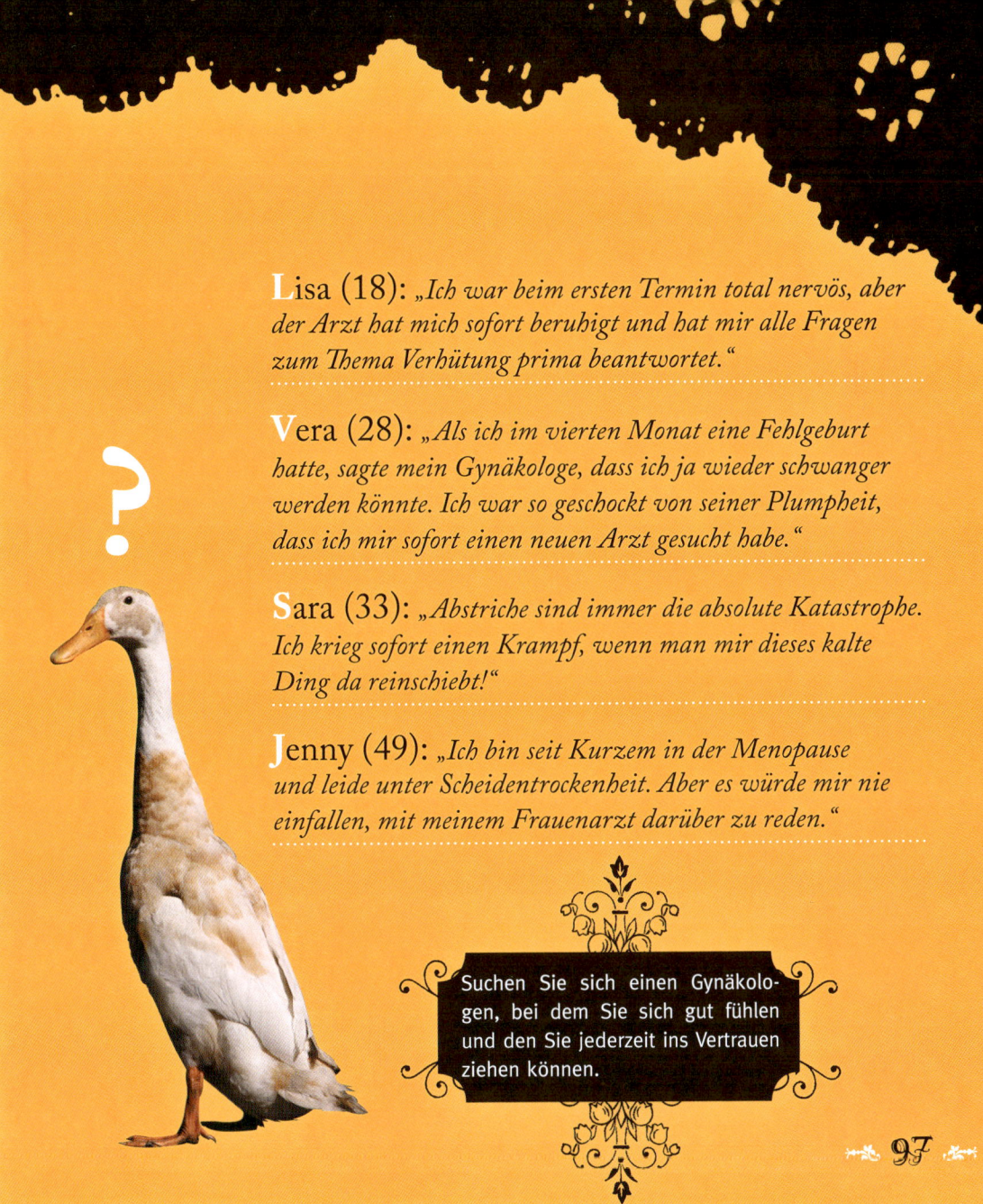

Lisa (18): „Ich war beim ersten Termin total nervös, aber der Arzt hat mich sofort beruhigt und hat mir alle Fragen zum Thema Verhütung prima beantwortet."

Vera (28): „Als ich im vierten Monat eine Fehlgeburt hatte, sagte mein Gynäkologe, dass ich ja wieder schwanger werden könnte. Ich war so geschockt von seiner Plumpheit, dass ich mir sofort einen neuen Arzt gesucht habe."

Sara (33): „Abstriche sind immer die absolute Katastrophe. Ich krieg sofort einen Krampf, wenn man mir dieses kalte Ding da reinschiebt!"

Jenny (49): „Ich bin seit Kurzem in der Menopause und leide unter Scheidentrockenheit. Aber es würde mir nie einfallen, mit meinem Frauenarzt darüber zu reden."

> Suchen Sie sich einen Gynäkologen, bei dem Sie sich gut fühlen und den Sie jederzeit ins Vertrauen ziehen können.

Zu trocken

Eine zu trockene Scheide ist ein häufiges Problem und steht einem unbeschwerten Sexleben oft – ganz unnötig – im Wege.

Folgende Ursachen können infrage kommen:

✚ Sie sind nicht ausreichend erregt, weil das Vorspiel zu kurz war oder weil Sie zu wenig Lust auf Sex haben.

✚ Sie nehmen Medikamente, z. B. Antidepressiva, Antibiotika oder bestimmte Antibabypillen. Diese können die Libido bzw. die Feuchtigkeit negativ beeinflussen.

✚ Während der Menopause oder kurz nach einer Entbindung werden Sie ebenfalls schwerer feucht.

✚ Körperliche oder geistige Müdigkeit vermindern Ihre Lustgefühle bzw. Ihre Lust auf Sex.

Und das können Sie dagegen tun:

✚ Ein längeres und abwechslungsreicheres Vorspiel ist für viele Frauen völlig ausreichend, um feuchter zu werden. Genießen Sie es, Ihren Körper und den Ihres Partners auf eine andere Art kennenzulernen. Nichts gegen einen Quickie, aber an ein bisschen zusätzlicher „lady's time" wird Ihr Partner auch Spaß haben.

✚ Gleitmittel sind nützlich, aber benutzen Sie das richtige. Vaseline eignet sich z. B. nicht so besonders. Gute Gleitmittel sind auf Wasserbasis hergestellt und sind geruch- und farblos. Sie bekommen sie in der Apotheke oder im Drogeriemarkt. Ein paar Tropfen rund um die Klitoris (ich mach das immer ganz heimlich) können Wunder wirken.

✚ Frauen, die aufgrund der Wechseljahre ein Trockenheitsproblem haben, können auf eine Hormontherapie zurückgreifen. Dadurch behält Ihre Vagina ihre natürliche Feuchtigkeit.

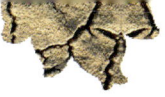
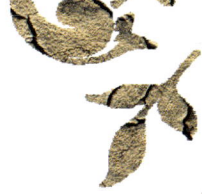

Dry Sex

Im südlichen Afrika stehen die Männer auf *dry sex*. Ihre Geschlechtspartnerinnen bearbeiten ihre Vagina freiwillig mit Kräutern, Tabak, Haushaltsreinigern oder antiseptischen Mitteln (z.B. Chlorwasser), sodass sie sich warm, trocken und eng anfühlt. Auf diese Art werden sie beim Sex stark aufgescheuert, und die kleinen Wunden erhöhen das Risiko z.B. für HIV-Infektionen. Für Frauen ist diese Art von Geschlechtsverkehr sehr schmerzhaft, aber das nehmen sie in Kauf, aus Angst, dass sie sonst von ihrem Mann sitzen gelassen werden. Prostituierte, die keinen *dry sex* anbieten, haben kaum Kunden. Warum die Männer so wild auf den trockenen Verkehr sind? Eine feuchte Vagina würde ihnen den Eindruck vermitteln, dass sie weder der erste noch der einzige Mann sind, der Sex mit der betreffenden Frau hat …

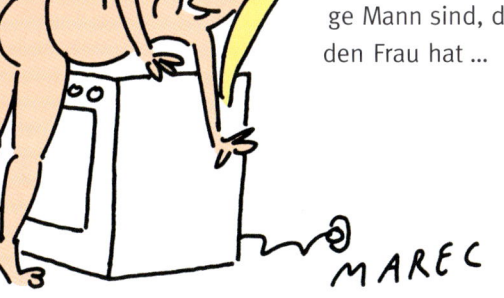

DRY SEX

... auf dem Trockner!

MAREC

Zu nass

Andere Frauen wiederum machen sich Sorgen, weil sie beim Sex manchmal zu feucht werden. So viel vaginale Flüssigkeit kann einem das Gefühl geben, man sei nicht ganz normal. Manchmal ist dieses Phänomen die Folge einer Scheideninfektion (dann ist der Ausfluss oft körnig oder eher gelblich oder riecht sauer), aber viel öfter ist es einfach die körperliche Reaktion auf Ihre sexuelle Erregung. Im Ablauf Ihres Hormonzyklus sondern Sie zur Zeit Ihres Eisprungs auch mehr Scheidenflüssigkeit ab. Der Geruch und die Konsistenz (die „Klebrigkeit") variiert je nach Zyklusphase. Überhaupt kein Grund, sich Sorgen zu machen.

Genießen Sie es einfach, dass Sie so feucht werden. Für Gleitmittel müssen Sie jedenfalls so schnell kein Geld ausgeben. Und Männer finden den Gedanken einer richtig „nassen" Frau meistens besonders erregend.

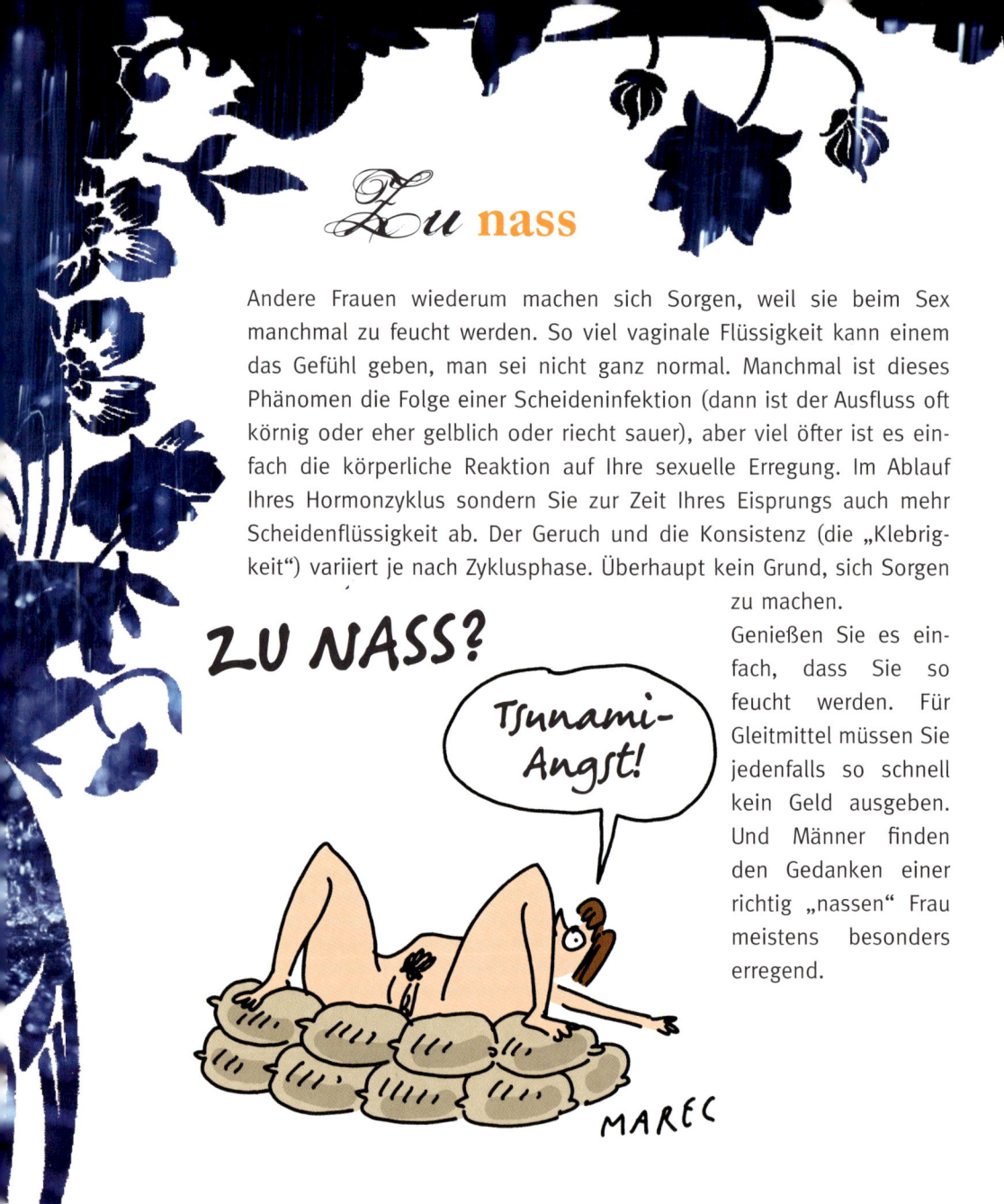

ZU NASS?

Tsunami-Angst!

MAREC

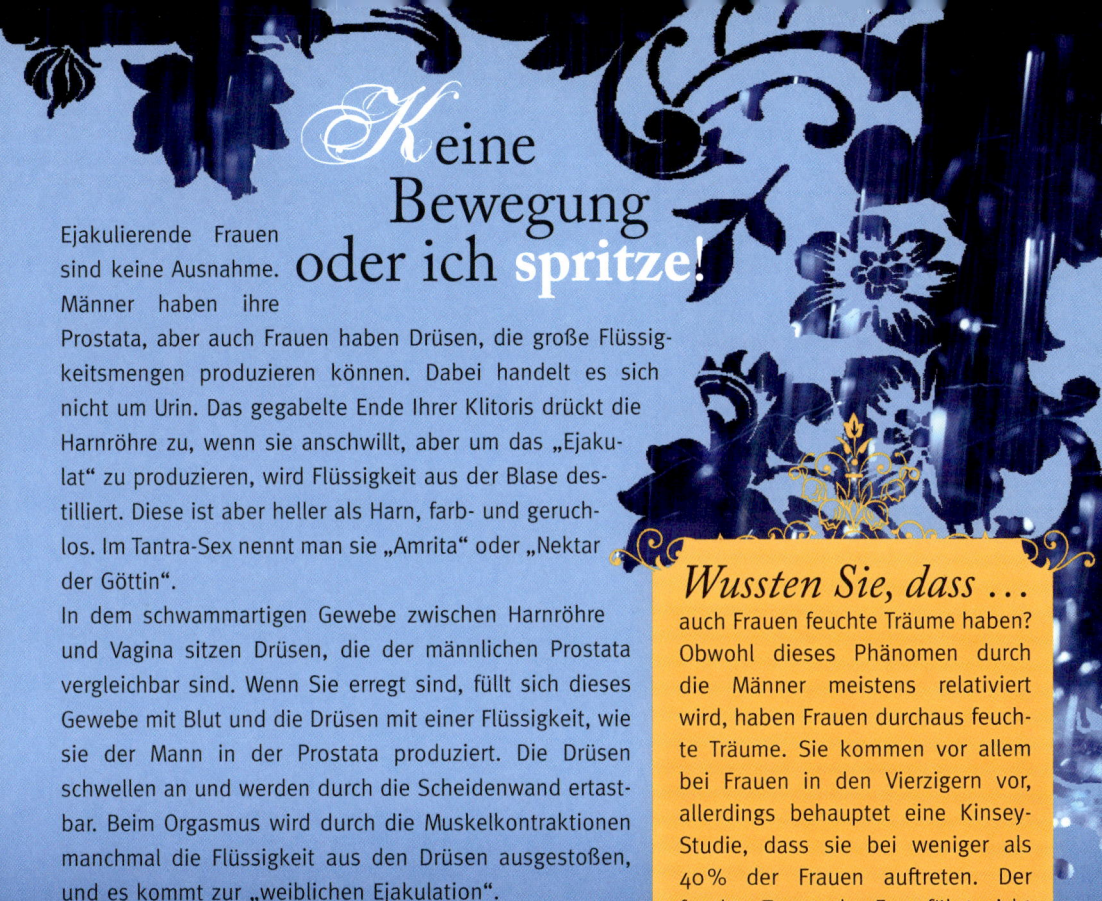

Keine Bewegung oder ich **spritze**!

Ejakulierende Frauen sind keine Ausnahme. Männer haben ihre Prostata, aber auch Frauen haben Drüsen, die große Flüssigkeitsmengen produzieren können. Dabei handelt es sich nicht um Urin. Das gegabelte Ende Ihrer Klitoris drückt die Harnröhre zu, wenn sie anschwillt, aber um das „Ejakulat" zu produzieren, wird Flüssigkeit aus der Blase destilliert. Diese ist aber heller als Harn, farb- und geruchlos. Im Tantra-Sex nennt man sie „Amrita" oder „Nektar der Göttin".

In dem schwammartigen Gewebe zwischen Harnröhre und Vagina sitzen Drüsen, die der männlichen Prostata vergleichbar sind. Wenn Sie erregt sind, füllt sich dieses Gewebe mit Blut und die Drüsen mit einer Flüssigkeit, wie sie der Mann in der Prostata produziert. Die Drüsen schwellen an und werden durch die Scheidenwand ertastbar. Beim Orgasmus wird durch die Muskelkontraktionen manchmal die Flüssigkeit aus den Drüsen ausgestoßen, und es kommt zur „weiblichen Ejakulation".

Da die Flüssigkeit nicht komplett auf einmal abgesondert wird, kann eine erregte Frau weiter Feuchtigkeit produzieren. Dadurch sieht es so aus, als könnte sie ständig „spritzen". Die Erforschung der weiblichen Ejakulation steckt aber noch in den Kinderschuhen.

Wussten Sie, dass ...

auch Frauen feuchte Träume haben? Obwohl dieses Phänomen durch die Männer meistens relativiert wird, haben Frauen durchaus feuchte Träume. Sie kommen vor allem bei Frauen in den Vierzigern vor, allerdings behauptet eine Kinsey-Studie, dass sie bei weniger als 40 % der Frauen auftreten. Der feuchte Traum der Frau führt nicht notwendigerweise zu einer Ejakulation, aber sehr wohl zu einer gesteigerten Feuchtigkeit. Genau wie die männlichen Erektionen können diese Träume vier- bis sechsmal pro Nacht vorkommen, und sie helfen – genau wie Masturbation – den Gebärmutterhals zu reinigen.

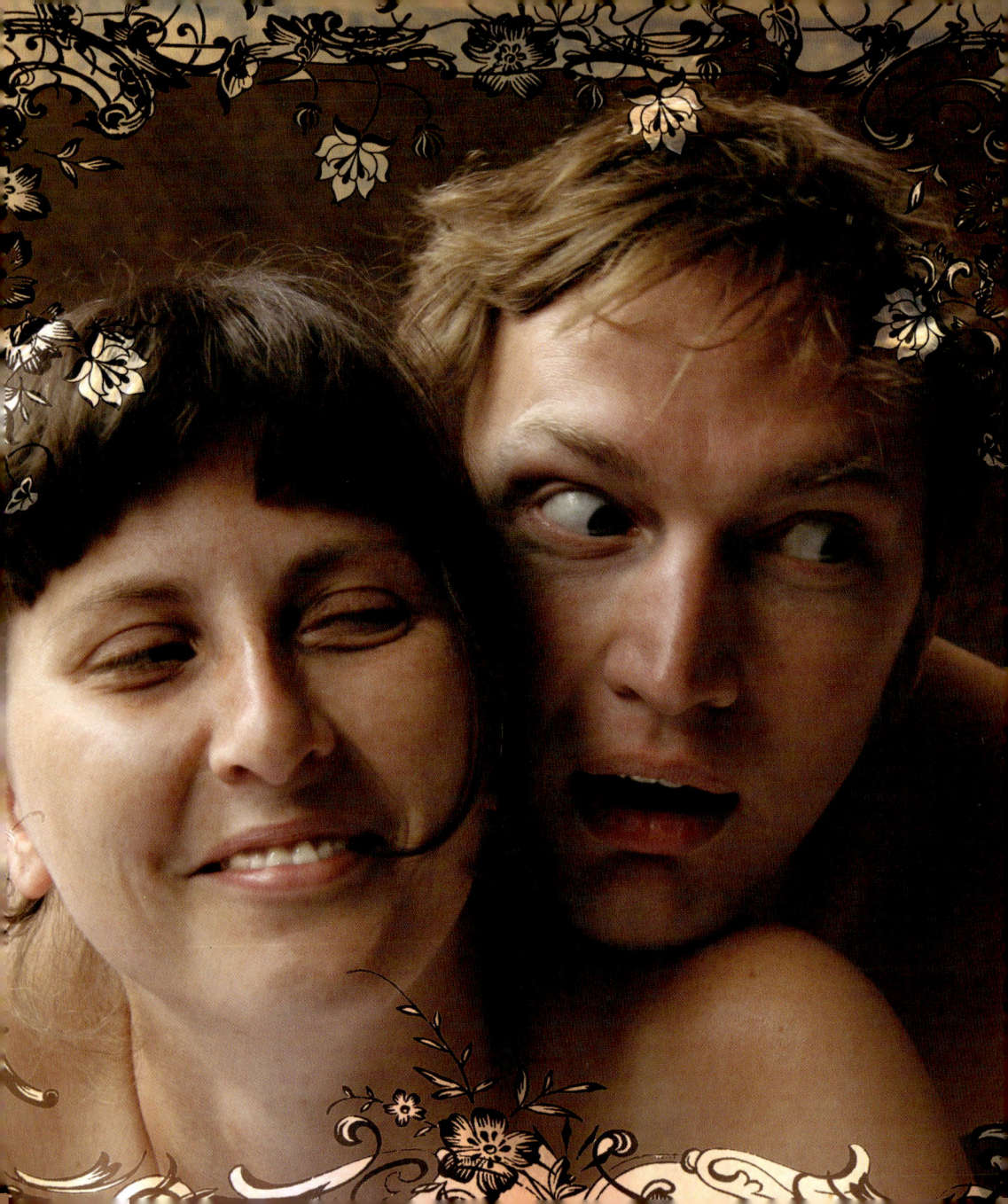

Vom Winde **verweht**

Auch vaginale Winde kommen regelmäßig vor. Bei bestimmten Stellungen pumpt man Luft in die Vagina, und wenn diese sich wieder entspannt, kann es Geräusche geben, die sich eben anhören wie ein Pups. Normalerweise ist die entweichende Luft aber geruchlos. Vaginale Winde kommen häufiger bei Frauen mit schlafferen Beckenbodenmuskeln vor. Zurückhalten kann man sie so oder so nicht. Mit dem Partner herzlich darüber zu lachen ist auf jeden Fall besser, als sich zu schämen oder deswegen gar bestimmte Stellungen zu vermeiden.

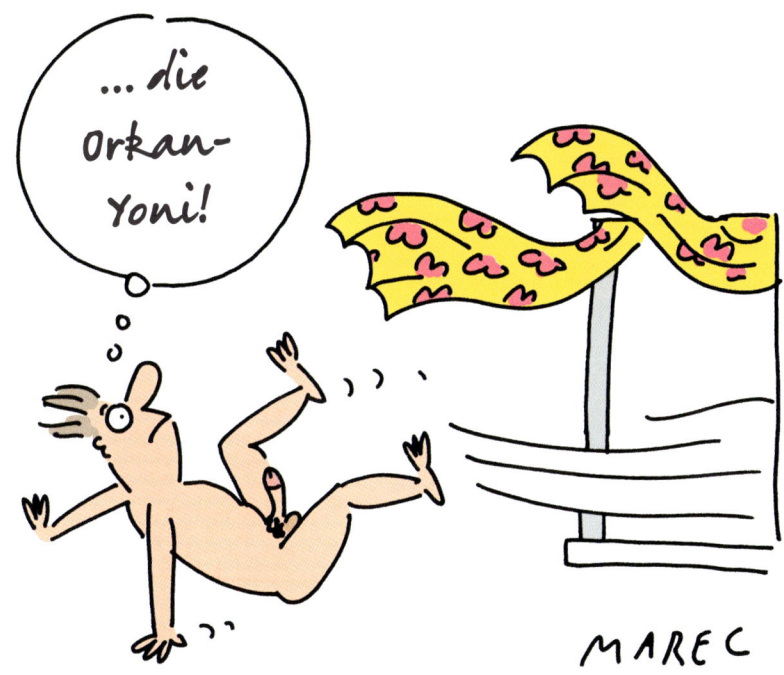

Vaginismus ist **heilbar**

Die Vagina ist beinahe nie zu eng, nur in ganz seltenen Fällen, z. B. wenn ein störrisches Stück des Jungfernhäutchens, eine ungute Narbe nach einer Entbindung oder eine angeborene Fehlbildung für Probleme sorgen. Ihre Vagina ist enorm dehnbar. Wenn Ihnen Ihre Vagina zu eng vorkommt, leiden Sie vielleicht unter einer vaginistischen Reaktion. Meistens liegen die Ursachen in zu stark angespannten Beckenbodenmuskeln. Dadurch wird es schwierig, einen Finger, Tampon oder Penis in die Vagina einzuführen. Manchmal geht das mit Schmerzen einher, aber auch nicht immer. Das Anspannen der Muskeln geschieht ganz unbewusst, darüber haben Sie keine Kontrolle.

Für diesen Vaginismus könnten folgende Gründe infrage kommen:

✚ negative Gedanken über Sex (auch unbewusst)
✚ Angst vor der Penisgröße Ihres Partners
✚ mangelnde Kenntnis über Ihre Vagina
✚ schlechtes Verhältnis zu Ihrem Partner
✚ negative sexuelle Erfahrungen in der Vergangenheit (Inzest, Vergewaltigung)
✚ Unzufriedenheit mit der Art des Geschlechtsverkehrs
✚ frühere negative Reaktion bei einer schmerzhaften vaginalen Untersuchung
✚ Erwartung, dass der Geschlechtsverkehr schmerzhaft sein wird

Oft wird übersehen, dass es einfach auch mechanische Gründe sein können, die den Sex schmerzhaft oder unmöglich machen. Diese Frauen greifen dann logischerweise zu Vermeidungstaktiken und werden oft zu Unrecht als frigide oder vaginistisch abgestempelt. Ein guter Gynäkologe kann solchen physischen Problemen abhelfen und verhindern, dass diese Frauen erfolglos von irgendwelchen Quacksalbern zu Entspannungstherapien und schließlich Seelenklempnern rennen. Schmerzen beim Einführen des Penis kann auch durch kleine Wunden verursacht werden, deren Ursache unbekannt ist. Gehen Sie so schnell wie möglich zu einem Spezialisten, denn auch so etwas kann zu vaginistischen Reaktionen führen.

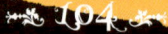

Den Bann der Krämpfe
brechen

Wenn Sie sich umgehend um eine Lösung bemühen, ist Vaginismus eines der leichter zu behandelnden Probleme. Doch viele Frauen trauen sich mit niemand über dieses Anliegen zu sprechen, weil sie Angst haben, als abnormal oder frigide verhöhnt zu werden. Oft sorgen Vaginismus und schmerzhafter Geschlechtsverkehr für ernsthafte Spannungen in der Beziehung, weil man befürchtet, dass der Partner sich anderweitig orientieren könnte. Doch auch die Männer können darunter leiden, weil sie Angst haben, ihre Partnerin nicht befriedigen zu können oder sich selbst in ihrer Männlichkeit hinterfragt fühlen, und dann reagieren sie frustriert bis verärgert. Aber in einigen Fällen ist auch ein gutes Sexleben ohne Penetration möglich. Wichtig ist, dass Ihr Partner liebevoll und geduldig ist. Drängelei macht das Problem nur noch schlimmer!

Eine nicht zu unterschätzende Folge von Vaginismus bzw. schmerzhaftem Geschlechtsverkehr ist die Tatsache, dass Sie nicht auf normale Art schwanger werden können. Doch können Sie, sobald eventuelle mechanische Ursachen untersucht und / oder abgestellt sind, das Problem mithilfe eines Sexualtherapeuten anpacken. Mit Rücksicht auf Ihre sexuellen Vorstellungen und die Beziehung wird ein konkreter Weg gesucht, die „Verkrampfung" zu lösen. Durch einen Mehrstufenplan mit praktischen Übungen lernen Sie, die Kontrolle über Ihre eigene Vagina zurückzugewinnen, und damit auch über Ihr (Sexual-)Leben. Oft sind Sie in einen Teufelskreis hineingeraten: Sie haben Angst vor der Penetration, dadurch verkrampfen sich die Muskeln in Ihrer Vagina, Eindringen wird unmöglich und schmerzhaft, wodurch Sie noch mehr Angst bekommen und bei jedem sexuellen Annäherungsversuch automatisch die Muskeln verkrampfen usw. ... Der Schritt zu einer Sexualtherapie scheint den betroffenen Frauen oft schwerzufallen, aber die meisten sind hinterher erleichtert, das Problem aktiv angepackt zu haben.

Achtung, Infektionsgefahr!

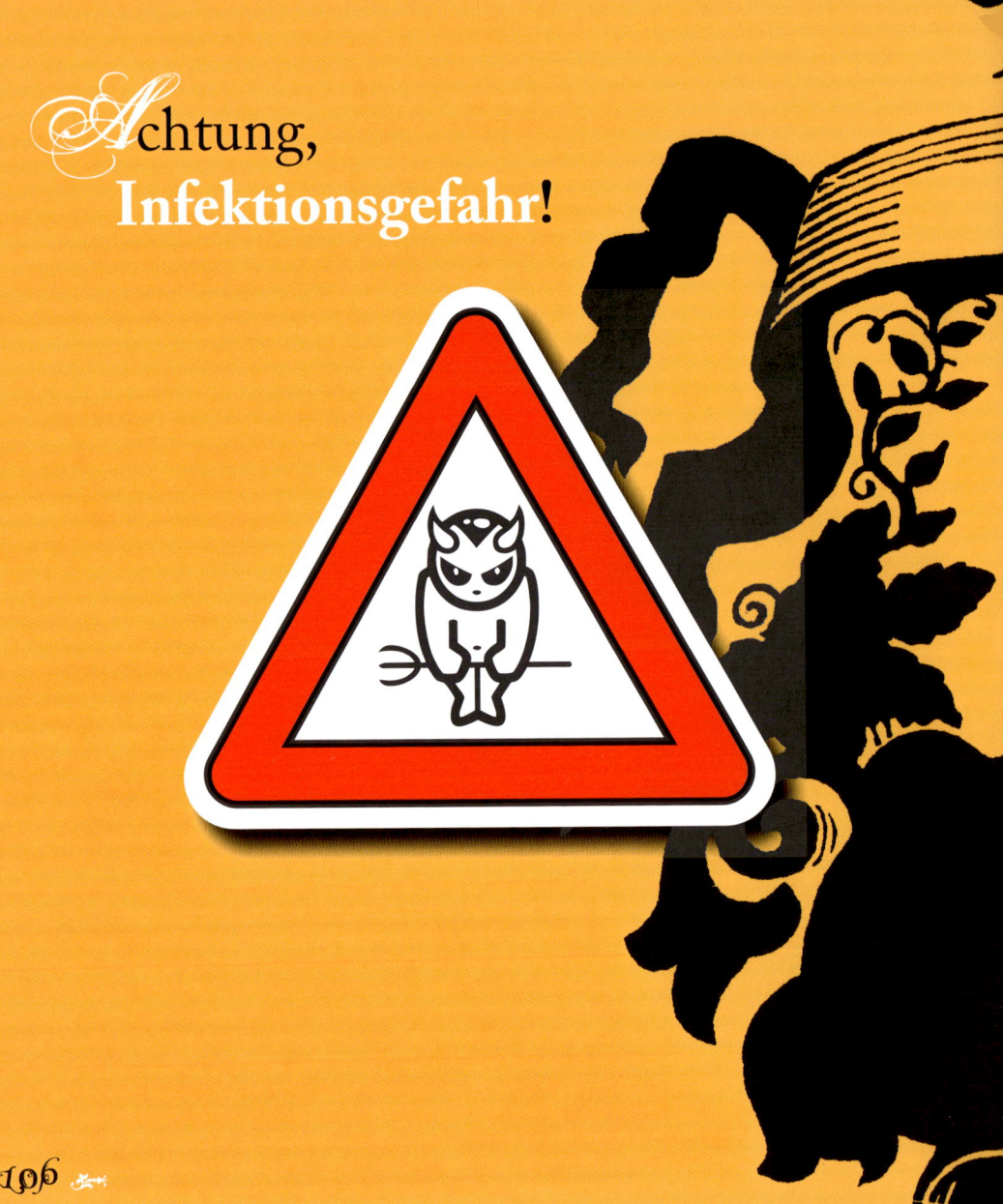

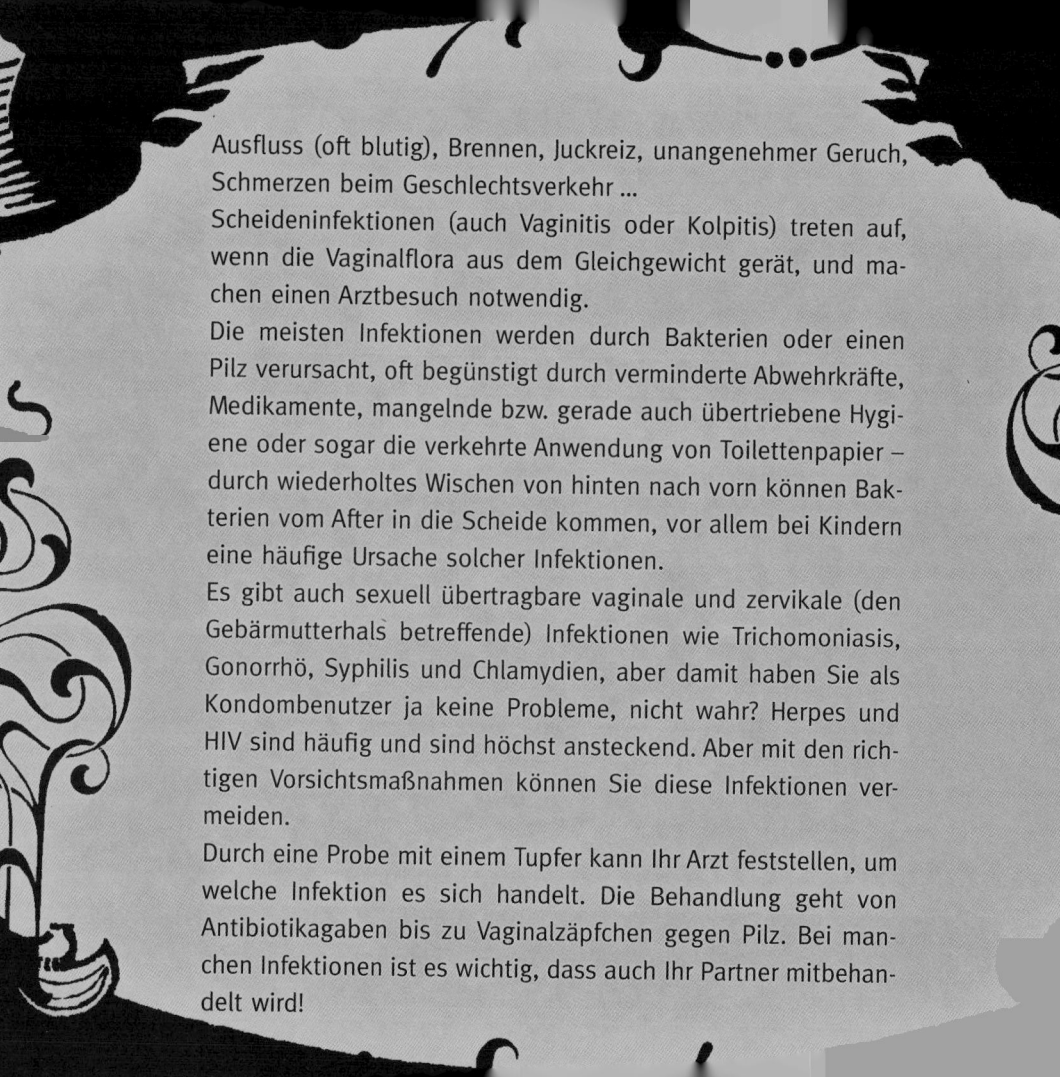

Ausfluss (oft blutig), Brennen, Juckreiz, unangenehmer Geruch, Schmerzen beim Geschlechtsverkehr ...

Scheideninfektionen (auch Vaginitis oder Kolpitis) treten auf, wenn die Vaginalflora aus dem Gleichgewicht gerät, und machen einen Arztbesuch notwendig.

Die meisten Infektionen werden durch Bakterien oder einen Pilz verursacht, oft begünstigt durch verminderte Abwehrkräfte, Medikamente, mangelnde bzw. gerade auch übertriebene Hygiene oder sogar die verkehrte Anwendung von Toilettenpapier – durch wiederholtes Wischen von hinten nach vorn können Bakterien vom After in die Scheide kommen, vor allem bei Kindern eine häufige Ursache solcher Infektionen.

Es gibt auch sexuell übertragbare vaginale und zervikale (den Gebärmutterhals betreffende) Infektionen wie Trichomoniasis, Gonorrhö, Syphilis und Chlamydien, aber damit haben Sie als Kondombenutzer ja keine Probleme, nicht wahr? Herpes und HIV sind häufig und sind höchst ansteckend. Aber mit den richtigen Vorsichtsmaßnahmen können Sie diese Infektionen vermeiden.

Durch eine Probe mit einem Tupfer kann Ihr Arzt feststellen, um welche Infektion es sich handelt. Die Behandlung geht von Antibiotikagaben bis zu Vaginalzäpfchen gegen Pilz. Bei manchen Infektionen ist es wichtig, dass auch Ihr Partner mitbehandelt wird!

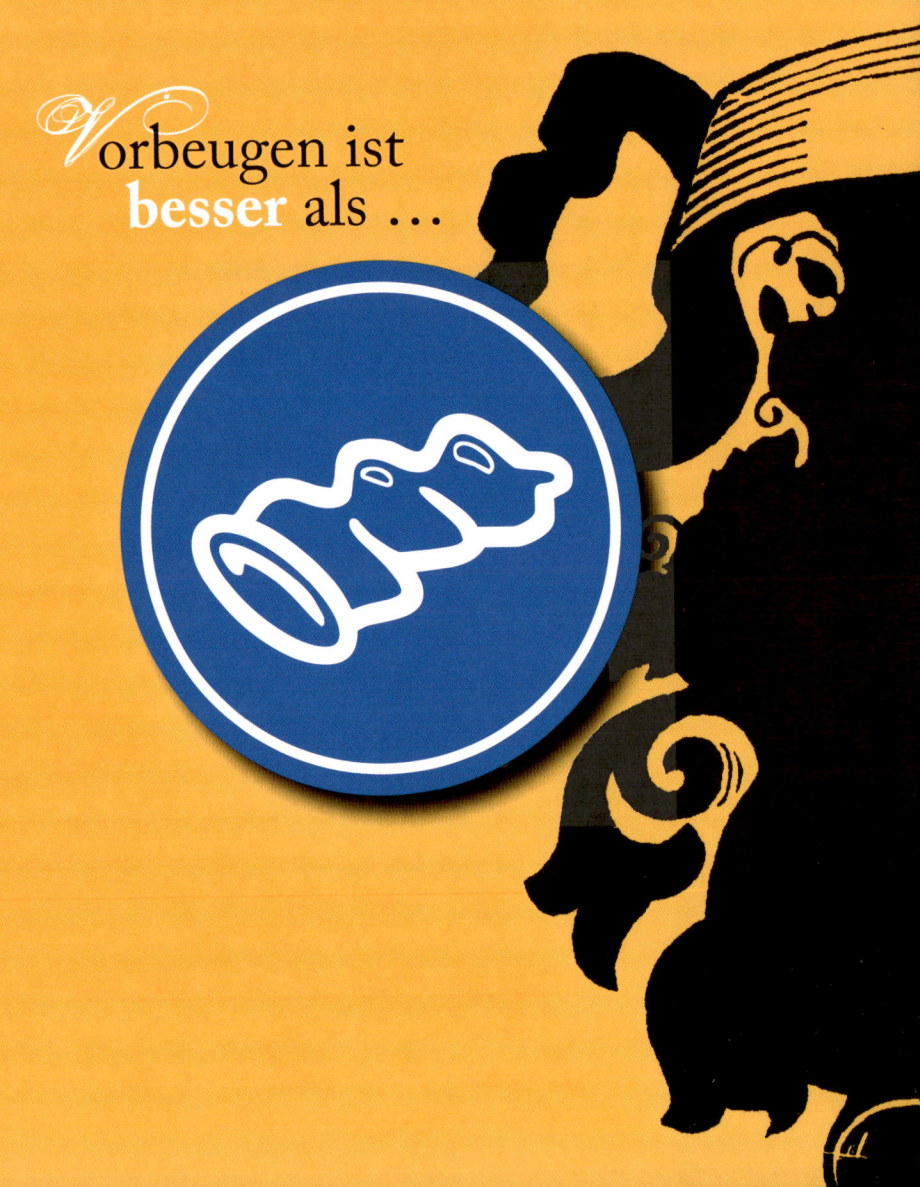

Vorbeugen ist
besser als ...

Wenn die Scheideninfektion mit einer sexuell übertragbaren Krankheit zusammenhängt, ist ein Kondom einer der Wege, mit dem sich eine Neuansteckung vermeiden lässt. Bei Vaginitis durch Pilze, die immer wiederkommen, können Sie das Risiko einschränken, indem Sie unten angeführte Maßnahmen ergreifen. Verändern Sie in einem bestimmten Zeitraum (z. B. zwei Monate lang) jeweils einen der genannten Faktoren und beobachten Sie, ob es einen günstigen Effekt hat. Wenn ja, kennen Sie zumindest einen der Gründe.

+ Tragen Sie keine engen Hosen, denn die schaffen ein feuchtes Milieu, in dem sich Pilze rasch vermehren. Tragen Sie lieber Röcke, vor allem im Sommer.

+ Probieren Sie Unterhosen aus Baumwolle aus.

+ Laufen Sie nicht zu lange in nasser Badekleidung herum. Trocknen Sie sich gut ab und ziehen Sie sich so rasch wie möglich trockene Kleider an.

+ Wischen Sie nach dem Toilettengang immer mit frischem Toilettenpapier von vorn nach hinten, so gelangen weniger Bakterien vom After zur Vagina.

+ Sorgen Sie für optimale Hygiene, aber benutzen Sie keine Scheidenspülungen, wenn nicht extra vom Arzt angeordnet! Diese können nämlich das Gleichgewicht Ihrer Scheidenflora beeinträchtigen.

+ Benutzen Sie niemals das Handtuch einer anderen Person, und lassen Sie Ihre Handtücher immer gut trocknen, bevor Sie sie wieder benutzen.

+ Vermeiden Sie an der Vaginalschleimhaut jeden Kontakt mit Deodorants oder Parfums. Seien Sie sparsam mit parfümierten Binden oder Toilettenpapier, Seifen und Waschlotionen.

+ Benutzen Sie lieber (unparfümierte!) Tampons als Binden. Wechseln Sie sie mindestens alle vier Stunden.

+ Benutzen Sie bei einem neuen Partner (bzw. mehreren parallel) immer ein Kondom.

+ Vermeiden Sie die Penetration bei Symptomen einer Infektion.

+ Genießen Sie Alkohol nur in Maßen.

+ Ernähren Sie sich ausgewogen und abwechslungsreich.

+ Studien haben gezeigt, dass in bestimmten Fällen Zucker und Obst vom Speiseplan gestrichen werden müssen.

+ Der heilsame Effekt von Joghurt ist nicht bewiesen, von innerer Anwendung wird daher abgeraten.

Ich bin da, aber du kannst mich nicht **sehen**

Sie können auch eine Pilz- oder Bakterieninfektion haben, ohne dass Sie eine Entzündung feststellen können. Das hängt von Ihrer Widerstandskraft ab. Dieses Phänomen erlebt man oft bei einer Candida-Infektion: Bei vielen Frauen kommt dieser Pilz von Natur aus in der Vagina vor. Wenn ihre Widerstandskraft geschwächt ist, beginnt sich dieser Pilz zu vermehren, wodurch dann Beschwerden entstehen. Auch Chlamydien, das Papilloma-Virus und Herpes sind oft „stumme" Infektionen, weil man sie weitergeben kann, auch wenn man selbst gerade nicht unbedingt Beschwerden hat. Chlamydien kommen daher öfter vor, als man denkt. Wenn sie unbehandelt bleiben, können Sie Unfruchtbarkeit nach sich ziehen.

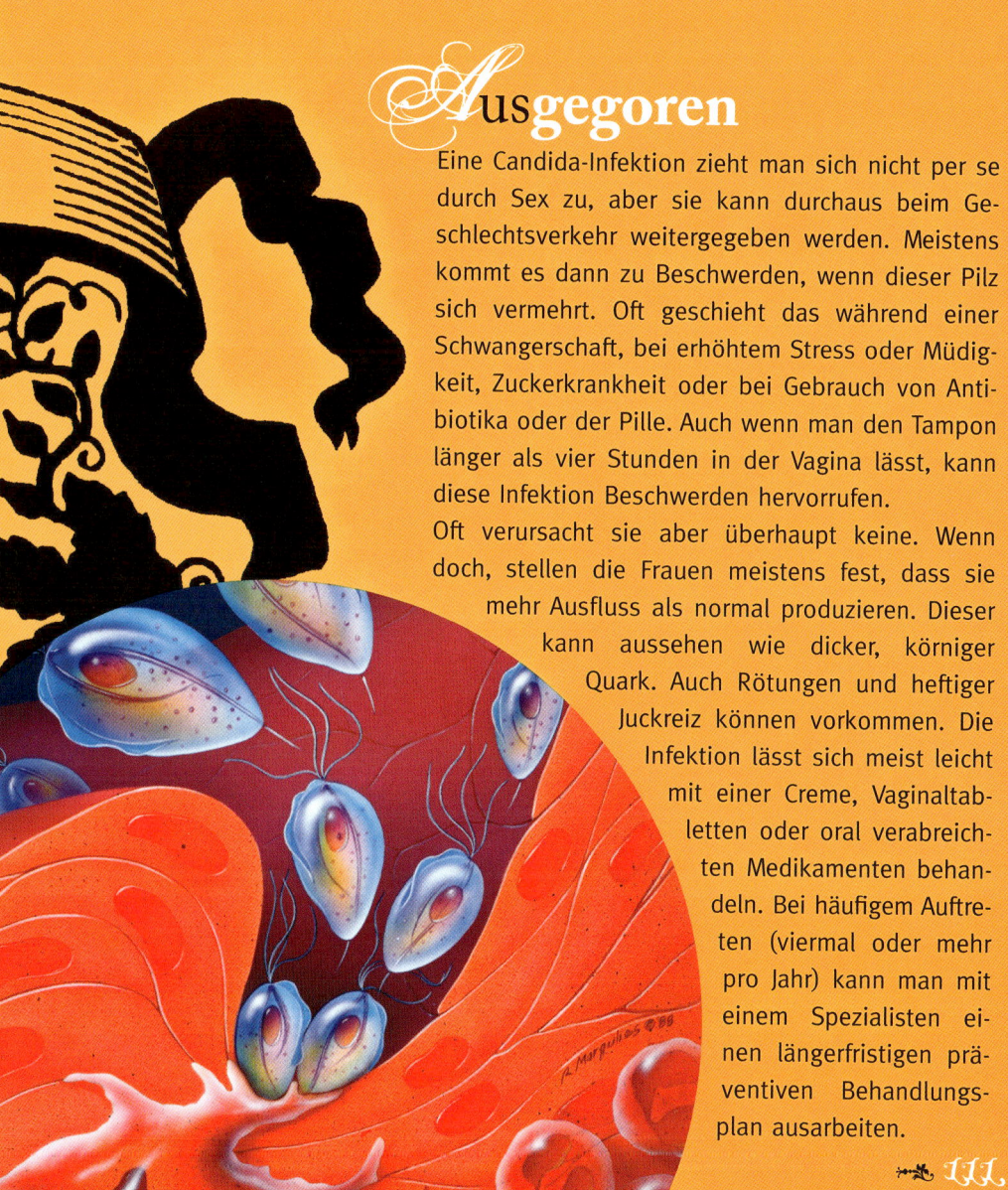

Ausgegoren

Eine Candida-Infektion zieht man sich nicht per se durch Sex zu, aber sie kann durchaus beim Geschlechtsverkehr weitergegeben werden. Meistens kommt es dann zu Beschwerden, wenn dieser Pilz sich vermehrt. Oft geschieht das während einer Schwangerschaft, bei erhöhtem Stress oder Müdigkeit, Zuckerkrankheit oder bei Gebrauch von Antibiotika oder der Pille. Auch wenn man den Tampon länger als vier Stunden in der Vagina lässt, kann diese Infektion Beschwerden hervorrufen.

Oft verursacht sie aber überhaupt keine. Wenn doch, stellen die Frauen meistens fest, dass sie mehr Ausfluss als normal produzieren. Dieser kann aussehen wie dicker, körniger Quark. Auch Rötungen und heftiger Juckreiz können vorkommen. Die Infektion lässt sich meist leicht mit einer Creme, Vaginaltabletten oder oral verabreichten Medikamenten behandeln. Bei häufigem Auftreten (viermal oder mehr pro Jahr) kann man mit einem Spezialisten einen längerfristigen präventiven Behandlungsplan ausarbeiten.

Hört sich an wie französische Kräuter: **Herpes**!

Für manche Menschen ist Herpes ganz schön ärgerlich. Es ist ein Virus, der in zwei Varianten auftritt. Typ I holt man sich meistens schon recht früh, z. B. ganz harmlos beim Kuscheln, woraufhin man Fieberbläschen rund um den Mund bekommt. Typ II verursacht Beschwerden rund um Vagina, Anus und Penis, kommt aber auch auf dem Gesäß oder dem Bauch vor. Typ II kann man nicht im Gesicht bekommen, sehr wohl kann man sich aber mit Typ I an den Genitalien infizieren, unter anderem durch Oralsex.

Es gibt noch keine Behandlungsmöglichkeit, die das Virus vollständig abtöten könnte. Doch man kann die Beschwerden beträchtlich lindern und den Genesungsprozess beschleunigen. Gegen Typ I gibt es Cremes, bei Typ II wird meist auf Tabletten zurückgegriffen, vor allem, wenn die Krankheit regelmäßig ausbricht.

Syphilis: Auf jeden Fall ernst nehmen!

Syphilis ist eine ernsthafte Geschlechtskrankheit, die heutzutage allerdings gut heilbar ist. Das Bakterium nistet sich in der Schleimhaut von Mund, Vagina, Penis und Anus ein und kann sich dann über den Blutkreislauf im ganzen Körper ausbreiten.

Meistens bekommt man zwei bis zwölf Wochen nach der Ansteckung ein oder mehrere ein Zentimeter große Geschwüre. Sie fühlen sich hart an und sind nicht schmerzhaft. Außerdem können die Lymphknoten am Hals und in den Leisten anschwellen. Gleichzeitig bzw. kurz nach dem Verschwinden dieser Geschwüre tritt die Krankheit ins zweite Stadium: Flecken auf der Haut, ein grippiges Gefühl, Haarausfall oder Warzen sind typisch für diese Phase.

Wenn man in den ersten zwei Stadien nicht behandelt wird, kann ein „Latenzstadium" eintreten, in dem die Krankheit nicht sichtbar ist. Das kann auf die Dauer ernste Folgen haben, z. B. eine Schädigung von Herz, Rückenmark und Skelett! Schwangere Frauen mit unbehandelter Syphilis laufen Gefahr, das Ungeborene anzustecken oder eine Fehlgeburt zu erleiden.

Der frühzeitigen Behandlung mit Penicillin-Injektionen sollten Nachkontrollen folgen.

Chlamydien:
Drohende Unfruchtbarkeit

Chlamydien sind bei Frauen unter 25 eine häufig vorkommende Geschlechtskrankheit. Sie werden durch ein Bakterium verursacht, das sich in den Schleimhäuten der weiblichen und männlichen Geschlechtsorgane einnistet. Das Problem ist, dass Chlamydien zwar nicht immer Beschwerden verursachen, dafür aber höchst ansteckend sind. Wenn Sie mehr oder andersartigen Ausfluss haben, Schmerzen beim Wasserlassen haben, nach dem Geschlechtsverkehr bluten oder beim Sex Schmerzen im Unterleib spüren, kann das ein Hinweis auf Chlamydien sein. Chlamydien können sich über den Gebärmutterhals und die Gebärmutter einen Weg zu den Eileitern bahnen. Wenn so eine Eileiterentzündung nicht behandelt wird, hinterlässt sie Narben, und das kann zu Unfruchtbarkeit führen.

Wenn Ihr Partner mit Chlamydien infiziert ist, hat er oft eitrigen Ausfluss oder auch Schmerzen beim Wasserlassen. Bei ihm können die Bakterien in die Prostata und die Nebenhoden weiterwandern.

Bevor Sie jetzt in Panik geraten: Chlamydien sind gut heilbar, solange Sie Ihre Medikamente vorschriftsmäßig einnehmen. Wenn Sie sich angesteckt haben, muss Ihr Partner sich auch untersuchen und eventuell behandeln lassen.

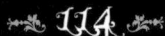

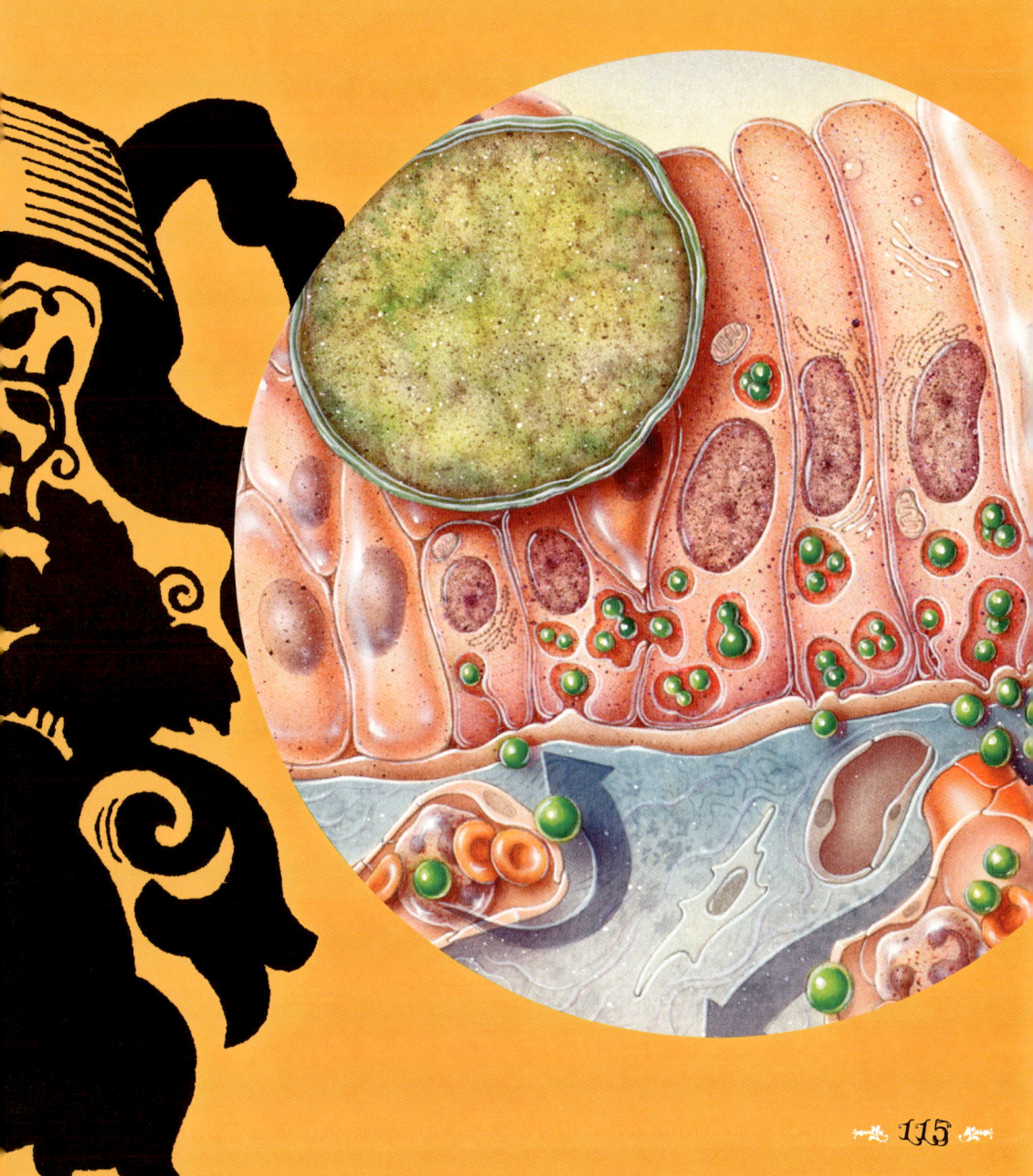

Gonorrhö: Da **tropft** was!

Gonorrhö oder Tripper ist eine sehr bekannte, aber seltene Geschlechtskrankheit. Sie wird durch ein Bakterium verursacht, das sich auf und in den Schleimhäuten Ihrer Körperöffnungen, z.B. Rachen, Vagina, Penis oder Anus, einnistet. Wenn Sie oralen und genitalen Sex kombinieren (z.B. indem Sie den Penis Ihres Partners in den Mund nehmen), können sich sowohl Männer als auch Frauen eine Infektion im Hals zuziehen.

Frauen haben meist keine Beschwerden. Manchmal leiden sie unter unangenehm riechendem und auffällig gefärbtem Ausfluss (gelb oder grün) oder Schmerzen beim Wasserlassen. Eine unbehandelte Gonorrhö kann – genau wie bei Chlamydien – eine Eileiterentzündung zur Folge haben, die wiederum zu Unfruchtbarkeit führen kann.

Männer haben gelblichen oder grünen Ausfluss, und beim Wasserlassen ein gereiztes bis brennendes Gefühl. Bei ihnen kann sich eine Nebenhodenentzündung entwickeln.

Gott sei Dank lässt sich Gonorrhö sehr gut durch Injektionen oder Tabletten heilen.

Genital**warzen** und **HPV** (Humanes Papilloma-Virus): Häufiger, als man denkt

Genitalwarzen sind harmlos, aber oft sehr hartnäckig, und sie können sich sehr rasch ausbreiten. Sie kommen häufig vor und werden beinah immer durch ungeschützten Sex übertragen. Manchmal kann man sich auch anstecken, indem man z.B. das Handtuch oder den Waschlappen einer infizierten Person benutzt. Auch Kondome schützen nur unzureichend gegen Ansteckung. Die Warzen, die durch ein Virus verursacht werden, sind nicht schmerzhaft, können aber jucken. Meistens sitzen sie auf und rund um die Geschlechtsteile und in der Gesäßspalte, bei Frauen manchmal auch noch auf dem Muttermund. Ab und zu treten Sie auch im Mund auf.

Im Prinzip können sie auch von selbst wieder verschwinden, aber eine Behandlung ist angeraten. Sie besteht aus Pinselungen, Vereisen, Lasern oder operativer Entfernung, in Kombination mit einer Creme, die neuerlicher Warzenbildung entgegenwirkt.

Verwandte Viren können auf den Gebärmutterhals übergreifen. Frauen haben meistens keine Beschwerden, aber das Virus kann die Zellen reizen und später Krebs verursachen. Eine gynäkologische Untersuchung ist daher ein Muss.

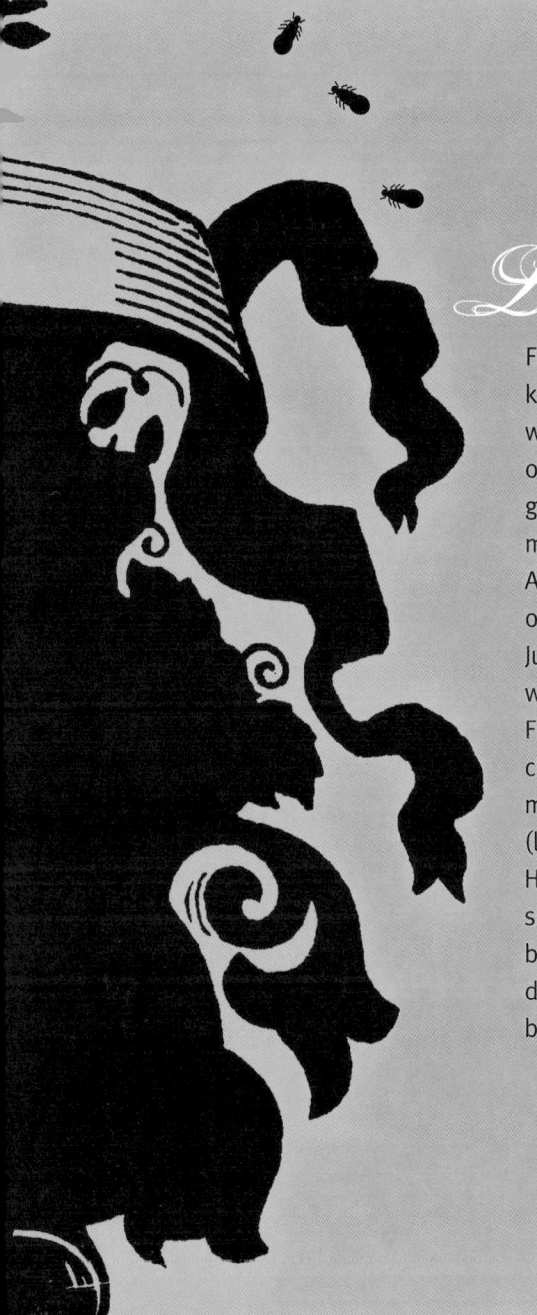

$\mathcal{L}$äuse im **Pelz**

Filzläuse sind ärgerlich, aber ungefährlich. Sie können sie durch Sex bekommen, aber auch, wenn Sie sich Kleidung und Bettdecken teilen oder zu dicht neben befallenen Personen liegen. Meist sitzen die Tierchen im Schamhaar, manchmal aber auch in den Haaren unter den Armen, auf der Brust, auf den Oberschenkeln oder am Nabel. Meistens verursachen sie Juckreiz, und durch das Kratzen kann man weitere Infektionen auslösen.

Filzläuse kann man selbst mit einem entsprechenden Mittel bekämpfen. Auf jeden Fall muss sich aber auch Ihr Partner behandeln (lassen). Ziehen Sie im Zweifelsfall Ihren Hausarzt oder Gynäkologen zurate. Wenn Sie sich durch sexuellen Kontakt angesteckt haben, können Sie sich nämlich auch noch andere Geschlechtskrankheiten zugezogen haben.

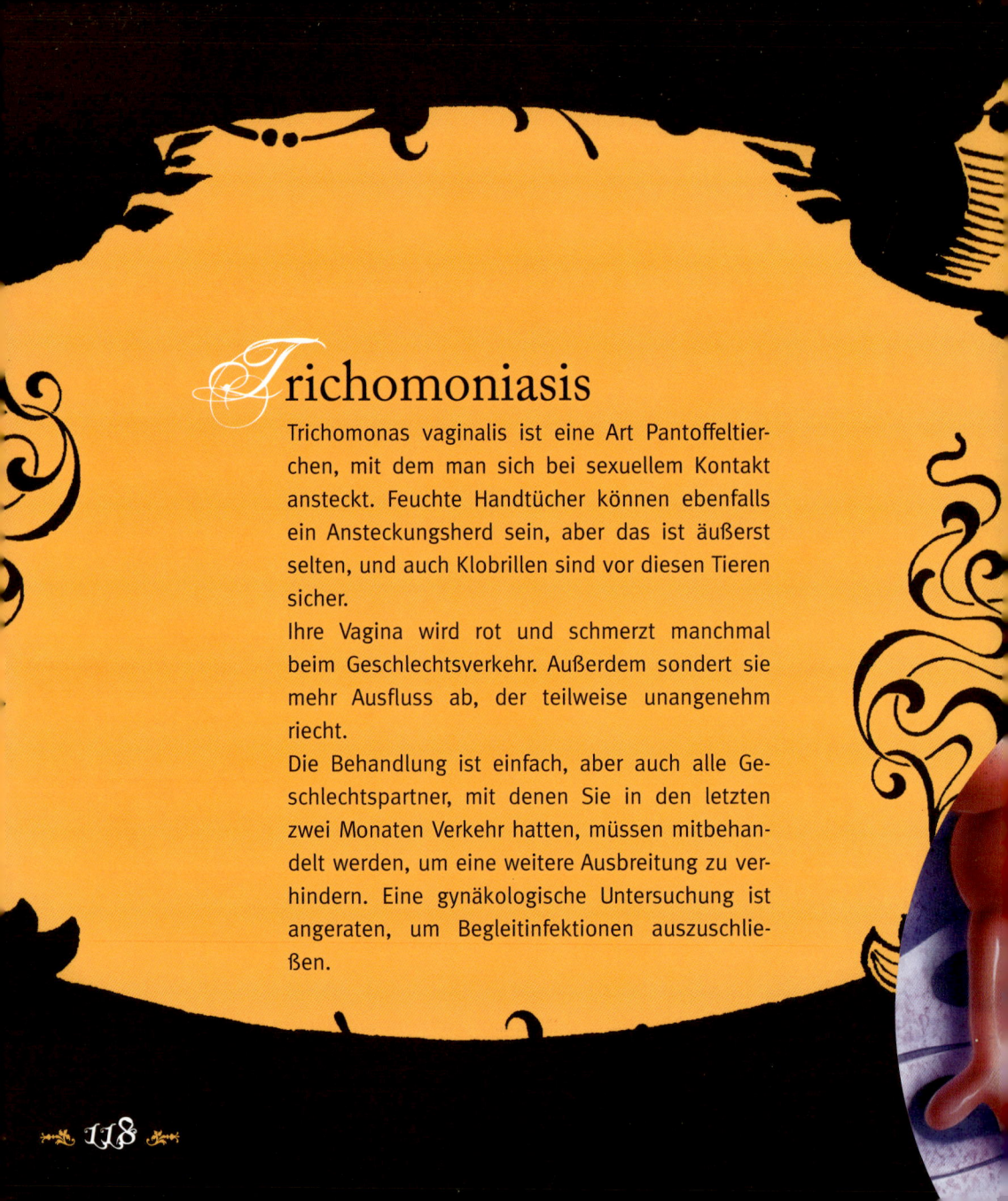

Trichomoniasis

Trichomonas vaginalis ist eine Art Pantoffeltierchen, mit dem man sich bei sexuellem Kontakt ansteckt. Feuchte Handtücher können ebenfalls ein Ansteckungsherd sein, aber das ist äußerst selten, und auch Klobrillen sind vor diesen Tieren sicher.

Ihre Vagina wird rot und schmerzt manchmal beim Geschlechtsverkehr. Außerdem sondert sie mehr Ausfluss ab, der teilweise unangenehm riecht.

Die Behandlung ist einfach, aber auch alle Geschlechtspartner, mit denen Sie in den letzten zwei Monaten Verkehr hatten, müssen mitbehandelt werden, um eine weitere Ausbreitung zu verhindern. Eine gynäkologische Untersuchung ist angeraten, um Begleitinfektionen auszuschließen.

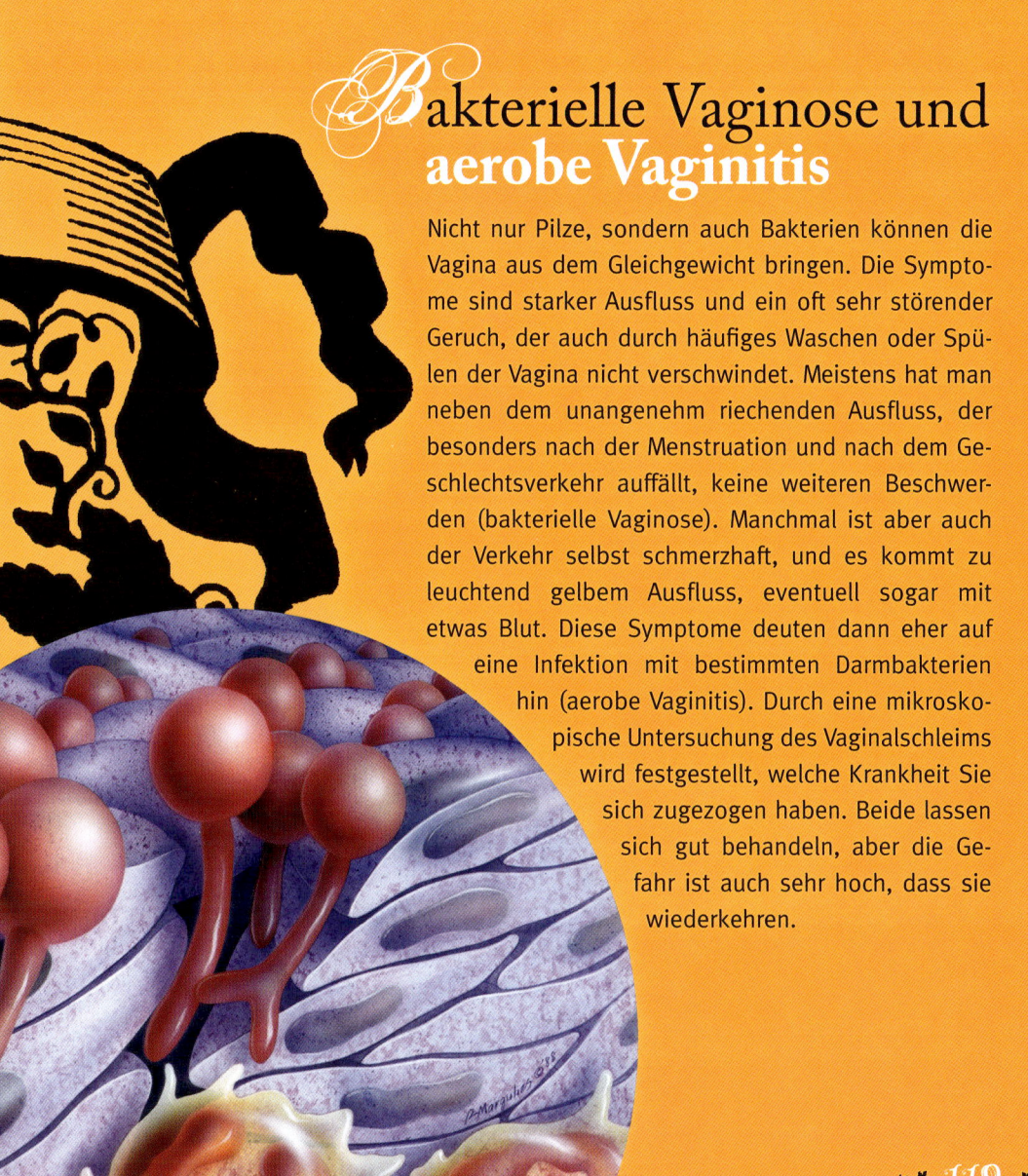

Bakterielle Vaginose und aerobe Vaginitis

Nicht nur Pilze, sondern auch Bakterien können die Vagina aus dem Gleichgewicht bringen. Die Symptome sind starker Ausfluss und ein oft sehr störender Geruch, der auch durch häufiges Waschen oder Spülen der Vagina nicht verschwindet. Meistens hat man neben dem unangenehm riechenden Ausfluss, der besonders nach der Menstruation und nach dem Geschlechtsverkehr auffällt, keine weiteren Beschwerden (bakterielle Vaginose). Manchmal ist aber auch der Verkehr selbst schmerzhaft, und es kommt zu leuchtend gelbem Ausfluss, eventuell sogar mit etwas Blut. Diese Symptome deuten dann eher auf eine Infektion mit bestimmten Darmbakterien hin (aerobe Vaginitis). Durch eine mikroskopische Untersuchung des Vaginalschleims wird festgestellt, welche Krankheit Sie sich zugezogen haben. Beide lassen sich gut behandeln, aber die Gefahr ist auch sehr hoch, dass sie wiederkehren.

Blabla

„Sex: Das Lustigste, was ich je gemacht habe, ohne zu lachen.“
💬 Woody Allen

„Wenn Ficken nicht das Wichtigste im Leben wäre, würde die Genesis nicht damit beginnen.“ 💬 Cesare Pavese

„Sex ist nur schmutzig, wenn man nicht geduscht hat.“ 💬 Madonna

„Tief in Ihrem Innersten müssen Sie zugeben, dass der Mensch zum Ficken bestimmt ist. Das ist das Hauptziel im Leben, alle anderen Aktivitäten – Trompetespielen, Staubsaugen, Thrillerlesen und Schokoladeessen – sind nur Mittel, um die Zeit totzuschlagen, bis Sie endlich wieder ficken können.“
💬 Cynthia Heimel

„Essen ist wie Ficken – beides kann man auf dem Küchentisch machen.“
💬 Herman Brusselmans

„Zu viel des Guten kann wunderbar sein.“
💬 Mae West

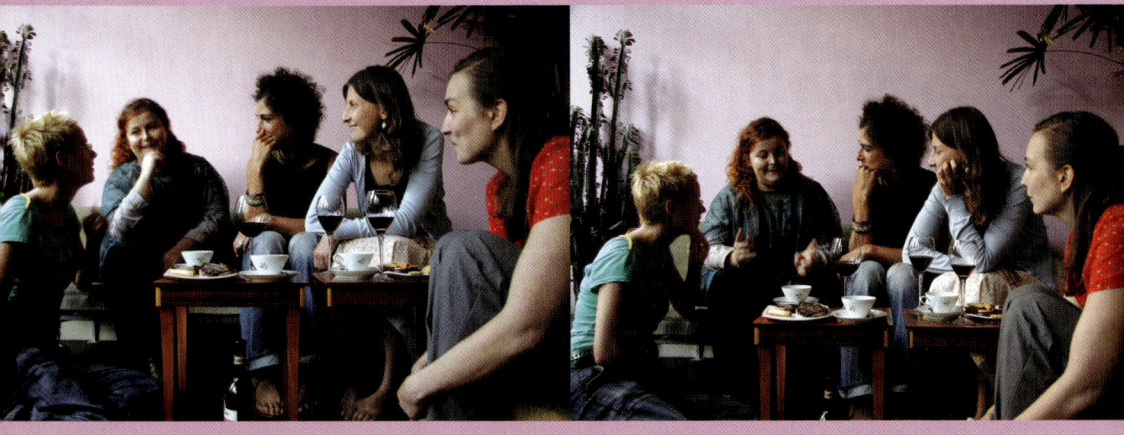

„Sex: einer der neun Gründe für Reinkarnation. Die anderen acht sind unwichtig."
💬 Henry Miller

„Wenn es um Sex geht, verliert sogar die Anatomie ihre Unschuld."
💬 Benoîte Groult

„Denn die Frauen haben mächtige Geschlechtsteile, hohe, gewundene Venushügel, Höhlen und Falten. Die Nächte, die man darin verloren hat, kann man sich nie wieder zurückholen."
💬 Herman de Coninck

„Die fruchtbarsten Diskussionen zwischen Mann und Frau werden grundsätzlich im Bett geführt." 💬 Gaby van den Berghe

„Ist Sex schmutzig?
Nur wenn er gut ist!"
💬 Goedele Liekens

„Die Nässe der Frau ist das Glück des Mannes!" 💬 Harry Mulisch

„Frauen klagen mehr über Sex als Männer. Ihre Klagen lassen sich in zwei Kategorien einteilen:
1. nicht genug
2. zu viel."
💬 Ann Landers

„Sex ist lästig, da zerknittern einem nur die Kleider." 💬 Jackie Kennedy-Onassis

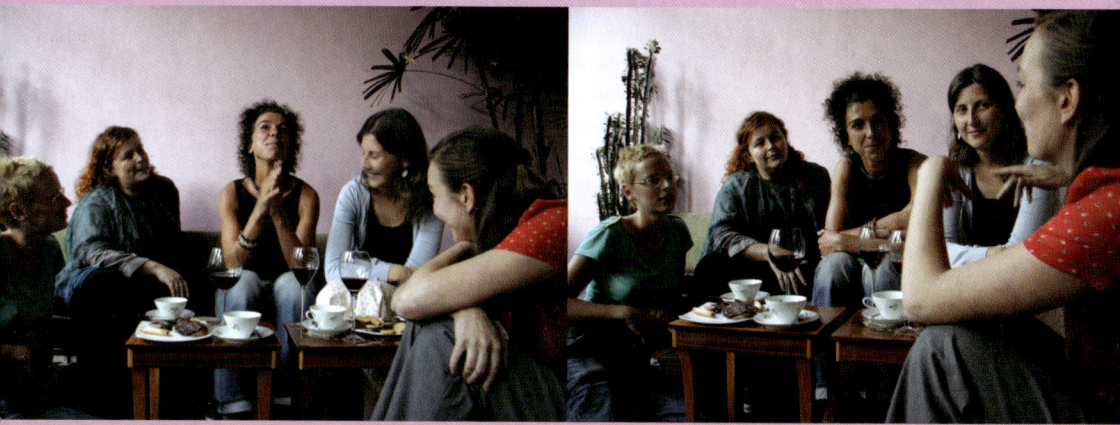

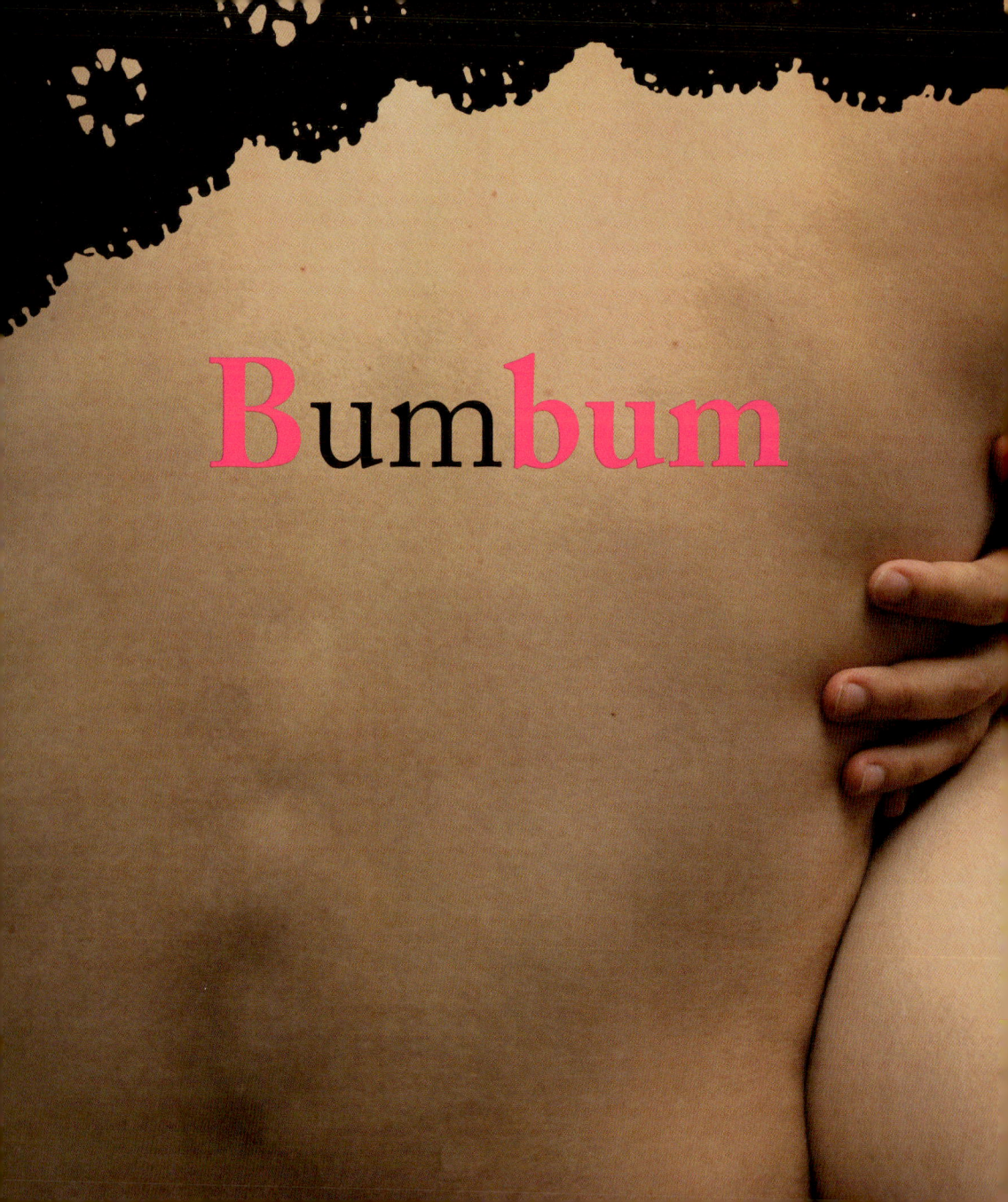

Bum**bum**

Wie wär's mit ein bisschen Pfeffer im sexuellen Alltag?

Manche Frauen bleiben jahrelang bei ein, zwei Stellungen und sind damit vollauf zufrieden. Oft ist diese Art von Geschlechtsverkehr superbequem, beide Partner haben ihren Spaß, und man braucht keine Küchentische, Reitgerten oder Straußenfedern dazu. Andere Frauen wiederum haben den Ehrgeiz, mit dem Kamasutra zu wetteifern und sind gelenkiger als die besten Poledancer.

Wenn Sie aber einfach wissen wollen, ob noch mehr Stellungen auf dem Markt sind, als Sie denken, und ob Sie Ihren alltäglichen Sex nicht ein bisschen aufpeppen könnten, dann können Sie mit diesem Arsenal an vergnüglichen Stellungen loslegen. Wir haben sie eingeteilt nach Er oben, Sie oben, Nebeneinander, Von hinten, Sitzend oder stehend und 69.

Eine Regel gibt es allerdings: Nichts muss, alles kann – solange es Ihnen gefällt!

Wussten Sie, dass ...

laut WHO jeden Tag hundert Millionen Geschlechtsakte vollzogen werden? Das bedeutet jede Sekunde etwa tausend Paare. Und noch mal tausend. Und noch mal tausend.

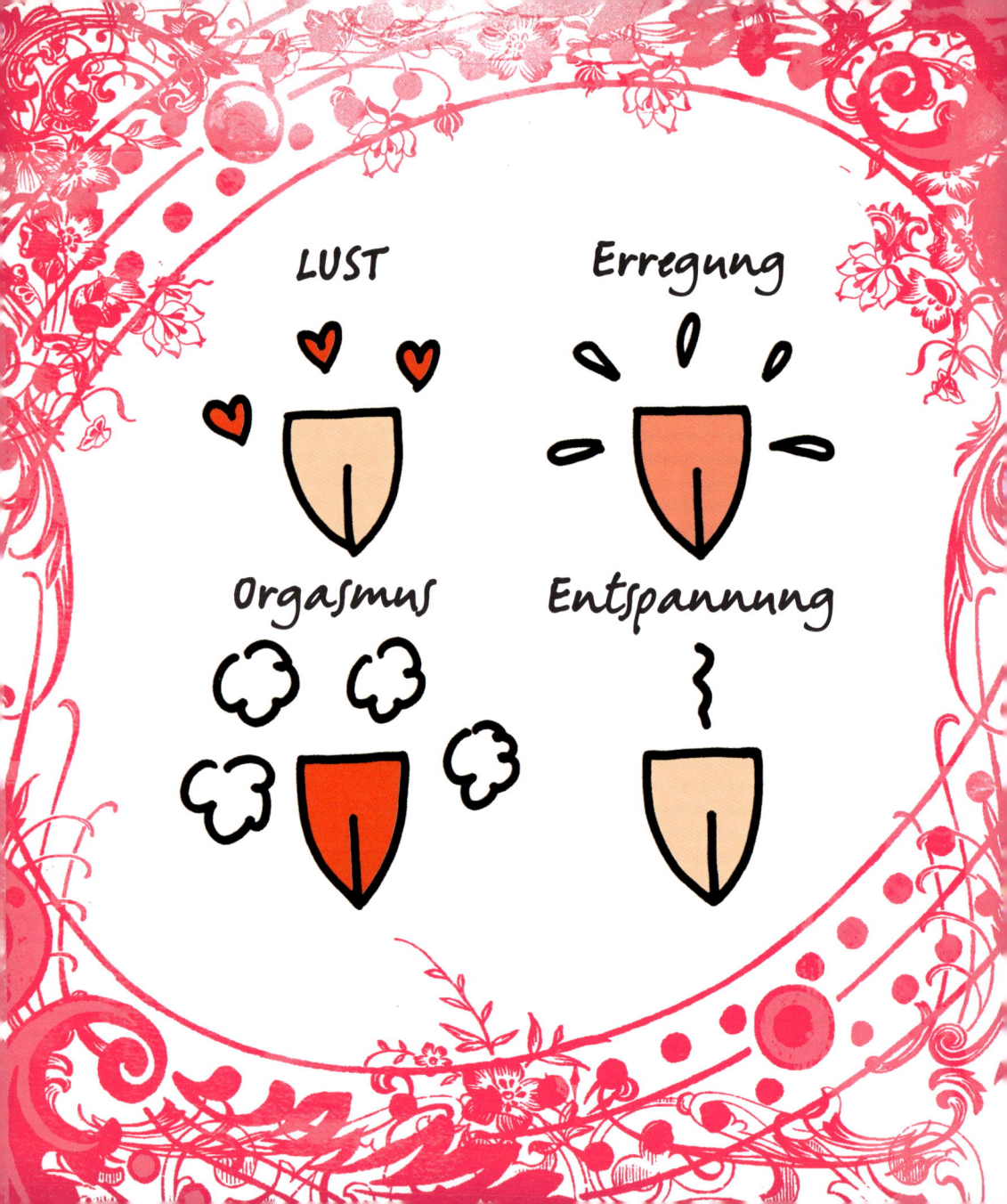

Sex in vier Phasen

Wann immer Sie Sex haben, lassen sich vier Phasen unterscheiden:

❶ **L**ust: Wie lange Sie schon an Sex denken, ob Sie schon den ganzen Abend miteinander geflirtet haben oder ob Sie einfach am Freitagabend ihren allwöchentlichen Sex angehen, wirkt sich auf die Intensität Ihrer Lustgefühle aus. Fakt ist, dass Ihre Vagina feucht wird, sobald Sie an die Bienen und die Blumen denken. Dabei wird natürliche Gewebefeuchtigkeit über die Scheidenwand abgesondert.

❷ **E**rregung: Da die Blutzufuhr steigt, schwillt die Vagina an und der Scheideneingang verengt sich. Gleichzeitig beschleunigen sich Ihr Atem und Ihr Herzschlag. Manchmal steigt Ihnen auch die Röte ins Gesicht oder in den Oberkörper. Und die Anspannung Ihrer Muskeln nimmt allgemein zu.

❸ **O**rgasmus: Dann folgt meistens der Höhepunkt. Ihr Orgasmus beginnt mit starken Kontraktionen der Muskeln in Vagina und Gebärmutter.

❹ **E**ntspannung: Der Ruhezustand wird wiederhergestellt. Die Blutzufuhr nimmt ab, die Muskeln entspannen sich. Aber dadurch, dass Frauen mehrere Orgasmen haben können, wenn sie nur ausreichend stimuliert werden, ist diese vierte Phase manchmal sehr kurz oder fehlt ganz. Sorry guys, aber Frauen sind nun mal viel schneller wieder bereit für eine weitere Runde!

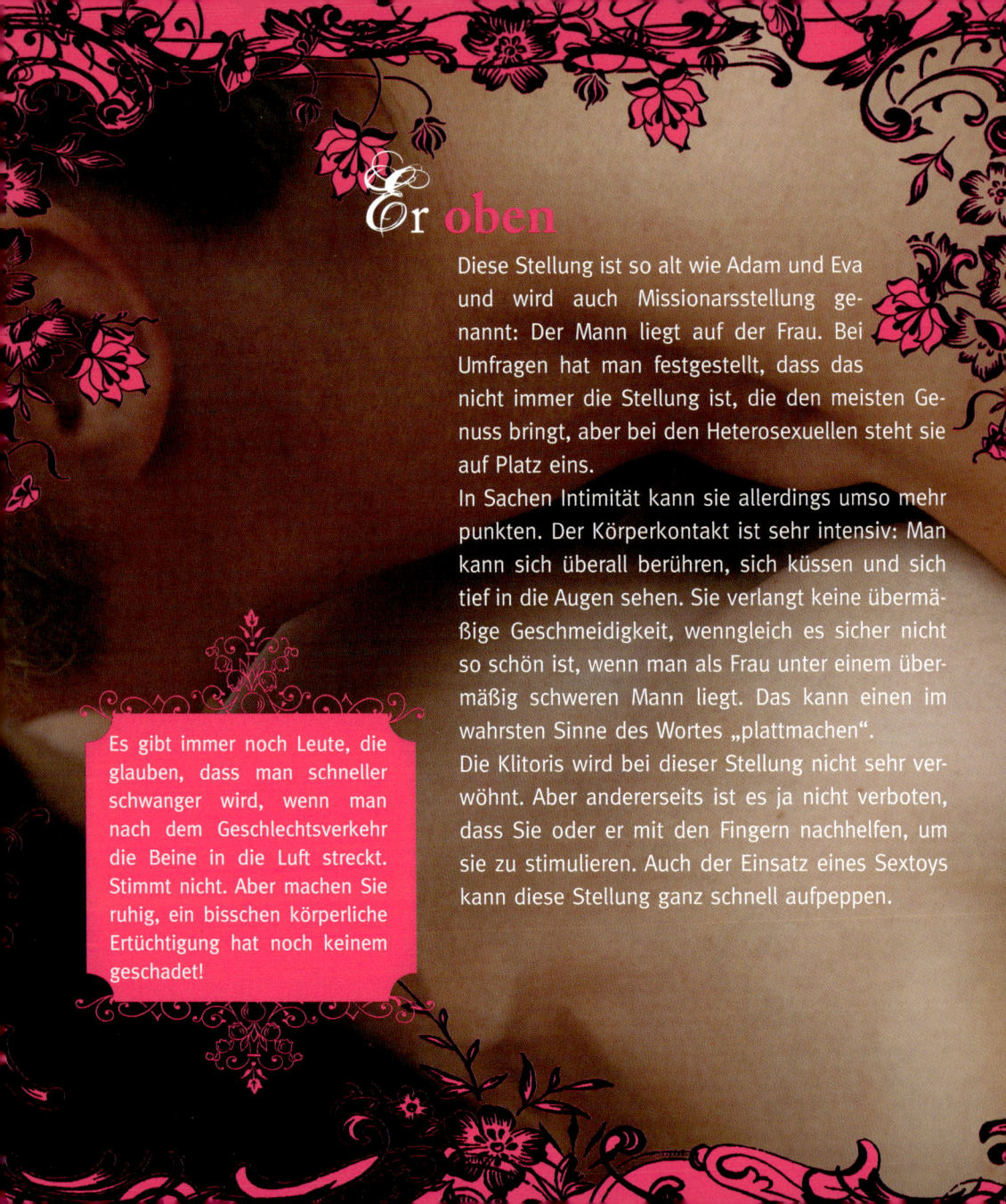

Er oben

Diese Stellung ist so alt wie Adam und Eva und wird auch Missionarsstellung genannt: Der Mann liegt auf der Frau. Bei Umfragen hat man festgestellt, dass das nicht immer die Stellung ist, die den meisten Genuss bringt, aber bei den Heterosexuellen steht sie auf Platz eins.

In Sachen Intimität kann sie allerdings umso mehr punkten. Der Körperkontakt ist sehr intensiv: Man kann sich überall berühren, sich küssen und sich tief in die Augen sehen. Sie verlangt keine übermäßige Geschmeidigkeit, wenngleich es sicher nicht so schön ist, wenn man als Frau unter einem übermäßig schweren Mann liegt. Das kann einen im wahrsten Sinne des Wortes „plattmachen".

Die Klitoris wird bei dieser Stellung nicht sehr verwöhnt. Aber andererseits ist es ja nicht verboten, dass Sie oder er mit den Fingern nachhelfen, um sie zu stimulieren. Auch der Einsatz eines Sextoys kann diese Stellung ganz schnell aufpeppen.

Es gibt immer noch Leute, die glauben, dass man schneller schwanger wird, wenn man nach dem Geschlechtsverkehr die Beine in die Luft streckt. Stimmt nicht. Aber machen Sie ruhig, ein bisschen körperliche Ertüchtigung hat noch keinem geschadet!

3 x anders

Falls Sie höher hinauswollen

Er rutscht etwas weiter nach oben und reibt dadurch mit der Oberseite des Penis über Ihre Klitoris. Sie schlingen die Beine um ihn und drücken ihm die Füße gegen die Waden. Auf diese Art können Sie sich besser gegen ihn drücken, das intensiviert auch den Druck auf die Klitoris.

Den G-Punkt im Visier

Um auch Ihren G-Punkt zu stimulieren und vaginal zu kommen, können Sie etwas mehr Abwechslung in die Missionarsstellung bringen. Wenn Sie Ihre Knie an die Brust ziehen und Ihrem Partner die Beine um die Lenden legen, verändern Sie die Lage Ihrer Vagina, sodass er Sie tiefer und anders penetrieren kann. Auf diese Art können Sie auch den mythischen G-Punkt stimulieren. Wenn Sie sehr gelenkig sind, können Sie ihm die Beine auf die Schultern legen. Dann kann er richtig tief in Sie eindringen, aber für manche Frauen ist das dann doch zu schmerzhaft oder ermüdend.

Klitorismission erfüllt

Wenn er gern oben liegt und Sie sich mehr Aufmerksamkeit für Ihre Klitoris wünschen, ist diese Stellung ein guter Kompromiss. Er kniet zwischen Ihren Beinen und kann Sie mit den Händen vor- und zurückschieben. Er wird stärker erregt durch den freien Blick auf seinen Penis in Ihrer Vagina, Sie haben mehr Bewegungsfreiheit. Und Sie beide können die Klitoris von Hand stimulieren. Mit einem Kissen unter dem Hintern liegen Sie bequemer und Ihre Vagina verändert ihre Lage.

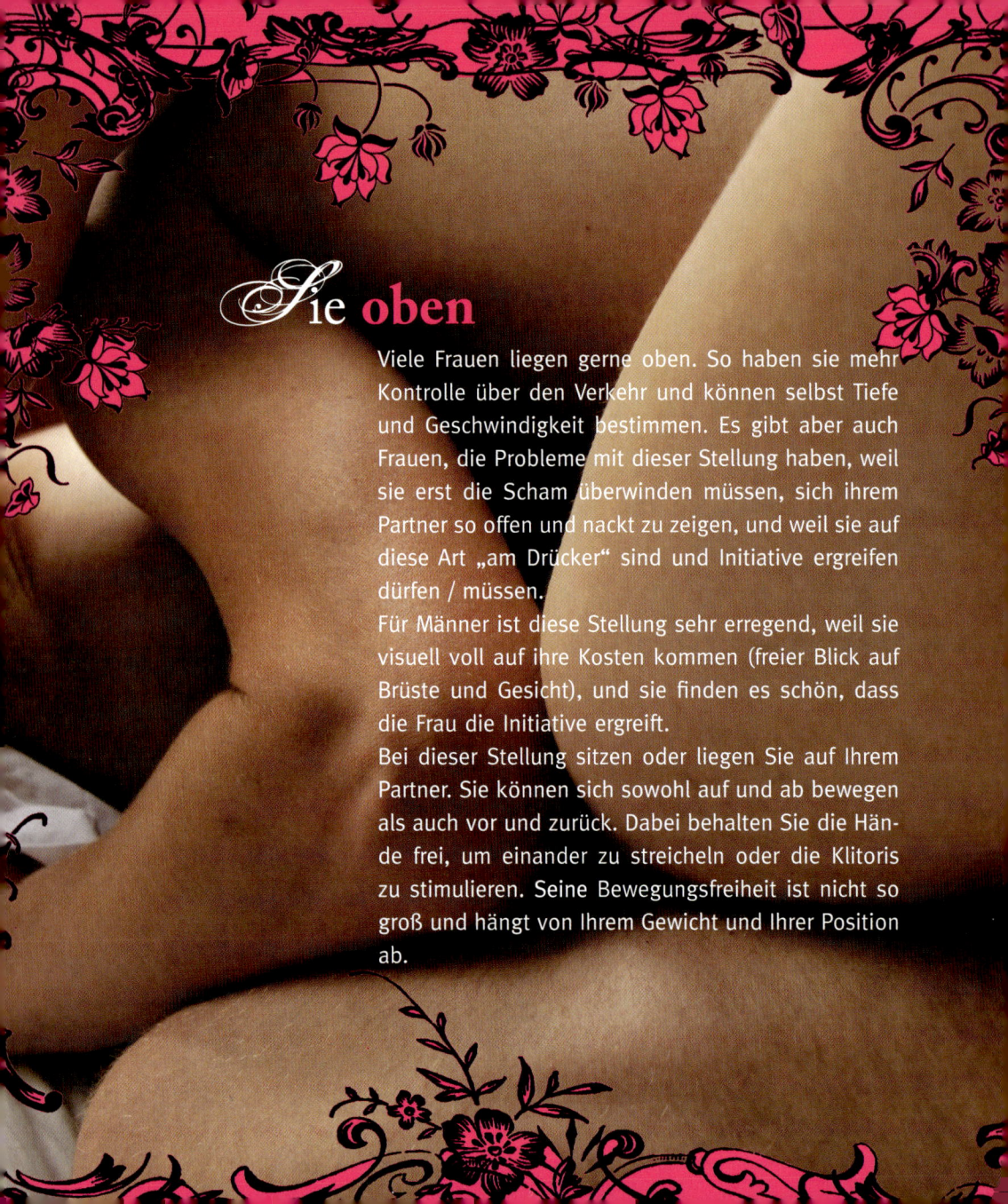

Sie oben

Viele Frauen liegen gerne oben. So haben sie mehr Kontrolle über den Verkehr und können selbst Tiefe und Geschwindigkeit bestimmen. Es gibt aber auch Frauen, die Probleme mit dieser Stellung haben, weil sie erst die Scham überwinden müssen, sich ihrem Partner so offen und nackt zu zeigen, und weil sie auf diese Art „am Drücker" sind und Initiative ergreifen dürfen / müssen.

Für Männer ist diese Stellung sehr erregend, weil sie visuell voll auf ihre Kosten kommen (freier Blick auf Brüste und Gesicht), und sie finden es schön, dass die Frau die Initiative ergreift.

Bei dieser Stellung sitzen oder liegen Sie auf Ihrem Partner. Sie können sich sowohl auf und ab bewegen als auch vor und zurück. Dabei behalten Sie die Hände frei, um einander zu streicheln oder die Klitoris zu stimulieren. Seine Bewegungsfreiheit ist nicht so groß und hängt von Ihrem Gewicht und Ihrer Position ab.

3 x anders

Frau Missionarin

Sie strecken sich auf Ihrem Partner aus. Je nachdem, wie Sie die Beine halten, wird die Penetration intensiver. Wenn Sie die Beine zusammendrücken oder ein Bein anziehen, fühlt es sich intensiver an, als wenn Sie die Beine über seine spreizen. Sie können einander überall streicheln und küssen. Der Körperkontakt ist maximal, aber Sie können sich nicht wirklich schnell oder heftig bewegen.

Weggucken erlaubt

Wenn Sie ihm den Rücken zudrehen und sich zu seinen Füßen vorbeugen, wird Ihr G-Punkt stimuliert. Manche Männer finden diesen Winkel am Penis aber eher unangenehm.
Sie können diese Stellung abwandeln, indem Sie sich mit dem Rücken zu ihm auf ihn hocken und dann etwas zurücklehnen. Das verlangt jedoch ein wenig Gelenkigkeit, ausdauernde Beinmuskeln und nicht allzu empfindliche Knie.

Auge in Auge

Sie knien sich über ihn, während er aufrecht sitzt und sich dabei mit den Händen abstützt. Auf diese Art können Sie einander überall streicheln, er kann Ihr Gesäß und auch Ihren Anus stimulieren und Ihre Brüste lecken. Eine sehr intime Stellung, die allerdings nicht unbedingt einen Orgasmus garantiert. Sie können sie variieren, indem Sie sich mehr zurücklehnen, wodurch Sie die Tiefe der Penetration verändern und er einen Blick auf seinen Penis in Ihrer Vagina bekommt. Die reinste Wonne für seine Augen!

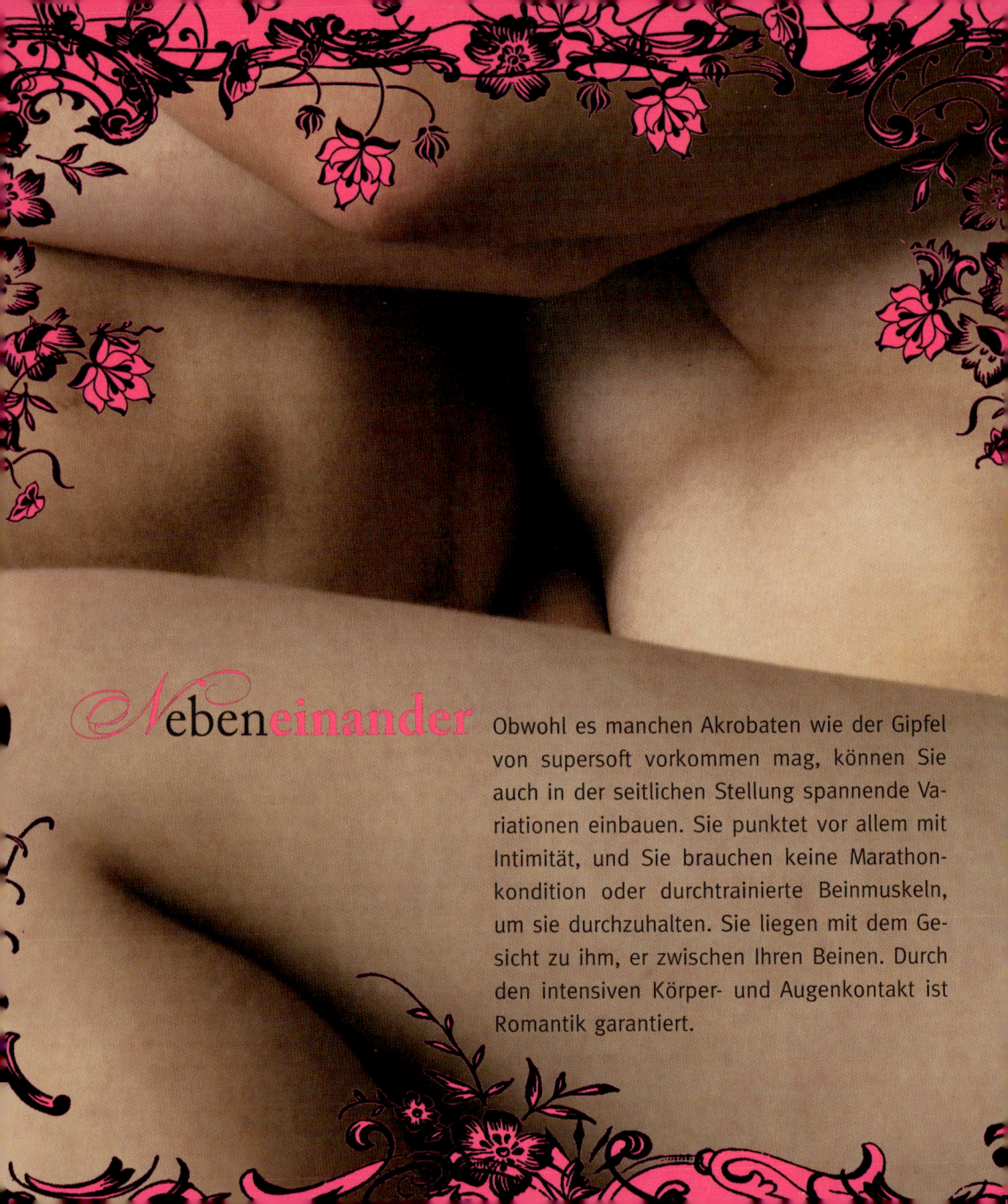

Neben*einander*

Obwohl es manchen Akrobaten wie der Gipfel von supersoft vorkommen mag, können Sie auch in der seitlichen Stellung spannende Variationen einbauen. Sie punktet vor allem mit Intimität, und Sie brauchen keine Marathonkondition oder durchtrainierte Beinmuskeln, um sie durchzuhalten. Sie liegen mit dem Gesicht zu ihm, er zwischen Ihren Beinen. Durch den intensiven Körper- und Augenkontakt ist Romantik garantiert.

3 x anders

Löffelchen

Er liegt hinter Ihnen und penetriert Sie so. Diese Stellung gibt ihm viel mehr Bewegungsfreiheit. Er kann tiefer eindringen und Sie können sich weiter vorbeugen oder sich halb zu ihm umdrehen. Auf diese Art kann er Sie gleichzeitig küssen und Ihre Klitoris und Brüste streicheln. Nach dem Geschlechtsverkehr kann er problemlos in Ihnen bleiben, ohne dass er Ihnen zu schwer wird. Viele Paare schlafen auch so ein.

Verschlungene Beine

Sie liegen auf der Seite und wenden einander das Gesicht zu. Sie legen Ihr unteres Bein zwischen seine und das obere auf seine Hüfte. Dann können Sie sich auf den Rücken fallen lassen, wenn Sie wollen. Der Druck, den sein Oberschenkel auf Ihre Vagina ausübt, kann besonders anregend wirken, und Sie können sich gut an seinem Bein reiben, um den Genuss noch zu erhöhen.

T-Kreuzung

Sie liegen auf dem Rücken und ziehen die Beine an. Er legt sich quer vor Ihre Vagina, sodass Sie beide ein T bilden, und penetriert Sie so. Sie können ihm ein Bein über die Schulter legen und selbst die Klitoris stimulieren. Natürlich kann auch er dort Hand anlegen.

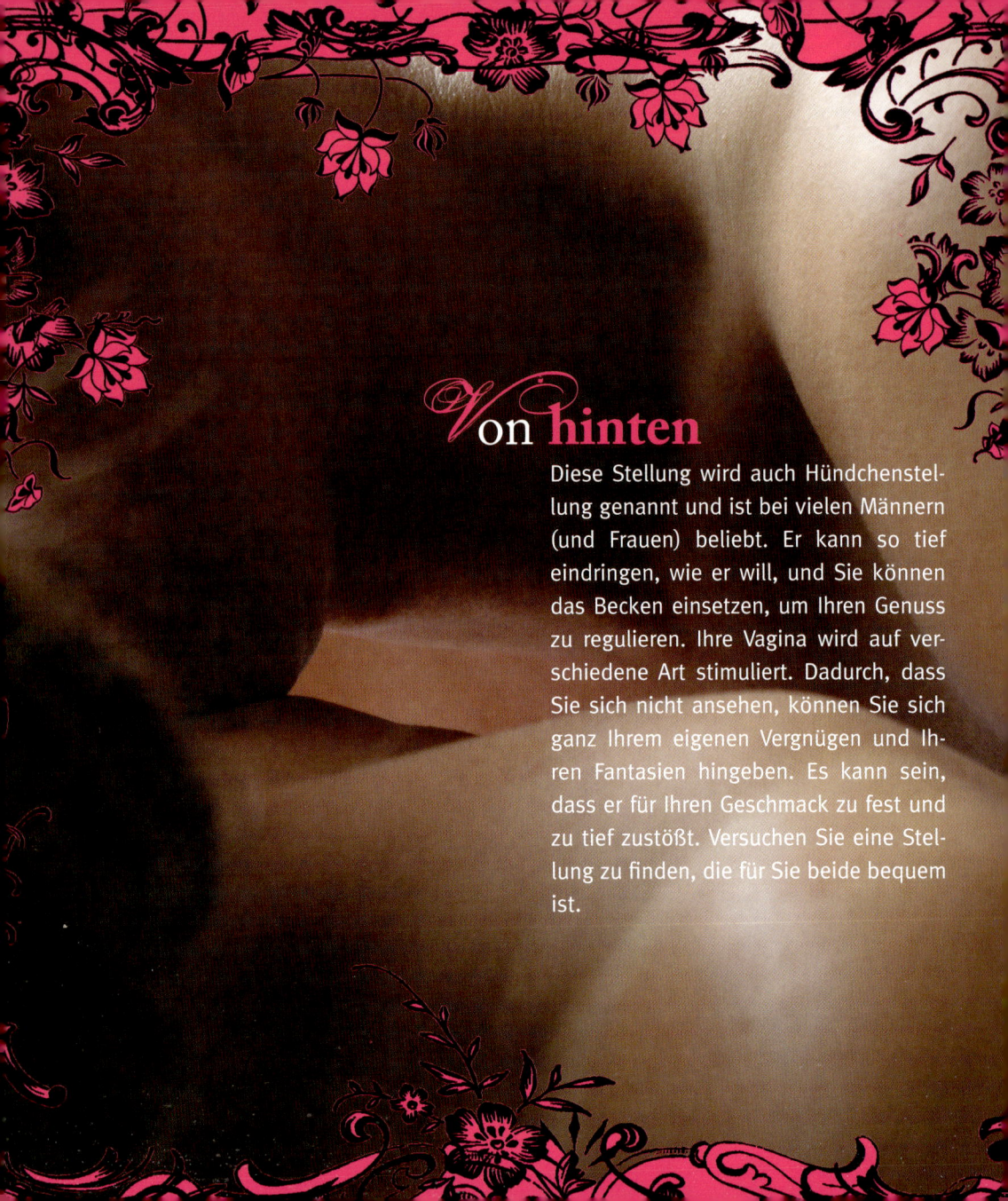

Von hinten

Diese Stellung wird auch Hündchenstellung genannt und ist bei vielen Männern (und Frauen) beliebt. Er kann so tief eindringen, wie er will, und Sie können das Becken einsetzen, um Ihren Genuss zu regulieren. Ihre Vagina wird auf verschiedene Art stimuliert. Dadurch, dass Sie sich nicht ansehen, können Sie sich ganz Ihrem eigenen Vergnügen und Ihren Fantasien hingeben. Es kann sein, dass er für Ihren Geschmack zu fest und zu tief zustößt. Versuchen Sie eine Stellung zu finden, die für Sie beide bequem ist.

3 x anders

Prima Quickie

Sie knien sich mit dem Rücken zu ihm aufs Bett oder stützen sich gebückt an der Wand ab. Er bleibt stehen und kann Sie auf diese Art richtig tief penetrieren, während er den Blick auf Ihre bewegten Hinterbacken genießt. Beliebte Quickiestellung und Extrastimulation für die Rückwand Ihrer Vagina.

Sandwich

Sie legen sich auf den Bauch, er kniet sich von hinten über Sie. Je tiefer er sich vorbeugt, umso intimer wird es, denn dann kann er Ihnen Hals und Rücken küssen. Dadurch, dass Sie flach auf dem Bauch liegen und die Beine gegeneinander drücken, werden Klitoris und Schamlippen indirekt gereizt. Manchmal ist es noch intensiver, wenn Sie sich ein Kissen unter die Hüften legen.

Auf dem Schoß

Er sitzt aufrecht, Sie sitzen in der Hocke mit dem Rücken zu ihm auf seinem Penis. Dann bewegen Sie sich auf und ab oder spannen und entspannen die Beckenbodenmuskeln. Tiefe Penetration ist garantiert, aber Sie müssen es sagen, wenn es für Sie allzu spannend wird.

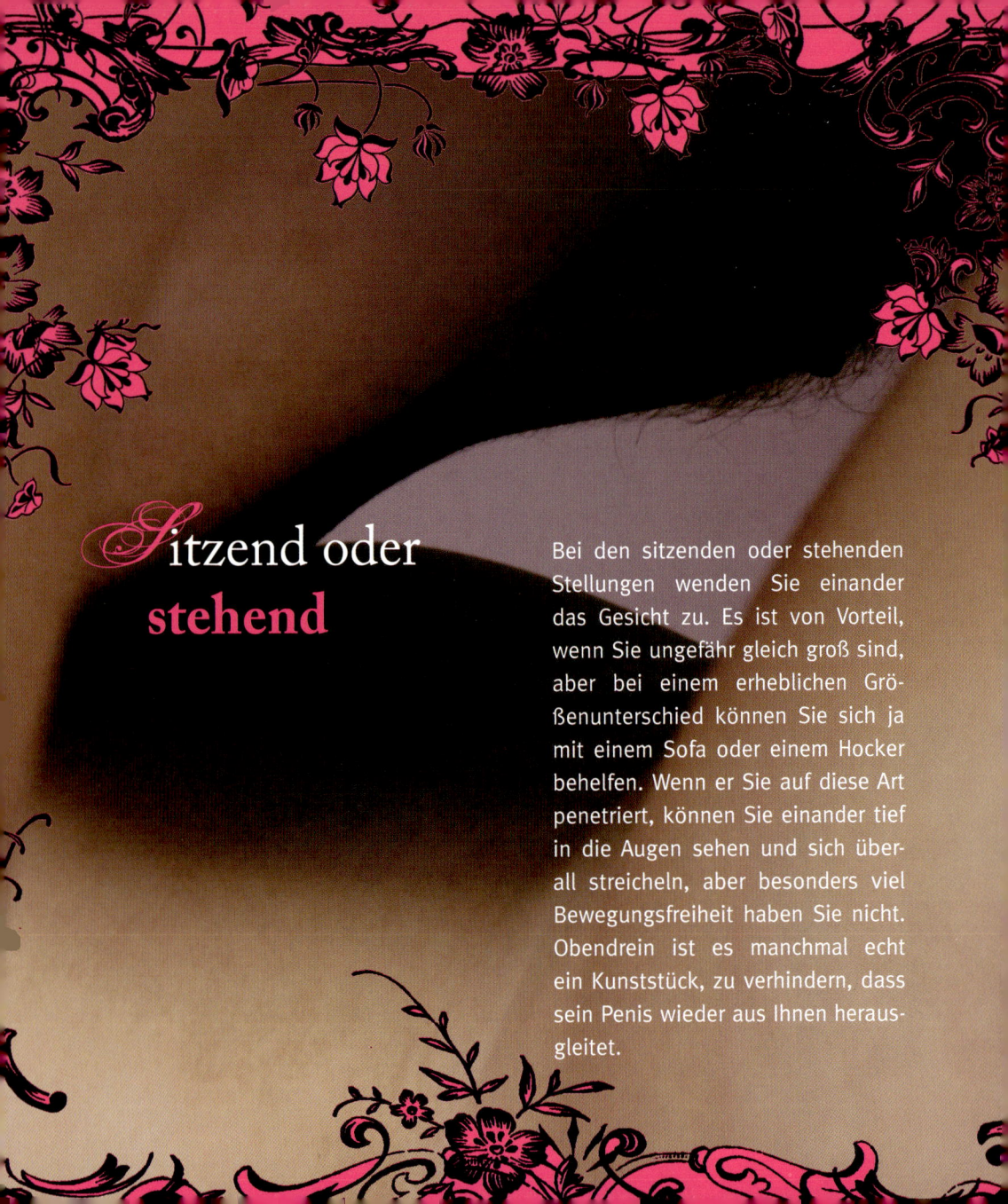

Sitzend oder stehend

Bei den sitzenden oder stehenden Stellungen wenden Sie einander das Gesicht zu. Es ist von Vorteil, wenn Sie ungefähr gleich groß sind, aber bei einem erheblichen Größenunterschied können Sie sich ja mit einem Sofa oder einem Hocker behelfen. Wenn er Sie auf diese Art penetriert, können Sie einander tief in die Augen sehen und sich überall streicheln, aber besonders viel Bewegungsfreiheit haben Sie nicht. Obendrein ist es manchmal echt ein Kunststück, zu verhindern, dass sein Penis wieder aus Ihnen herausgleitet.

3 x anders

Tischlein-deck-dich

Eine der Lieblingsstellungen im Haushalt … Sie liegen auf dem Rücken auf dem Küchentisch (oder auf dem Bett), er penetriert Sie, während er zwischen Ihren Beinen steht. Wenn Sie mit dem Hintern auf dem Rand liegen, wird Ihre Klitoris wunderbar stimuliert. Wenn Sie gelenkig sind, können Sie die Beine bis hinter den Kopf hochziehen, sodass er richtig tief in Sie eindringen kann und wieder andere Stellen in Ihrer Vagina stimuliert werden.

Die Besteigung

Sie stehen ihm gegenüber und heben ein Bein, sodass er Sie penetrieren kann. Danach legen Sie ihm beide Beine um den Körper, während er Sie hochhebt. Sie halten sich an seinem Hals fest und verschränken die Beine hinter ihm, wobei Sie ihm die Oberschenkel gegen die Hüften drücken. Jetzt kann er richtig tief in Sie hineinstoßen und Sie haben viel Bewegungsfreiheit. Absolut romantisch, aber hier ist Muskelkraft und Gelenkigkeit gefragt. Wenn es zu ermüdend wird, kann er Sie an einer Wand abstützen.

Hockstellung

Er sitzt in der Hocke auf dem Boden, Sie setzen sich auf seine Oberschenkel und umarmen ihn. So kann er Sie auf seinen Penis schieben und Ihre Klitoris und Schamlippen werden unmittelbar gereizt. Ziemlich gut für Sie und Ihren Orgasmus, aber recht anstrengend für ihn, weil er starke Beinmuskulatur braucht, um die Stellung lange so zu halten.

69

Über keine andere Stellung werden so viele Witze gemacht wie über die berühmte 69. Die Noten gehen von null bis zehn, weil man sich gegenseitig ganz wunderbar oral stimulieren kann, aber nicht immer die Konzentration aufbringt, um auch selbst auf seine Kosten zu kommen. Die Stellung an sich ist ganz simpel: Sie liegen einander gegenüber, Ihr Kopf bei seinen Füßen und umgekehrt. Er kann Sie lecken und befingern, Sie können ihn auf verschiedenste Arten oral befriedigen. Meistens liegt die Frau oben, weil sie leichter ist und so auch bestimmen kann, wie weit sie den Penis in Ihren Mund lässt. Umgekehrt geht es natürlich auch. Man kann es sowohl halb kniend tun, als auch komplett ausgestreckt aufeinanderliegend. Oder Sie können sich gleich nebeneinander statt aufeinander legen.

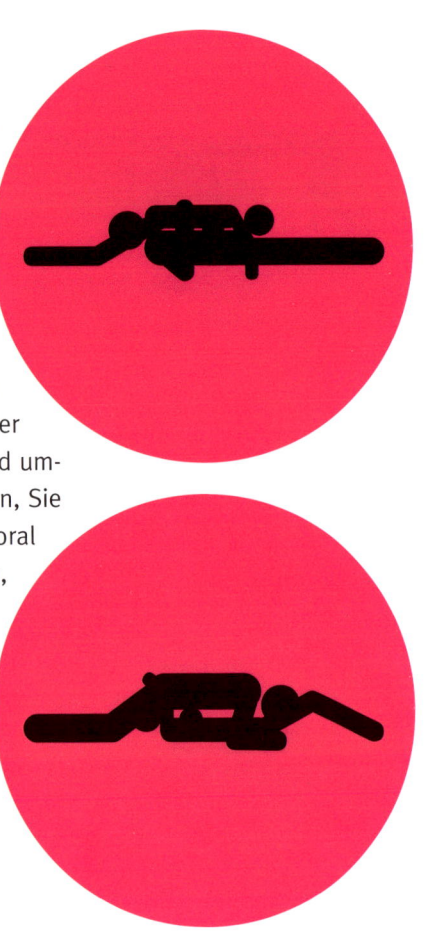

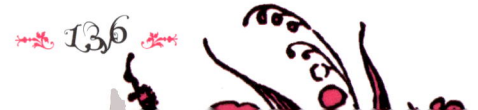

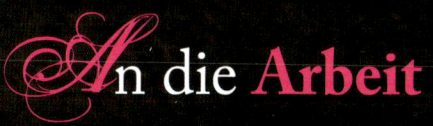

An die **Arbeit**

Haben Sie Lust, eine dieser Stellungen einmal auszuprobieren? Geben Sie nicht gleich auf, wenn es nicht sofort gelingt. Eine gewisse Portion Humor ist im Bett unerlässlich, und bei den gemeinsamen erotischen Entdeckungsreisen mit dem Partner zu lachen, kann wunderbar anregend sein. Sie können sich natürlich selbst Variationen dieser Stellungen ausdenken, und wenn Sie bloß die Beine anziehen oder strecken oder sich nach hinten lehnen. Wichtig ist, dass es beiden gefällt und Sie Ihre Fantasie gebrauchen. Ob Sie ein langweiliges Sexleben haben oder nicht, hängt übrigens nicht davon ab, wie viele Stellungsvarianten Sie durchspielen. Vielleicht haben Sie einfach schon Ihre Lieblingsstellung gefunden!

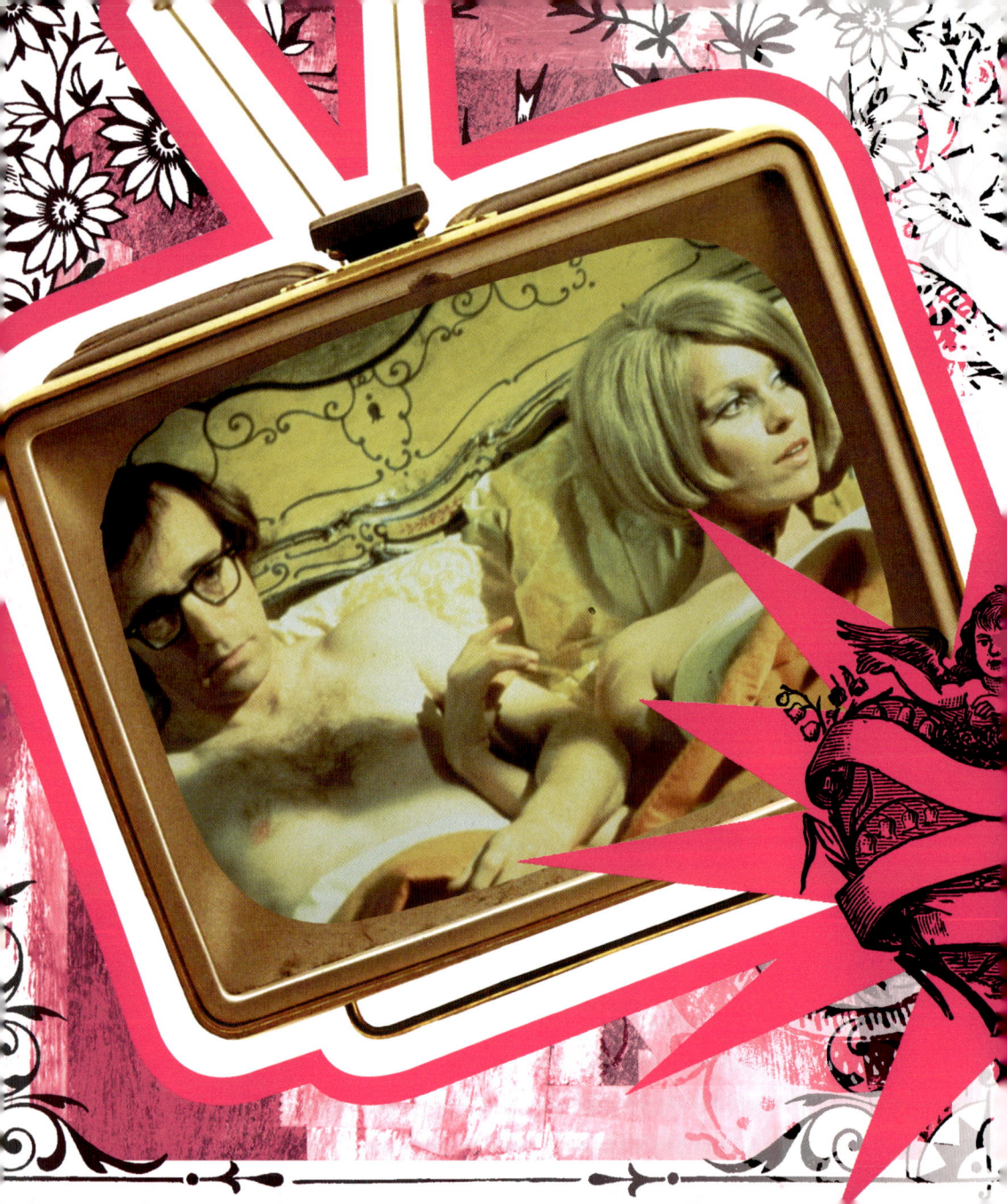

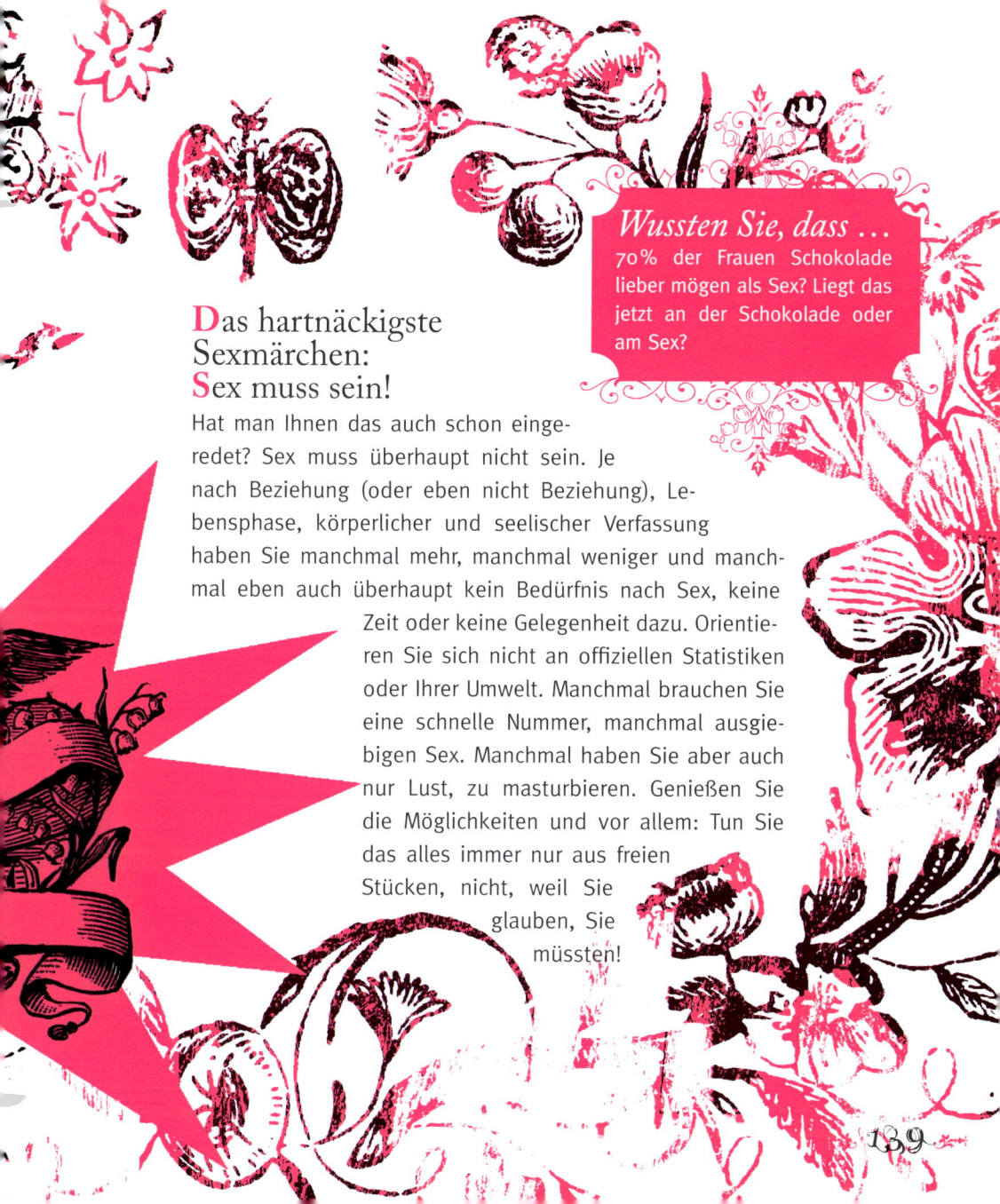

Das hartnäckigste Sexmärchen: Sex muss sein!

Hat man Ihnen das auch schon eingeredet? Sex muss überhaupt nicht sein. Je nach Beziehung (oder eben nicht Beziehung), Lebensphase, körperlicher und seelischer Verfassung haben Sie manchmal mehr, manchmal weniger und manchmal eben auch überhaupt kein Bedürfnis nach Sex, keine Zeit oder keine Gelegenheit dazu. Orientieren Sie sich nicht an offiziellen Statistiken oder Ihrer Umwelt. Manchmal brauchen Sie eine schnelle Nummer, manchmal ausgiebigen Sex. Manchmal haben Sie aber auch nur Lust, zu masturbieren. Genießen Sie die Möglichkeiten und vor allem: Tun Sie das alles immer nur aus freien Stücken, nicht, weil Sie glauben, Sie müssten!

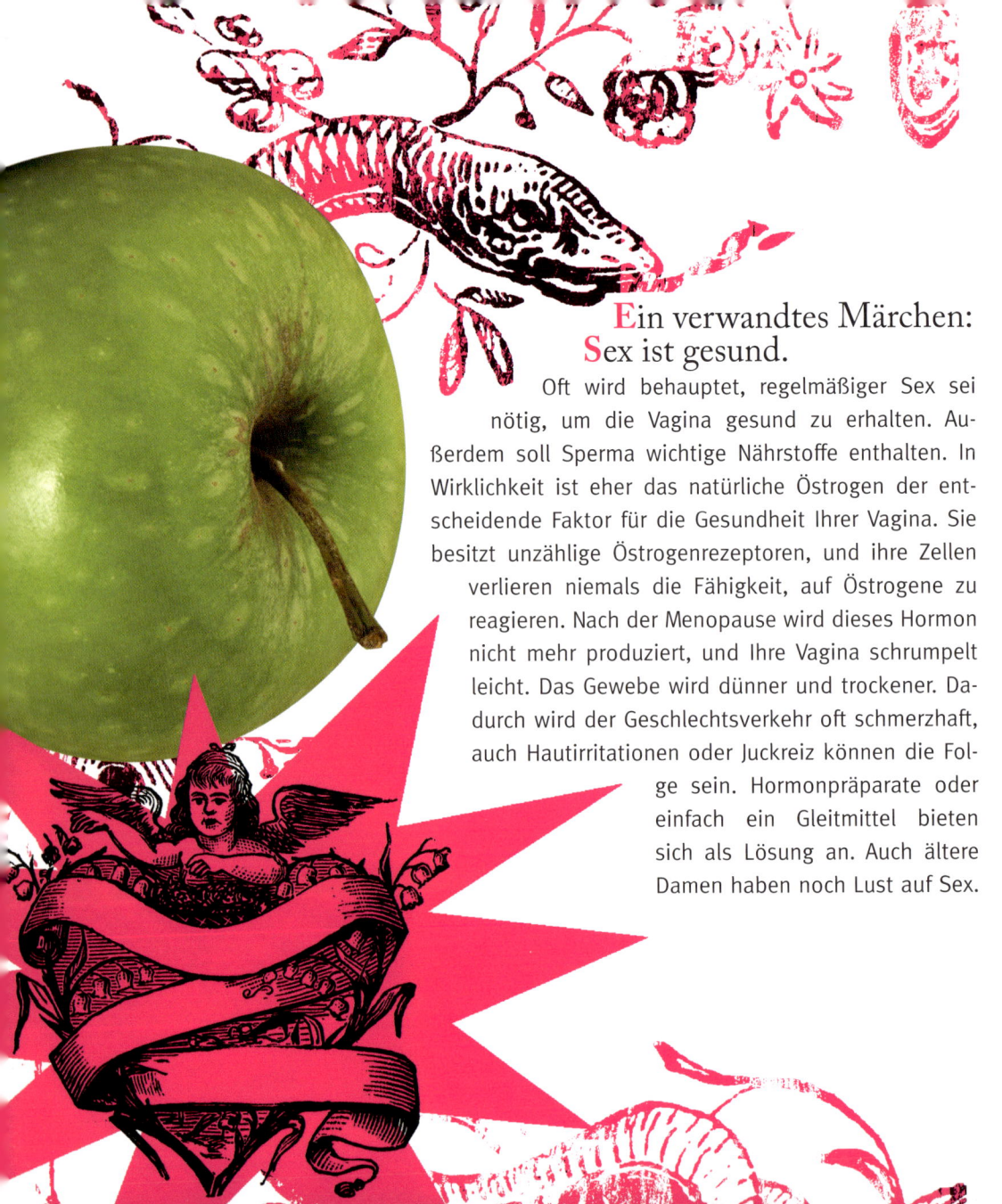

Ein verwandtes Märchen: Sex ist gesund.

Oft wird behauptet, regelmäßiger Sex sei nötig, um die Vagina gesund zu erhalten. Außerdem soll Sperma wichtige Nährstoffe enthalten. In Wirklichkeit ist eher das natürliche Östrogen der entscheidende Faktor für die Gesundheit Ihrer Vagina. Sie besitzt unzählige Östrogenrezeptoren, und ihre Zellen verlieren niemals die Fähigkeit, auf Östrogene zu reagieren. Nach der Menopause wird dieses Hormon nicht mehr produziert, und Ihre Vagina schrumpelt leicht. Das Gewebe wird dünner und trockener. Dadurch wird der Geschlechtsverkehr oft schmerzhaft, auch Hautirritationen oder Juckreiz können die Folge sein. Hormonpräparate oder einfach ein Gleitmittel bieten sich als Lösung an. Auch ältere Damen haben noch Lust auf Sex.

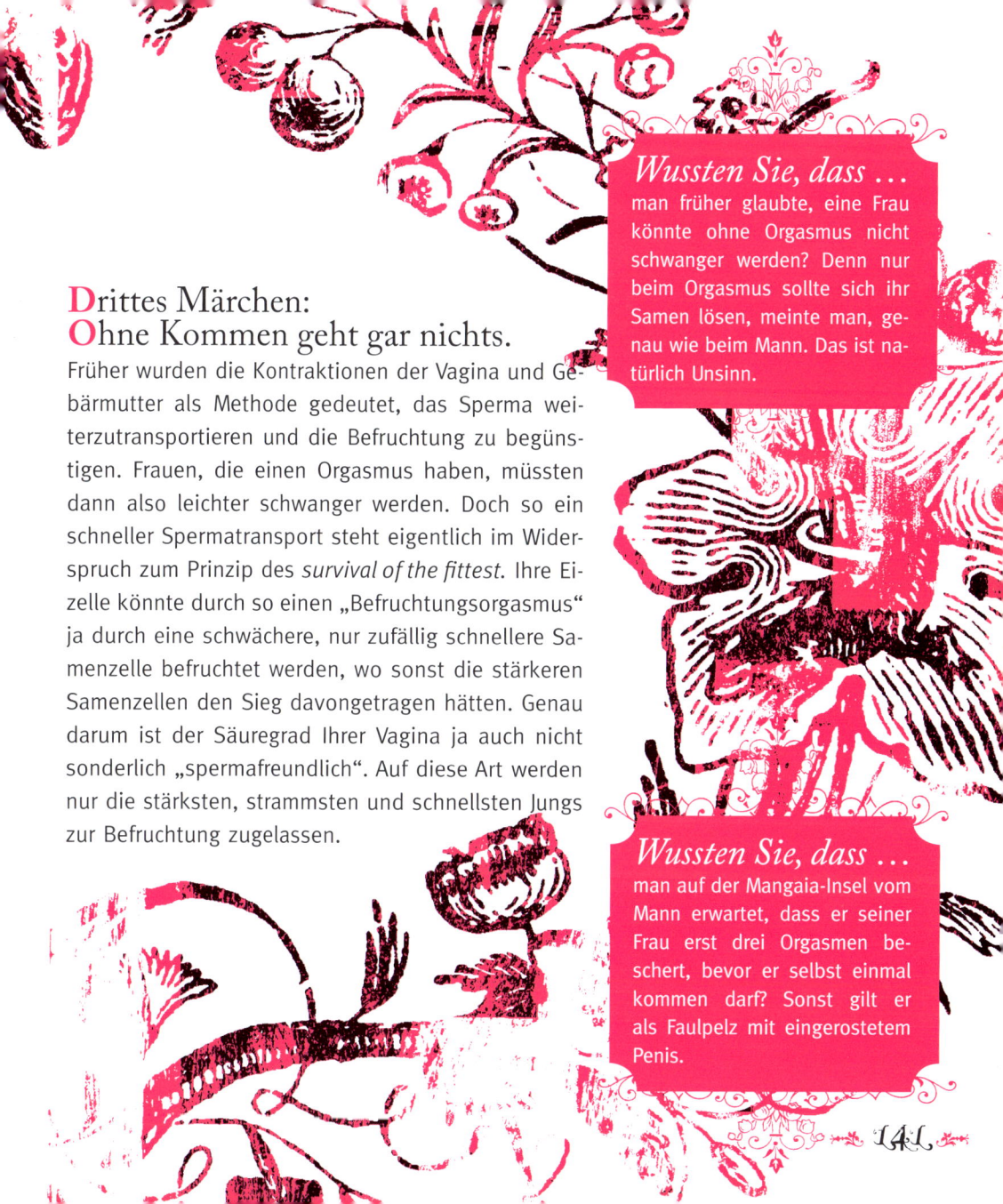

Drittes Märchen:
Ohne Kommen geht gar nichts.

Früher wurden die Kontraktionen der Vagina und Gebärmutter als Methode gedeutet, das Sperma weiterzutransportieren und die Befruchtung zu begünstigen. Frauen, die einen Orgasmus haben, müssten dann also leichter schwanger werden. Doch so ein schneller Spermatransport steht eigentlich im Widerspruch zum Prinzip des *survival of the fittest*. Ihre Eizelle könnte durch so einen „Befruchtungsorgasmus" ja durch eine schwächere, nur zufällig schnellere Samenzelle befruchtet werden, wo sonst die stärkeren Samenzellen den Sieg davongetragen hätten. Genau darum ist der Säuregrad Ihrer Vagina ja auch nicht sonderlich „spermafreundlich". Auf diese Art werden nur die stärksten, strammsten und schnellsten Jungs zur Befruchtung zugelassen.

Wussten Sie, dass …
man früher glaubte, eine Frau könnte ohne Orgasmus nicht schwanger werden? Denn nur beim Orgasmus sollte sich ihr Samen lösen, meinte man, genau wie beim Mann. Das ist natürlich Unsinn.

Wussten Sie, dass …
man auf der Mangaia-Insel vom Mann erwartet, dass er seiner Frau erst drei Orgasmen beschert, bevor er selbst einmal kommen darf? Sonst gilt er als Faulpelz mit eingerostetem Penis.

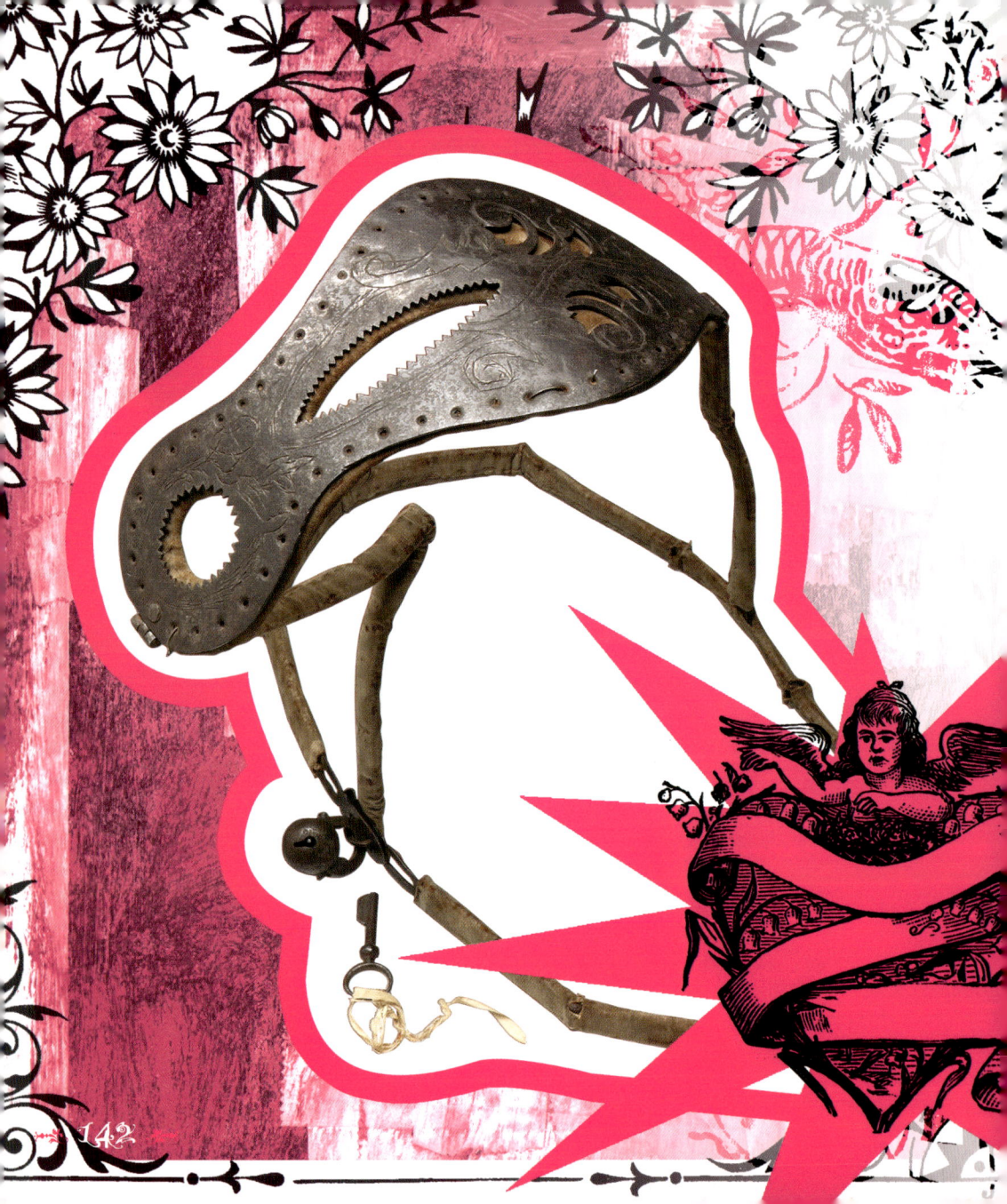

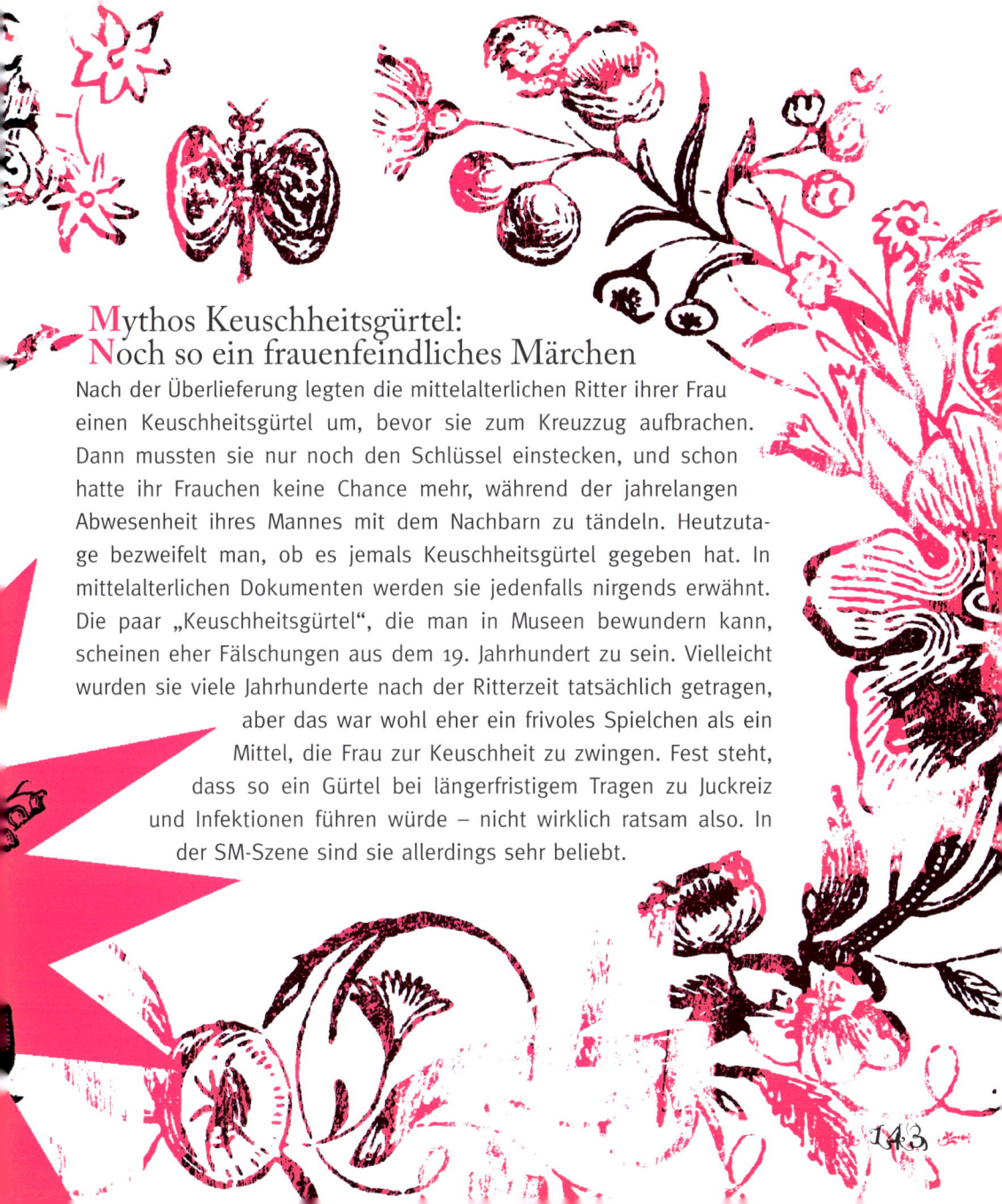

Mythos Keuschheitsgürtel:
Noch so ein frauenfeindliches Märchen

Nach der Überlieferung legten die mittelalterlichen Ritter ihrer Frau einen Keuschheitsgürtel um, bevor sie zum Kreuzzug aufbrachen. Dann mussten sie nur noch den Schlüssel einstecken, und schon hatte ihr Frauchen keine Chance mehr, während der jahrelangen Abwesenheit ihres Mannes mit dem Nachbarn zu tändeln. Heutzutage bezweifelt man, ob es jemals Keuschheitsgürtel gegeben hat. In mittelalterlichen Dokumenten werden sie jedenfalls nirgends erwähnt. Die paar „Keuschheitsgürtel", die man in Museen bewundern kann, scheinen eher Fälschungen aus dem 19. Jahrhundert zu sein. Vielleicht wurden sie viele Jahrhunderte nach der Ritterzeit tatsächlich getragen, aber das war wohl eher ein frivoles Spielchen als ein Mittel, die Frau zur Keuschheit zu zwingen. Fest steht, dass so ein Gürtel bei längerfristigem Tragen zu Juckreiz und Infektionen führen würde – nicht wirklich ratsam also. In der SM-Szene sind sie allerdings sehr beliebt.

143

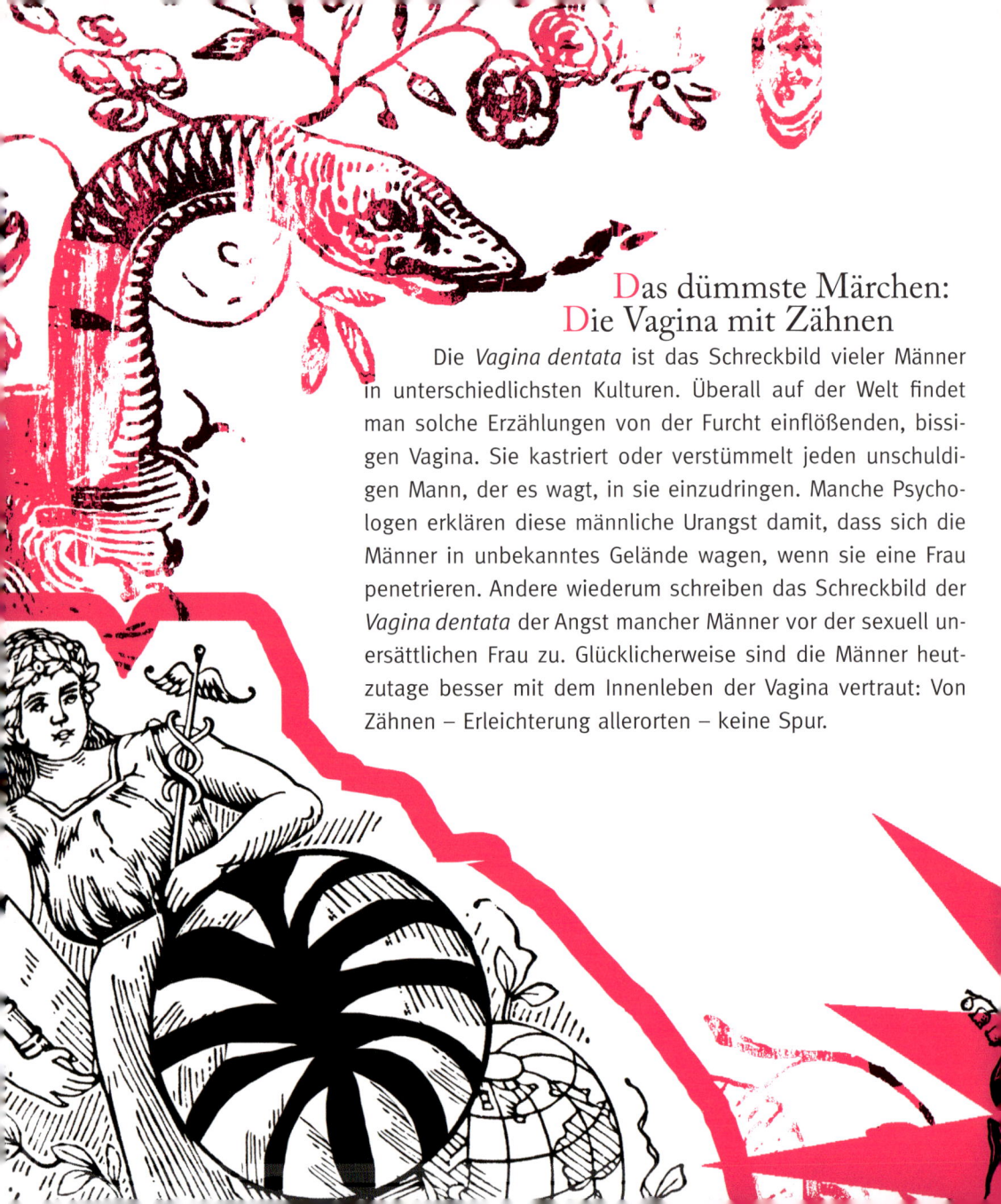

Das dümmste Märchen: Die Vagina mit Zähnen

Die *Vagina dentata* ist das Schreckbild vieler Männer in unterschiedlichsten Kulturen. Überall auf der Welt findet man solche Erzählungen von der Furcht einflößenden, bissigen Vagina. Sie kastriert oder verstümmelt jeden unschuldigen Mann, der es wagt, in sie einzudringen. Manche Psychologen erklären diese männliche Urangst damit, dass sich die Männer in unbekanntes Gelände wagen, wenn sie eine Frau penetrieren. Andere wiederum schreiben das Schreckbild der *Vagina dentata* der Angst mancher Männer vor der sexuell unersättlichen Frau zu. Glücklicherweise sind die Männer heutzutage besser mit dem Innenleben der Vagina vertraut: Von Zähnen – Erleichterung allerorten – keine Spur.

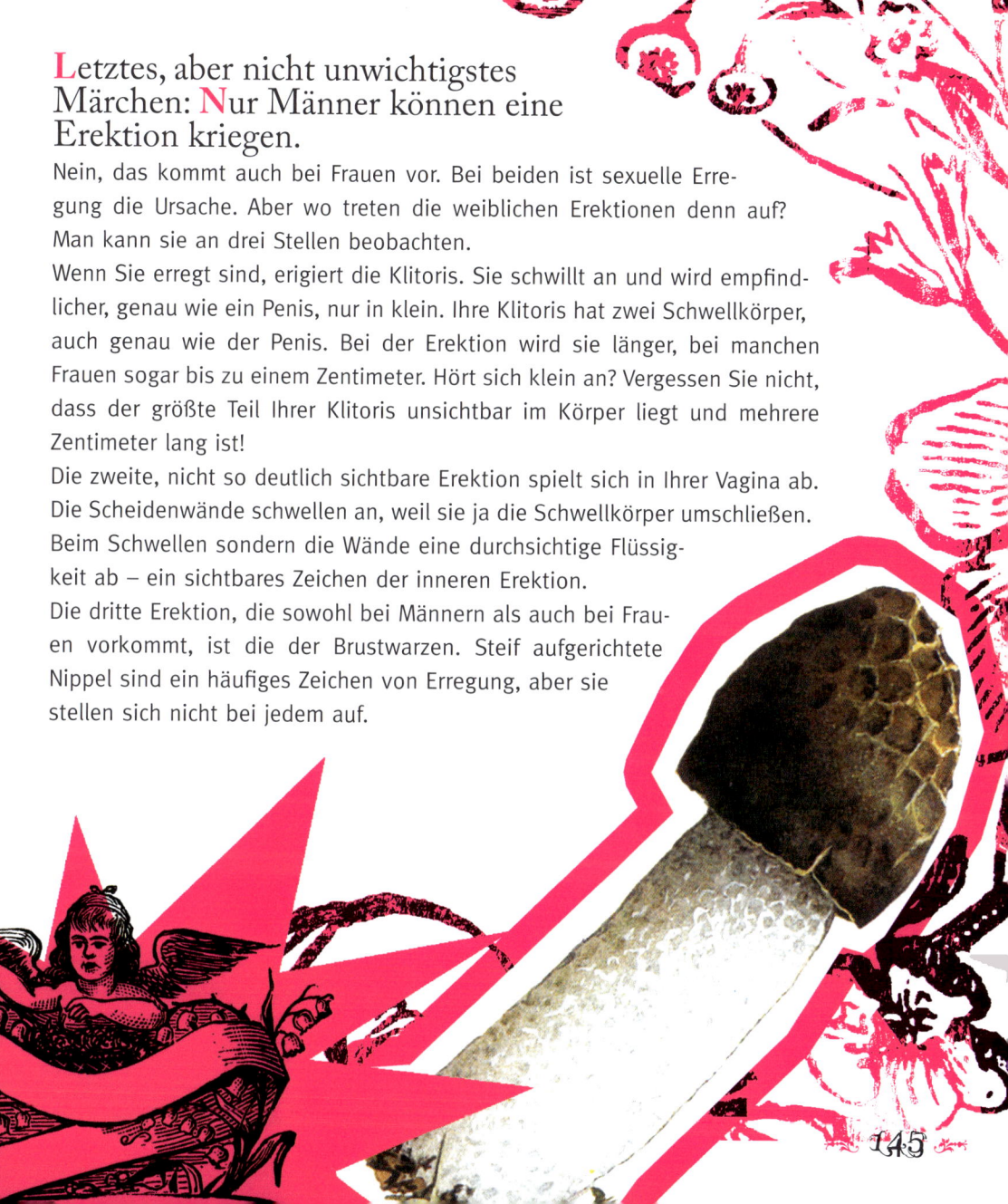

Letztes, aber nicht unwichtigstes Märchen: Nur Männer können eine Erektion kriegen.

Nein, das kommt auch bei Frauen vor. Bei beiden ist sexuelle Erregung die Ursache. Aber wo treten die weiblichen Erektionen denn auf? Man kann sie an drei Stellen beobachten.

Wenn Sie erregt sind, erigiert die Klitoris. Sie schwillt an und wird empfindlicher, genau wie ein Penis, nur in klein. Ihre Klitoris hat zwei Schwellkörper, auch genau wie der Penis. Bei der Erektion wird sie länger, bei manchen Frauen sogar bis zu einem Zentimeter. Hört sich klein an? Vergessen Sie nicht, dass der größte Teil Ihrer Klitoris unsichtbar im Körper liegt und mehrere Zentimeter lang ist!

Die zweite, nicht so deutlich sichtbare Erektion spielt sich in Ihrer Vagina ab. Die Scheidenwände schwellen an, weil sie ja die Schwellkörper umschließen. Beim Schwellen sondern die Wände eine durchsichtige Flüssigkeit ab – ein sichtbares Zeichen der inneren Erektion.

Die dritte Erektion, die sowohl bei Männern als auch bei Frauen vorkommt, ist die der Brustwarzen. Steif aufgerichtete Nippel sind ein häufiges Zeichen von Erregung, aber sie stellen sich nicht bei jedem auf.

Orgasmuskiller oder: „Schatz, heut Abend wird das nichts"

⚡ Stress dämpft (auf jeden Fall bei Frauen) den Spaß am Sex.

⚡ Sie hatten kein / zu wenig Vorspiel.

⚡ Sie fühlen sich in Ihrem Körper nicht wohl oder wissen nicht, was Sie beim Sex sagen oder tun (müssen).

⚡ Sie kennen Ihren Partner noch nicht.

⚡ Sie haben Probleme mit Ihrer Beziehung / Ihren Gefühlen / Ihrem Sexualleben und können / trauen sich nicht, darüber zu sprechen.

⚡ Sie haben zu viel getrunken, Drogen konsumiert oder nehmen bestimmte Medikamente.

⚡ Sie machen es seit Jahren immer in derselben Stellung. Gähn!

⚡ Ihr Partner kommt zu früh und Sie wollen / trauen sich nicht, zu verlangen, dass er sich die Zeit nimmt, bis auch Sie kommen.

Rumgestöpsel

Die klassische Fickbewegung „rein-raus" scheint vor allem in Pornofilmen ja eine ganz erfolgreiche Technik zu sein! Oh Gott! Diese Stöpselei – wie ich sie ganz respektlos nenne – ist für die meisten Frauen alles andere als eine Orgasmusgarantie. Wenn Frauen bei der Penetration kommen (und das ist die absolute Minderheit!), geschieht das eher durch kreisförmige Bewegungen, die nicht so sehr auf Tiefe angelegt sind, sondern auch für äußere Stimulation sorgen (im ganzen Schambereich, an der Innenseite der Oberschenkel ...).

Wussten Sie, dass ...

Marilyn Monroe, das meistgefeierte Sexsymbol des 20. Jahrhunderts, einmal einer Freundin anvertraute, sie habe trotz dreier Ehemänner und einer Schar von Liebhabern noch nie einen Orgasmus gehabt?

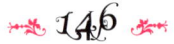

Die Vorspeise als Hauptgericht

Vorspieltechniken wie lecken, reiben, rubbeln usw. bringen eine Frau viel effizienter zum Orgasmus als „echter" Sex. Betrachten Sie sie also als vollwertigen Sex und hören Sie nicht zu früh auf. Ausschließlich durch die Penetration kommt nur eine von drei Frauen zum Orgasmus.

Ihr Orgasmus, seine Ehre

Männer finden es viel wichtiger, dass die Frau kommt, als die Frauen selbst. Ihr Orgasmus ist seine Auszeichnung für herausragende sexuelle Leistung. Um sein Ego nicht zu kränken oder als (aufmunterndes?) Schulterklopfen wird dann gern mal so getan, als ob. Manchmal bedeutet so ein gespielter Orgasmus einfach ein „Danke schön, es hat mir auch gefallen". Aber so lernen es die Männer natürlich nie!

Orgasmen und glückliches Sexleben

Trotz unserer Faszination für Orgasmen und der gängigen Meinung, dass sie für ein glückliches Sexleben unerlässlich sind, deuten Studien darauf hin, dass zwischen einem befriedigenden Sexleben und dem garantierten Orgasmus bei jedem Verkehr kein besonders großer Zusammenhang besteht. Offensichtlich bedeutet ein gutes Sexleben mehr als nur Kommen. Und nicht alle, die jedes Mal einen Orgasmus haben, behaupten von sich, ein herrliches Sexleben zu haben.

Kneif zu!

Ein Orgasmus fällt einem nicht einfach in den Schoß – dafür muss man schon was tun! Bei einem Orgasmus ziehen sich alle Muskeln rund um die Vagina rhythmisch zusammen. Neben der Stimulation der Klitoris und dem Streicheln des Schambereichs spielen also auch diese Muskeln eine wichtige Rolle beim Kommen. Spannen und entspannen Sie sie einmal abwechselnd, „kneifen" Sie mit den Beckenbodenmuskeln quasi in den Penis oder einen eingeführten Gegenstand. Das geht am leichtesten, wenn man auf dem Bauch liegt. Wissen Sie noch, wie Sie früher immer auf Ihrem Teddybär geritten sind …?

O là là oder Wie Sie **schneller** kommen

⚡ **Reden Sie!** Viele Frauen können keinen sexuellen Genuss empfinden, wenn sie emotional angespannt sind oder gerade noch mit ihrem Partner gestritten haben. Bauen Sie die Kommunikation in Ihr Alltagsleben ein, damit Sie nicht mehr böse oder gereizt sind, wenn Sie dann Sex haben wollen.

⚡ **Trinken Sie mäßig!** Alkohol macht einen vielleicht frecher und ungehemmter, aber er vermindert auch das Orgasmuspotenzial.

⚡ **Entspannen Sie sich!** Machen Sie Sport, Yoga, meditieren Sie oder suchen Sie sich irgendeine andere Methode, um Ihren Stress abzubauen.

⚡ **MASTURBIEREN SIE!** So entdecken Sie all die feinen Stellen, die Sie dann später Ihrem Partner zeigen können. Und vor allem lernen Sie auch, wie sich ein Orgasmus anfühlt und was Sie tun müssen, um ihn gerade eben noch zurückzuhalten.

⚡ **Fantasieren Sie!** Es ist völlig in Ordnung, sich beim Masturbieren oder beim Geschlechtsverkehr ganz seinen Fantasien hinzugeben.

⚡ **Lieben Sie sich selbst!** Wenn Sie Ihren Körper lieben, sind Sie im Bett viel freier und wissen auch besser, wie Sie am besten kommen.

⚡ **Talk dirty!** Sie können das natürlich auch lieb und zärtlich tun, aber erzählen Sie Ihrem Partner, was Sie gerne mögen. Er ist kein Hellseher und will gerne wissen, was Sie anmacht.

Lachen Sie! Humor im Bett sorgt für Entspannung und gesteigerte Intimität. Außerdem hilft er einem, die beklopptesten Stellungen zu überleben.

Konzentrieren Sie sich auf Ihre Vagina und was Sie dort fühlen. Versuchen Sie, sich nur mit Ihrem Körper zu beschäftigen und schalten Sie das Hirn einfach mal aus!

Wärmen Sie sich auf! Vorspiel bedeutet mehr als nur einen rostigen Motor in Gang bringen. Variieren und spielen Sie, gehen Sie auf Entdeckungsreise!

Experimentieren Sie! Abwechslung macht Appetit. Probieren Sie neue Stellungen und Techniken aus. Benutzen Sie ein Spielzeug oder tun Sie es mal im Heu oder auf dem Küchentisch.

Keine Schauspielerei! Vermeiden Sie es, einen kompletten Orgasmus vorzutäuschen. Auf die Dauer wird das irgendwann einfacher, als sich auf die Suche nach dem zu machen, was Sie wirklich erregt. Und es ist auch nicht schön für Ihren Partner, der die ganze Zeit denkt, dass er alles ganz prima macht.

Seien Sie ehrgeizig! Frauen geben sich viel zu schnell mit vorhersehbarem Sex oder einem Quickie zufrieden. Gönnen Sie sich Sex, der auch Ihre Bedürfnisse befriedigt.

Lesen Sie! Ein Ratgeber oder ein Buch, das Sie inspiriert, ist nie verkehrt.

Kuscheln und knutschen Sie! Sie kommen spontaner, wenn Sie nicht immer nur aufs Ziel losgehen, sondern auch Raum für Zärtlichkeit und Zuneigung lassen.

Bitten Sie um Hilfe! Wenn Sie (Sie, er oder beide) mit sexuellen Problemen zu kämpfen haben, ziehen Sie einen Gynäkologen oder Sexualtherapeuten zurate. Es gibt auch gute Selbsthilfebücher und -videos.

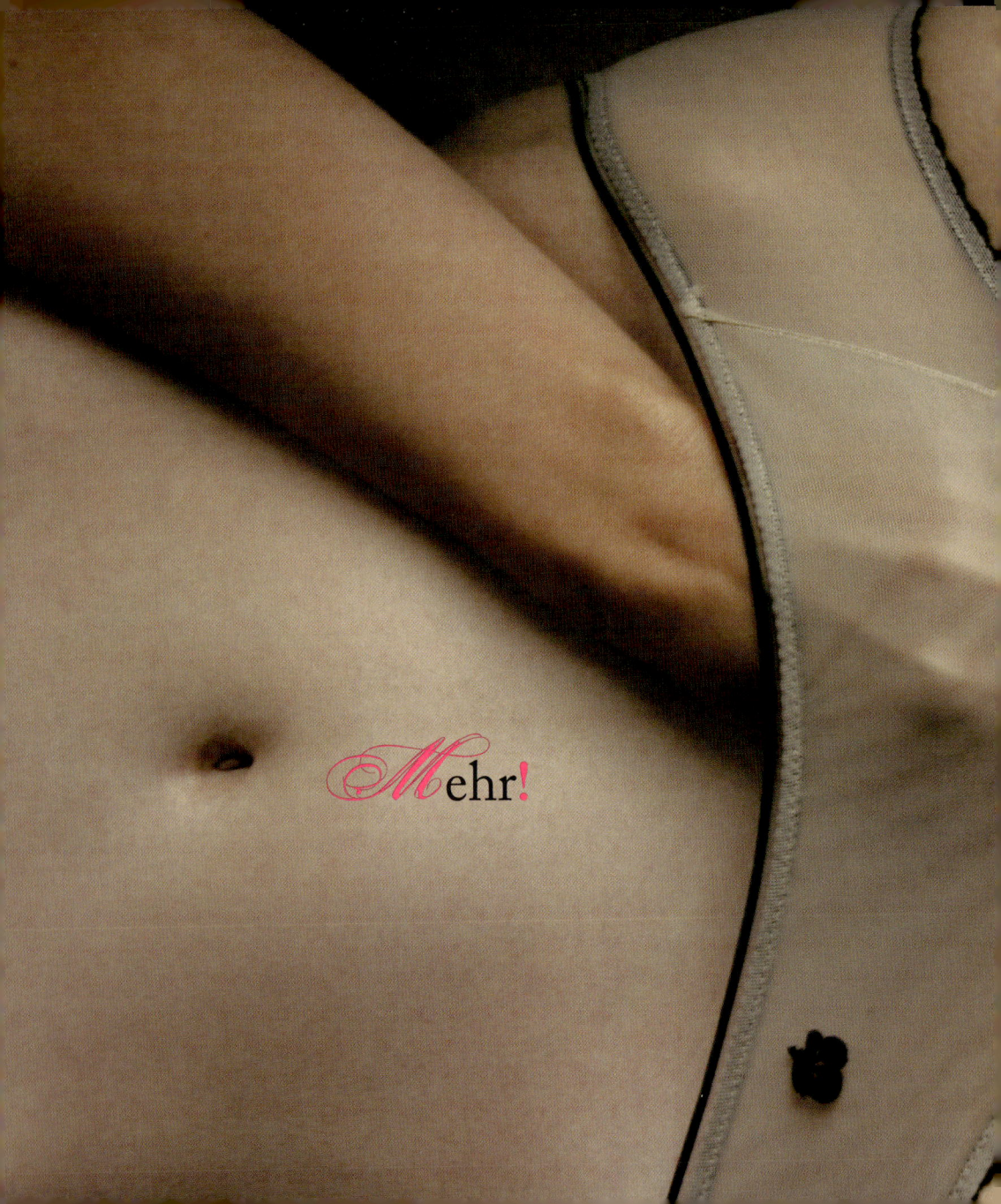

*M*ehr!

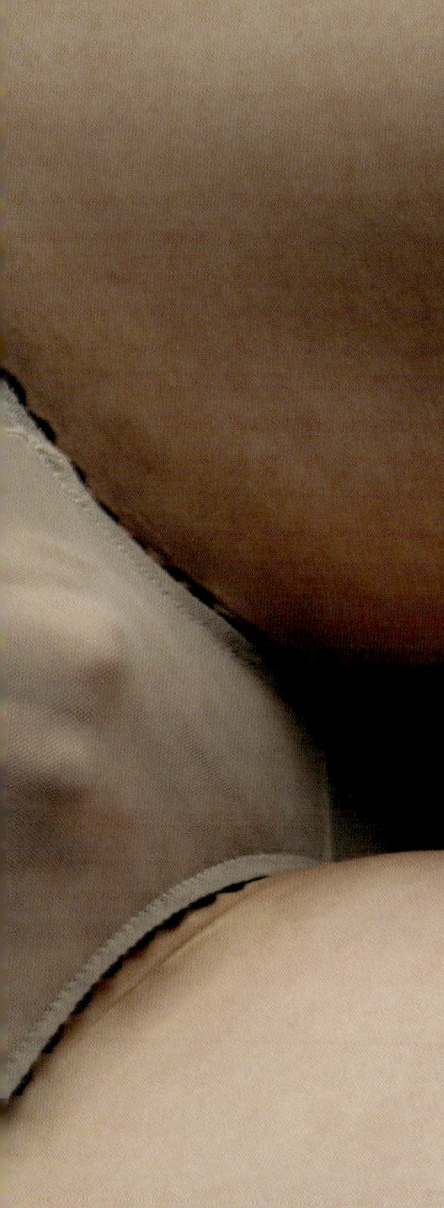

Wenn Sie wissen, wie Sie mit Ihrem Partner am besten kommen, können Sie ja mal ausprobieren, ob es Ihnen nicht mehrmals hintereinander gelingt.

Trainierte Beckenbodenmuskeln, bewusstes Atmen und die richtige Stimulation sind schon mal gute Voraussetzungen.

Sie können es auch erst mal allein beim Masturbieren ausprobieren. Machen Sie es sich selbst und kneifen Sie die Beckenbodenmuskeln zusammen. Sobald Sie das erste Mal gekommen sind, beginnen Sie sich erneut zu stimulieren. Atmen Sie beim Orgasmus tief ein und spannen sie die Muskeln an. Normalerweise spüren Sie den zweiten Orgasmus intensiver.

Wenn Sie es mit Ihrem Partner machen, hilft es manchmal, wenn er die Klitoris nicht direkt stimuliert, sondern den Bereich rundherum.

Sollte Ihre Klitoris nach dem ersten Orgasmus zu empfindlich sein, können Sie sich auch auf die Suche nach Ihrem G-Punkt machen. Die Stimulation dieser Stelle (falls Sie sie finden und falls Sie die Berührung dort dann auch tatsächlich mögen) durch einen Finger, ein Spielzeug oder bei bestimmten Stellungen mit Ihrem Partner kann einen sehr intensiven und ausgedehnten Orgasmus auslösen.

Experimentieren Sie, aber machen Sie kein Multipler-Orgasmus-Examen daraus! Sie sind nicht weniger Frau, wenn Sie nur einmal kommen.

Sisters do it better

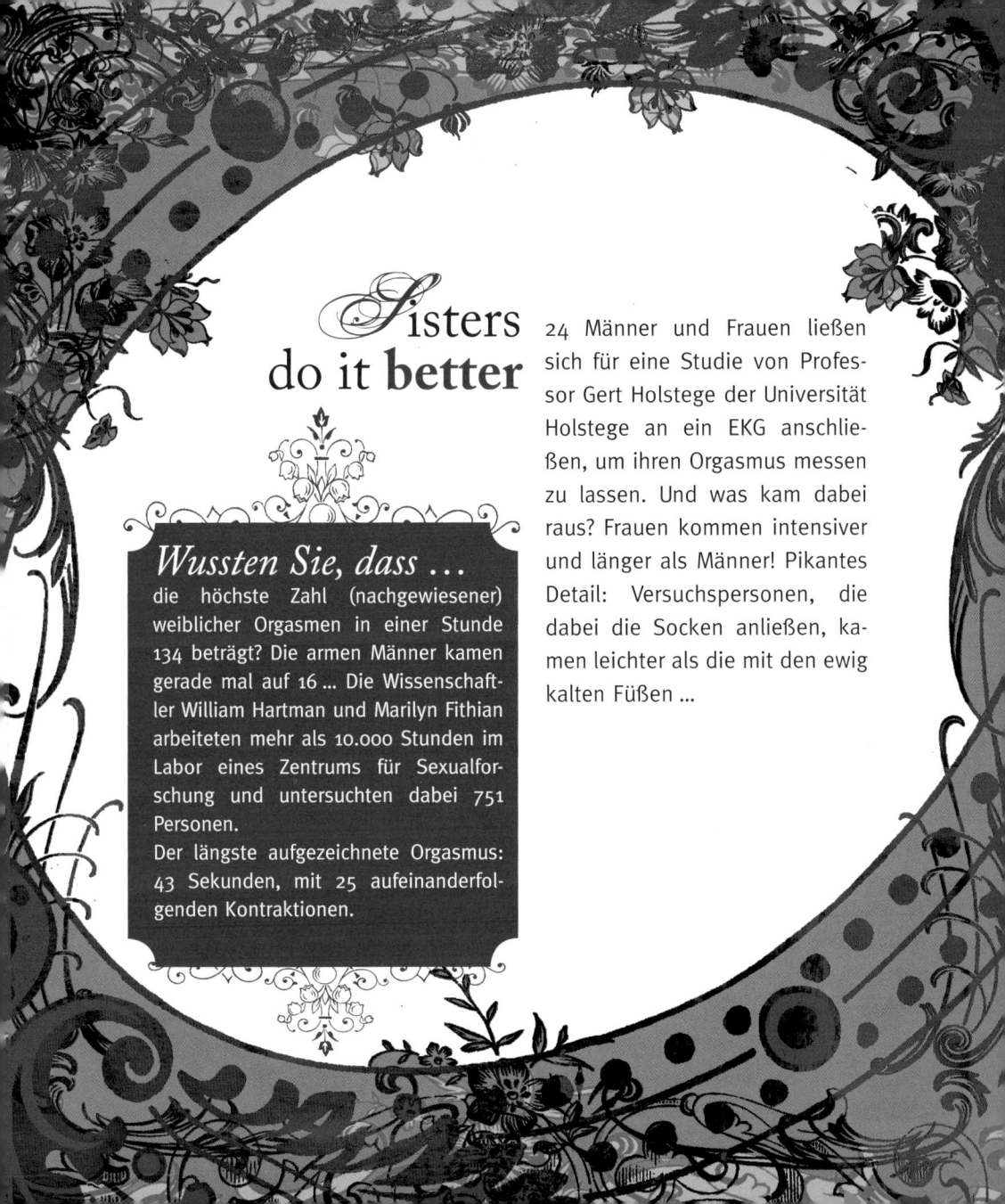

Wussten Sie, dass ...

die höchste Zahl (nachgewiesener) weiblicher Orgasmen in einer Stunde 134 beträgt? Die armen Männer kamen gerade mal auf 16 ... Die Wissenschaftler William Hartman und Marilyn Fithian arbeiteten mehr als 10.000 Stunden im Labor eines Zentrums für Sexualforschung und untersuchten dabei 751 Personen.

Der längste aufgezeichnete Orgasmus: 43 Sekunden, mit 25 aufeinanderfolgenden Kontraktionen.

24 Männer und Frauen ließen sich für eine Studie von Professor Gert Holstege der Universität Holstege an ein EKG anschließen, um ihren Orgasmus messen zu lassen. Und was kam dabei raus? Frauen kommen intensiver und länger als Männer! Pikantes Detail: Versuchspersonen, die dabei die Socken anließen, kamen leichter als die mit den ewig kalten Füßen ...

■ IM GEHIRN EINES MANNES

1. Beim Sex sinkt die Aktivität in der Amygdala, dem mandelförmigen Hirnbereich, der Emotionen wie Angst und Stress kontrolliert.

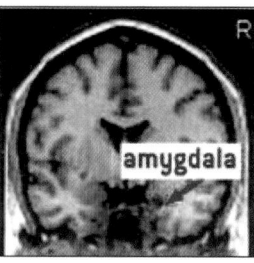

2. Im Hippocampus, wo das Gedächtnis sitzt, ist keine Verminderung der Aktivität zu beobachten.

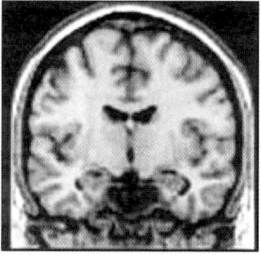

3. In der Insula, einem Hirnbereich, in dem Gefühle verarbeitet werden, deren Funktion ansonsten aber noch nicht besonders gut erforscht ist, ist erhöhte Aktivität festzustellen.

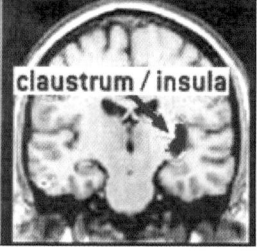

4. Der rote Fleck zeigt, wie die Aktivität im sekundären somatosensorischen Cortex zunimmt, wohin die Geschlechtsorgane ihre Signale senden. Das legt nahe, dass die Männer sich stärker auf den physischen Aspekt konzentrieren.

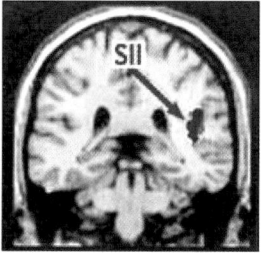

■ IM GEHIRN EINER FRAU

1. Beim Sex sinkt die Aktivität in der Amygdala, aber in einem größeren Gebiet als bei den Männern. Das bedeutet, dass die Frauen sich mehr entspannen.

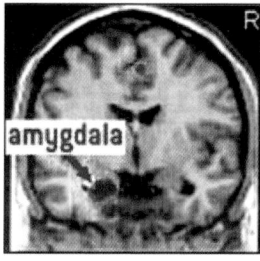

2. Auch im Hippocampus sinkt die Aktivität, was ebenfalls auf tiefe Entspannung hindeutet.

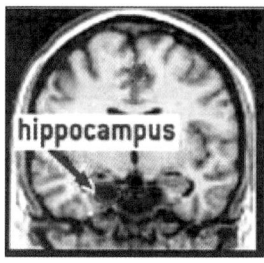

3. In der Insula ist keine gesteigerte Aktivität zu beobachten, wie es bei den Männern der Fall ist. Vorläufig gibt dieser Unterschied den Wissenschaftlern noch Rätsel auf.

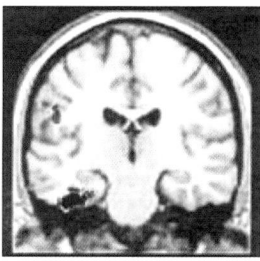

4. Bei Frauen sind die Empfindungen, die von den erogenen Zonen übermittelt werden, ebenfalls wichtig. Der primäre somatosensorische Cortex ist einer von vielen Hirnbereichen, die ungewohnte Aktivität zeigen.

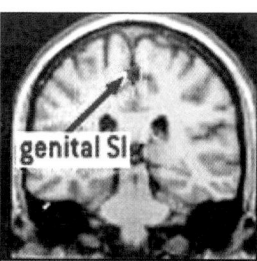

(Quelle: De Morgen, 22. Juni 2005)

Spot an: der G-Punkt

Ziemlich **intensiv**

Gibt es ihn nun oder gibt es ihn nicht? Über den G-Punkt wird immer noch viel diskutiert. Er ist nach dem deutschen Gynäkologen Ernst Gräfenberg benannt, der ihn 1950 offiziell entdeckte.

Der G-Punkt soll eine extrem erogene Stelle in der oberen Wand der Vagina sein, ungefähr drei bis fünf Zentimeter vom Scheideneingang entfernt. Er fühlt sich schwammartig und / oder „knubbelig" an und wird umso größer, je erregter die Frau ist. Stimulation – durch bestimmte Stellungen oder Techniken – kann sehr intensive Orgasmen auslösen. Diese Stelle wird oft mit der weiblichen Ejakulation in Verbindung gebracht. Es soll eine Art weibliche Prostatadrüse sein, die bei sexueller Erregung anschwillt und beim Orgasmus auffallend viel Flüssigkeit produzieren kann.

To have or **not** to have

Seit Gräfenberg diese Stelle entdeckt hat, suchen viele Frauen und ihre Partner eifrig nach dem berühmten Punkt – mit positiven Resultaten ... oder eben gar keinen. Der G-Punkt hat aber bald Konkurrenz von dem A-, X- und Y-Punkt bekommen, die allesamt einen gigantischen Orgasmus versprechen.

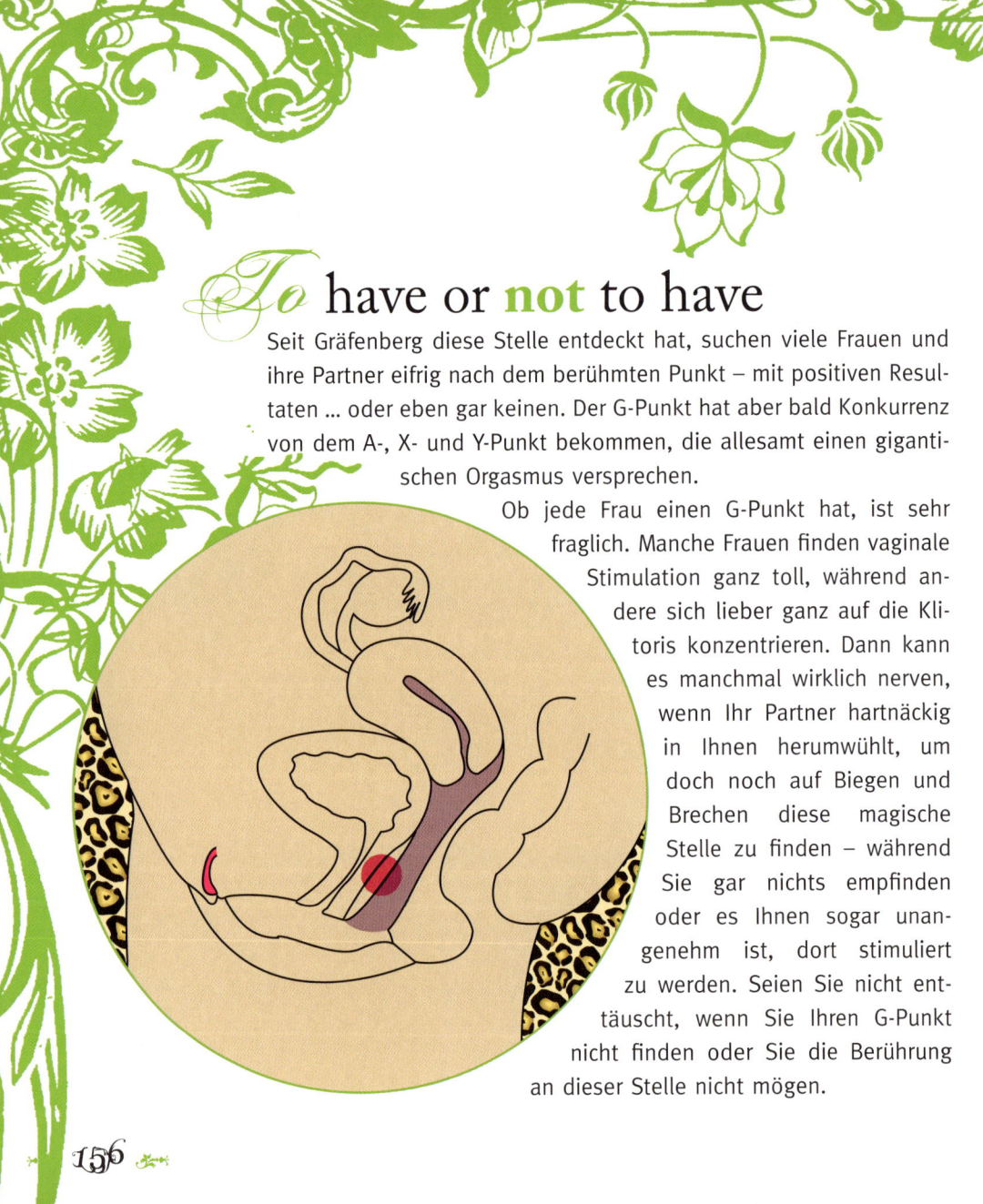

Ob jede Frau einen G-Punkt hat, ist sehr fraglich. Manche Frauen finden vaginale Stimulation ganz toll, während andere sich lieber ganz auf die Klitoris konzentrieren. Dann kann es manchmal wirklich nerven, wenn Ihr Partner hartnäckig in Ihnen herumwühlt, um doch noch auf Biegen und Brechen diese magische Stelle zu finden – während Sie gar nichts empfinden oder es Ihnen sogar unangenehm ist, dort stimuliert zu werden. Seien Sie nicht enttäuscht, wenn Sie Ihren G-Punkt nicht finden oder Sie die Berührung an dieser Stelle nicht mögen.

Tipps für **Tüftler**

Wenn Sie sich jedoch auf die Suche machen wollen, müssen Sie natürlich auch wissen, wo Sie Ihren G-Punkt eventuell finden können. Am besten übernimmt das Ihr Partner. Legen Sie sich auf den Rücken und ziehen Sie die Beine leicht an. Ihr Partner liegt oder kniet vor Ihnen und probiert fünf bis sieben Zentimeter vom Scheideneingang entfernt eine schwammartige und / oder knubbelige Stelle zu finden. Oft müssen Sie sich ein wenig an diese Stimulation gewöhnen, weil es sich erst mal so anfühlt, als müssten Sie plötzlich ganz dringend Wasser lassen. Bei manchen Frauen soll der hier ausgelöste Orgasmus mit einer Ejakulation einhergehen. Wenn sich Ihr G-Punkt als wahres Lustzentrum herausstellt, können Sie lernen, ihn durch Fingereinsatz, ein Sexspielzeug (einen G-Punkt-Vibrator oder Benwa-Bällchen, siehe Foto) oder auch bei der Penetration (am besten sitzen Sie dabei oben) optimal zu genießen. Manche Frauen finden es auch toll, wenn Klitoris und G-Punkt gleichzeitig stimuliert werden.

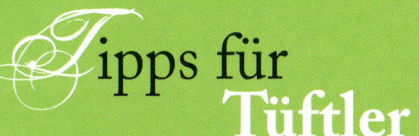

© De Erotische Verbeelding

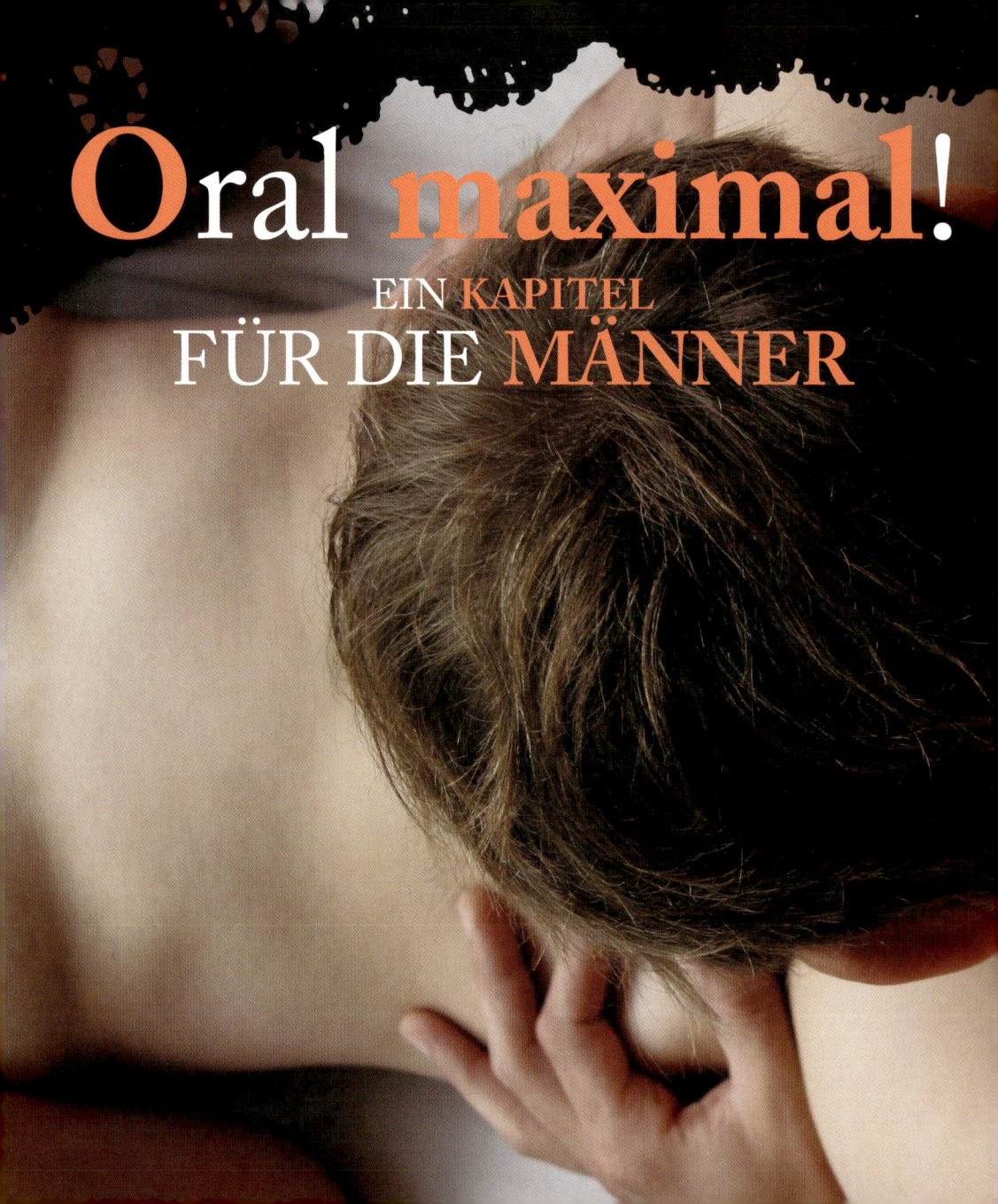

Oral maximal!

EIN KAPITEL
FÜR DIE MÄNNER

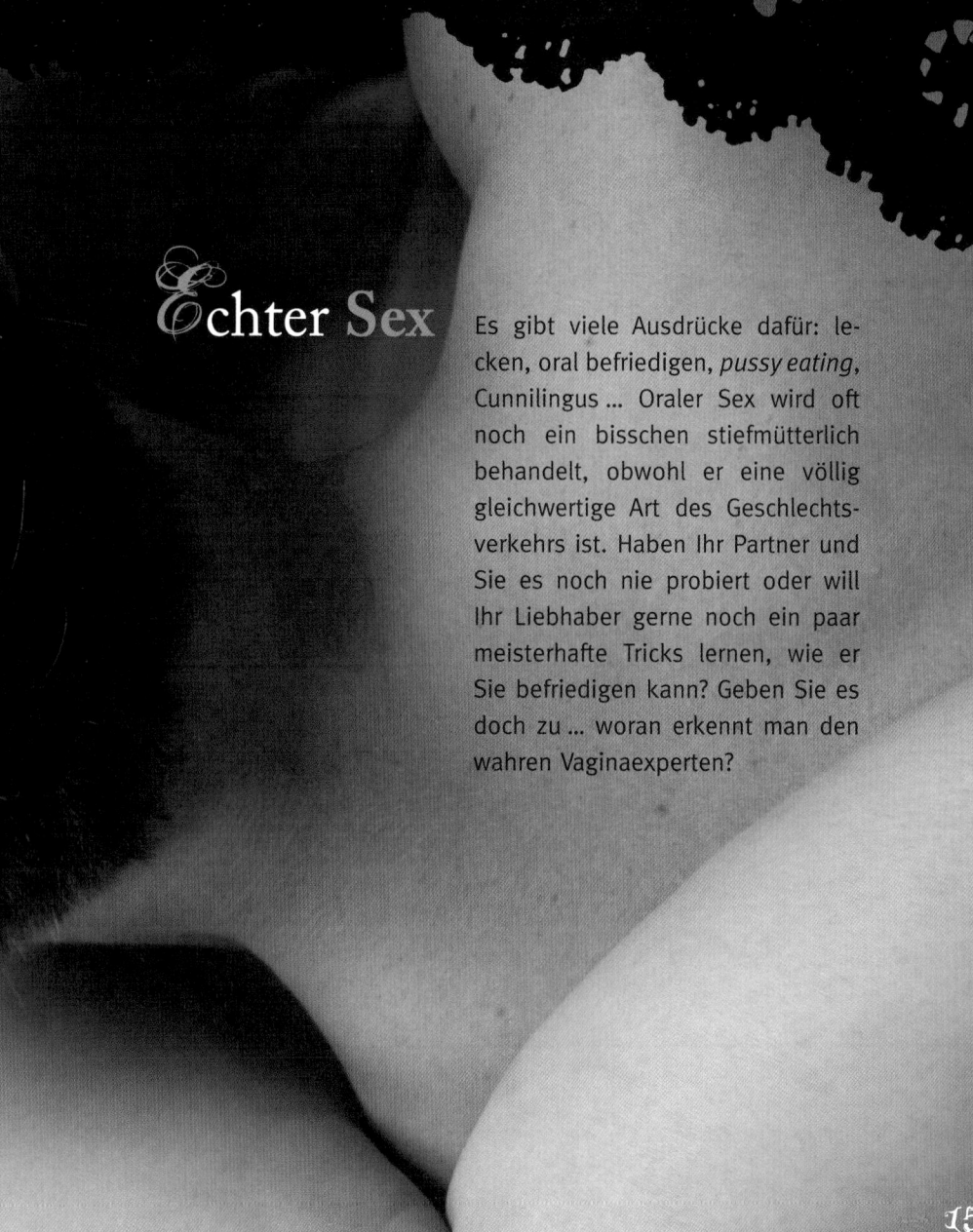

Echter Sex

Es gibt viele Ausdrücke dafür: lecken, oral befriedigen, *pussy eating*, Cunnilingus ... Oraler Sex wird oft noch ein bisschen stiefmütterlich behandelt, obwohl er eine völlig gleichwertige Art des Geschlechtsverkehrs ist. Haben Ihr Partner und Sie es noch nie probiert oder will Ihr Liebhaber gerne noch ein paar meisterhafte Tricks lernen, wie er Sie befriedigen kann? Geben Sie es doch zu ... woran erkennt man den wahren Vaginaexperten?

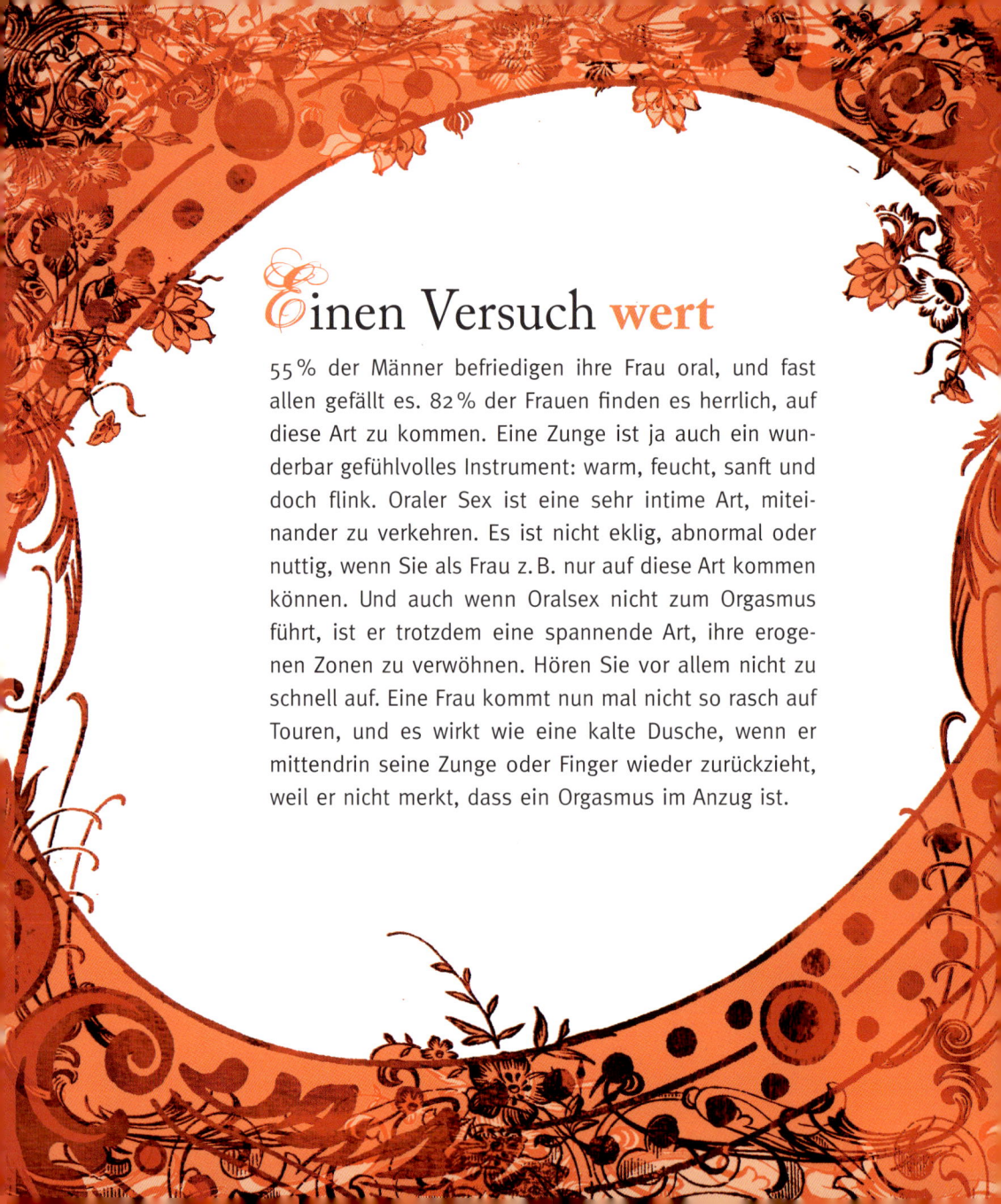

Einen Versuch **wert**

55 % der Männer befriedigen ihre Frau oral, und fast allen gefällt es. 82 % der Frauen finden es herrlich, auf diese Art zu kommen. Eine Zunge ist ja auch ein wunderbar gefühlvolles Instrument: warm, feucht, sanft und doch flink. Oraler Sex ist eine sehr intime Art, miteinander zu verkehren. Es ist nicht eklig, abnormal oder nuttig, wenn Sie als Frau z. B. nur auf diese Art kommen können. Und auch wenn Oralsex nicht zum Orgasmus führt, ist er trotzdem eine spannende Art, ihre erogenen Zonen zu verwöhnen. Hören Sie vor allem nicht zu schnell auf. Eine Frau kommt nun mal nicht so rasch auf Touren, und es wirkt wie eine kalte Dusche, wenn er mittendrin seine Zunge oder Finger wieder zurückzieht, weil er nicht merkt, dass ein Orgasmus im Anzug ist.

Goldene Stellen

Lecken erfordert ein ganz anderes Vorgehen als Blasen. Männer sind meistens schnell erregt, während bei Frauen ein langsamer Spannungsaufbau und die richtige Dosierung sehr wichtig sind. Ein Mann, der gut lecken kann, hat meistens eine lange Entdeckungsreise hinter sich, bevor er zum echten Künstler wurde.

Die Klitoris ist meist die empfindlichste Stelle, aber darum ist sie noch lange kein magischer Knopf, den man einfach nur drücken muss, um sofortigen Genuss zu erzielen. Manche Frauen empfinden die direkte Stimulation als angenehm, während andere überempfindlich darauf reagieren.

Auch die Vagina selbst ist empfänglich für Stimulation mit der Zunge, aber nicht ganz so leicht zu erreichen. Doch sie verdient auf jeden Fall Aufmerksamkeit, ebenso wie die Region rund um die kleinen Schamlippen. Und vergessen Sie den Anus nicht – der ist für viele Frauen eine erogene Zone, die die Entdeckung wert ist. Denken Sie auch daran, die Innenseite der Oberschenkel mit zu lecken und zu streicheln. Vor allem die Stelle, an der die Beine in die Leisten übergehen, ist sehr empfindlich.

Haltung annehmen

Eine bequeme Stellung ist beim Cunnilingus sowohl für ihn als auch für sie nicht unwichtig.

Sie sitzt auf ihm: Auch *face sitting* genannt. Das können Sie ganz wörtlich verstehen, weil die Frau auf dem Gesicht des Mannes sitzt. Das ist schön, wenn man als Frau eine dominante Position mag, aber etwas ungünstiger, wenn man ganz entspannt genießen will. Männer geraten manchmal in Atemnot, weil die Frau auf ihrem Mund sitzt und den Kopf mit den Schenkeln umklammert.

Von hinten: Der Mann kniet hinter der Frau und kann auf diese Art auch ihren Anus lecken *(rimming)*. Der Mann kann mit der Zunge tiefer in die Vagina dringen, aber die Stimulation der Klitoris ist schwieriger, sodass der Orgasmus etwas auf sich warten lässt.

Sie steht, er sitzt: Die Frau steht aufrecht mit gespreizten Beinen, der Mann sitzt auf der Bettkante oder kniet vor ihr. Frauen finden diese Stellung aber nicht immer entspannend. Der Mann hat auch weniger Möglichkeiten, andere erogene Zonen zu stimulieren.

MAREC

Wussten Sie, dass … der Legende nach der Lippenstift im alten Ägypten erfunden wurde, und zwar von Frauen, die auf Oralsex spezialisiert waren? So sollten ihre Lippen einladender aussehen.

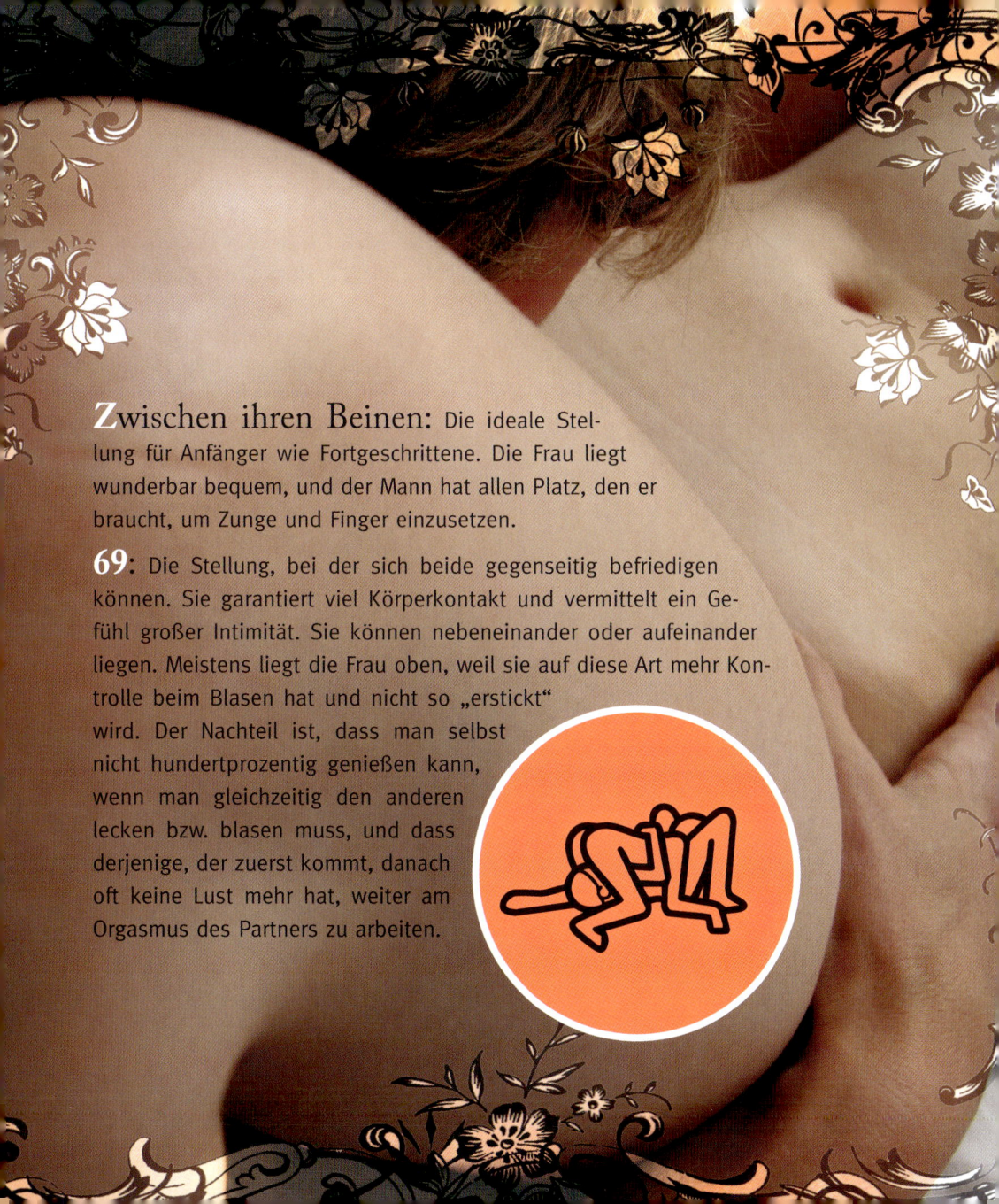

Zwischen ihren Beinen: Die ideale Stellung für Anfänger wie Fortgeschrittene. Die Frau liegt wunderbar bequem, und der Mann hat allen Platz, den er braucht, um Zunge und Finger einzusetzen.

69: Die Stellung, bei der sich beide gegenseitig befriedigen können. Sie garantiert viel Körperkontakt und vermittelt ein Gefühl großer Intimität. Sie können nebeneinander oder aufeinander liegen. Meistens liegt die Frau oben, weil sie auf diese Art mehr Kontrolle beim Blasen hat und nicht so „erstickt" wird. Der Nachteil ist, dass man selbst nicht hundertprozentig genießen kann, wenn man gleichzeitig den anderen lecken bzw. blasen muss, und dass derjenige, der zuerst kommt, danach oft keine Lust mehr hat, weiter am Orgasmus des Partners zu arbeiten.

Doktor in Leckkunde

Meine Herren, Lecken ist keine Hit-and-Run-Nummer! Eine direkte Attacke ausschließlich auf die Klitoris schätzen die wenigsten Frauen. Blasen Sie nicht zum Sturmangriff, sondern verhalten Sie sich wie ein Kundschafter oder ein Spion, der subtil und mit viel Fantasie zu Werke geht. Ein echter Doktor der Leckkunde kombiniert Streicheln und manuelle Stimulation mit dem Lecken und Saugen von Klitoris und Vagina. Hört sich schwierig an? Nach diesem Leckkurs werden Sie das nicht mehr sagen. Dazu kommt, dass Sie bei abwechslungsreicher Gestaltung keine Kiefersperre oder tauben Lippen mehr haben werden, nachdem Sie eine Viertelstunde an ihrer Klitoris rumgesabbert haben wie ein Cockerspaniel. Ziehen Sie Ihren Vorteil daraus!

Grundlagen: Brille auf!

Wenn Sie mit den Fingern ihre Schamlippen geöffnet haben, gucken Sie sich die Sache erst mal an. Jede Vagina sieht anders aus, und wenn Sie sich nicht mit dem Grundriss vertraut gemacht haben, werden Sie auch den Weg nicht finden. Fangen Sie damit an, dass Sie mit der Zunge langsam über die kleinen Schamlippen und die Region rund um die Klitoris lecken. Umkreisen Sie die Klitoris mit der Zunge und passen Sie auf, wie sie darauf reagiert. Manche Frauen sind so empfindlich, dass sie dort keine direkte Stimulation vertragen, aber es erregt sie ebenso stark, wenn Sie sich dem Gebiet rundherum widmen. Andere Frauen finden es wunderbar, wenn man ihnen die Klitoris direkt leckt. Machen Sie die Zunge aber nicht zu spitz, und benutzen Sie Ihren ganzen Mund. Ihre Unterlippe z.B. ist eine schwer unterschätzte Waffe!

> Ein Liebhaber genießt, was er da tut! (Oder er tut zumindest so …) Lecken ist kein Wettlauf um ihren Orgasmus.

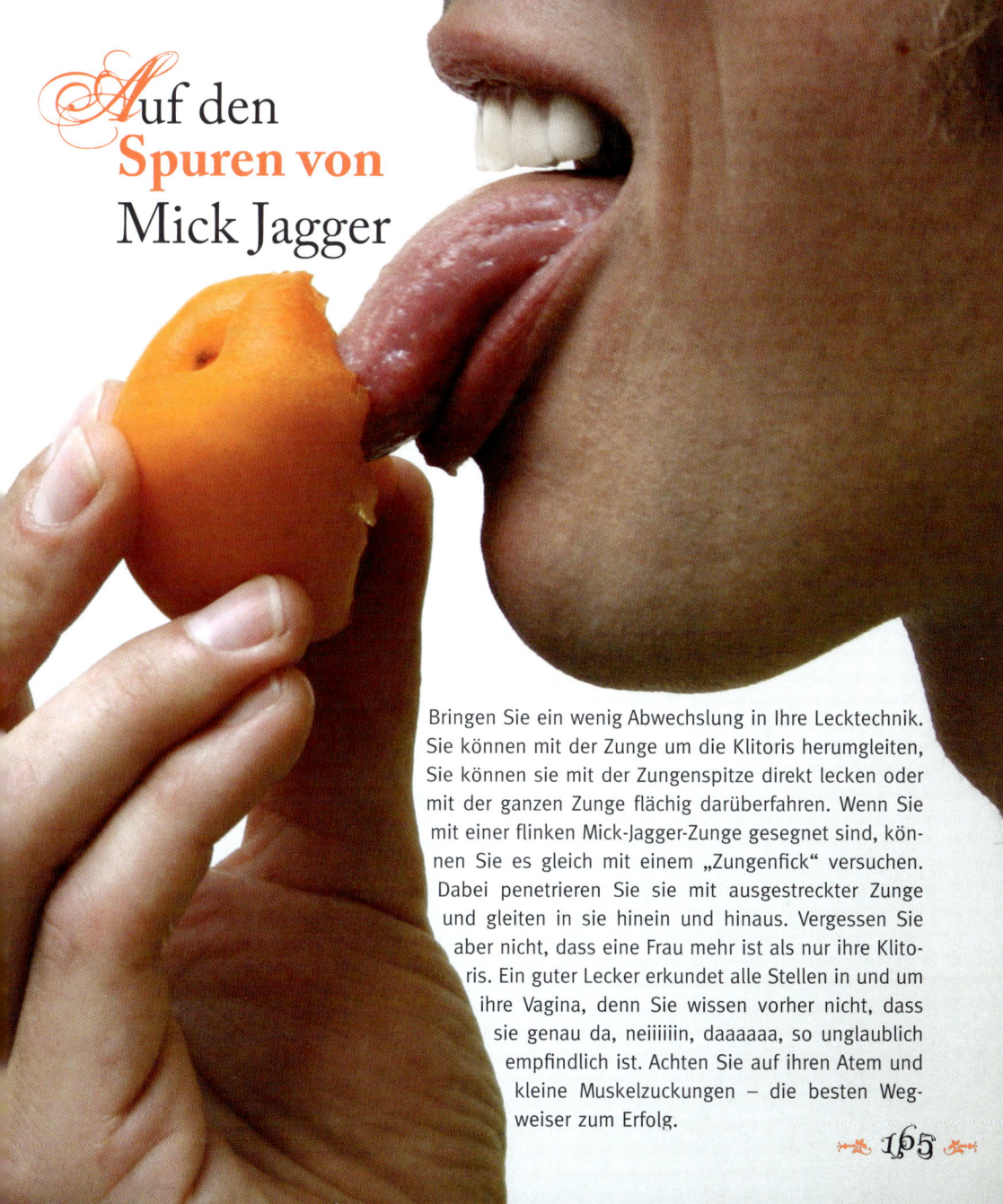

Auf den **Spuren von** Mick Jagger

Bringen Sie ein wenig Abwechslung in Ihre Lecktechnik. Sie können mit der Zunge um die Klitoris herumgleiten, Sie können sie mit der Zungenspitze direkt lecken oder mit der ganzen Zunge flächig darüberfahren. Wenn Sie mit einer flinken Mick-Jagger-Zunge gesegnet sind, können Sie es gleich mit einem „Zungenfick" versuchen. Dabei penetrieren Sie sie mit ausgestreckter Zunge und gleiten in sie hinein und hinaus. Vergessen Sie aber nicht, dass eine Frau mehr ist als nur ihre Klitoris. Ein guter Lecker erkundet alle Stellen in und um ihre Vagina, denn Sie wissen vorher nicht, dass sie genau da, neiiiiiin, daaaaaa, so unglaublich empfindlich ist. Achten Sie auf ihren Atem und kleine Muskelzuckungen – die besten Wegweiser zum Erfolg.

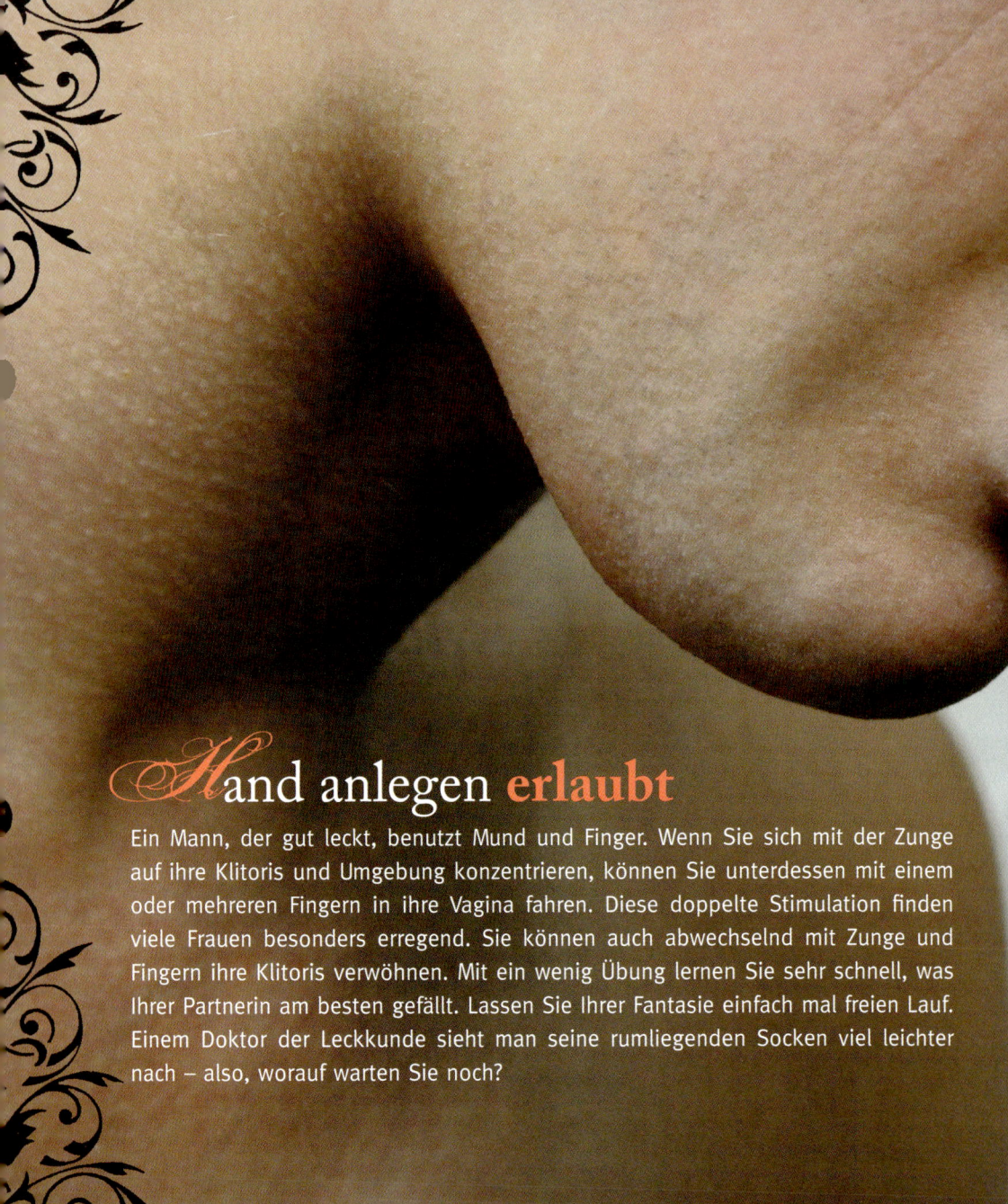

Hand anlegen erlaubt

Ein Mann, der gut leckt, benutzt Mund und Finger. Wenn Sie sich mit der Zunge auf ihre Klitoris und Umgebung konzentrieren, können Sie unterdessen mit einem oder mehreren Fingern in ihre Vagina fahren. Diese doppelte Stimulation finden viele Frauen besonders erregend. Sie können auch abwechselnd mit Zunge und Fingern ihre Klitoris verwöhnen. Mit ein wenig Übung lernen Sie sehr schnell, was Ihrer Partnerin am besten gefällt. Lassen Sie Ihrer Fantasie einfach mal freien Lauf. Einem Doktor der Leckkunde sieht man seine rumliegenden Socken viel leichter nach – also, worauf warten Sie noch?

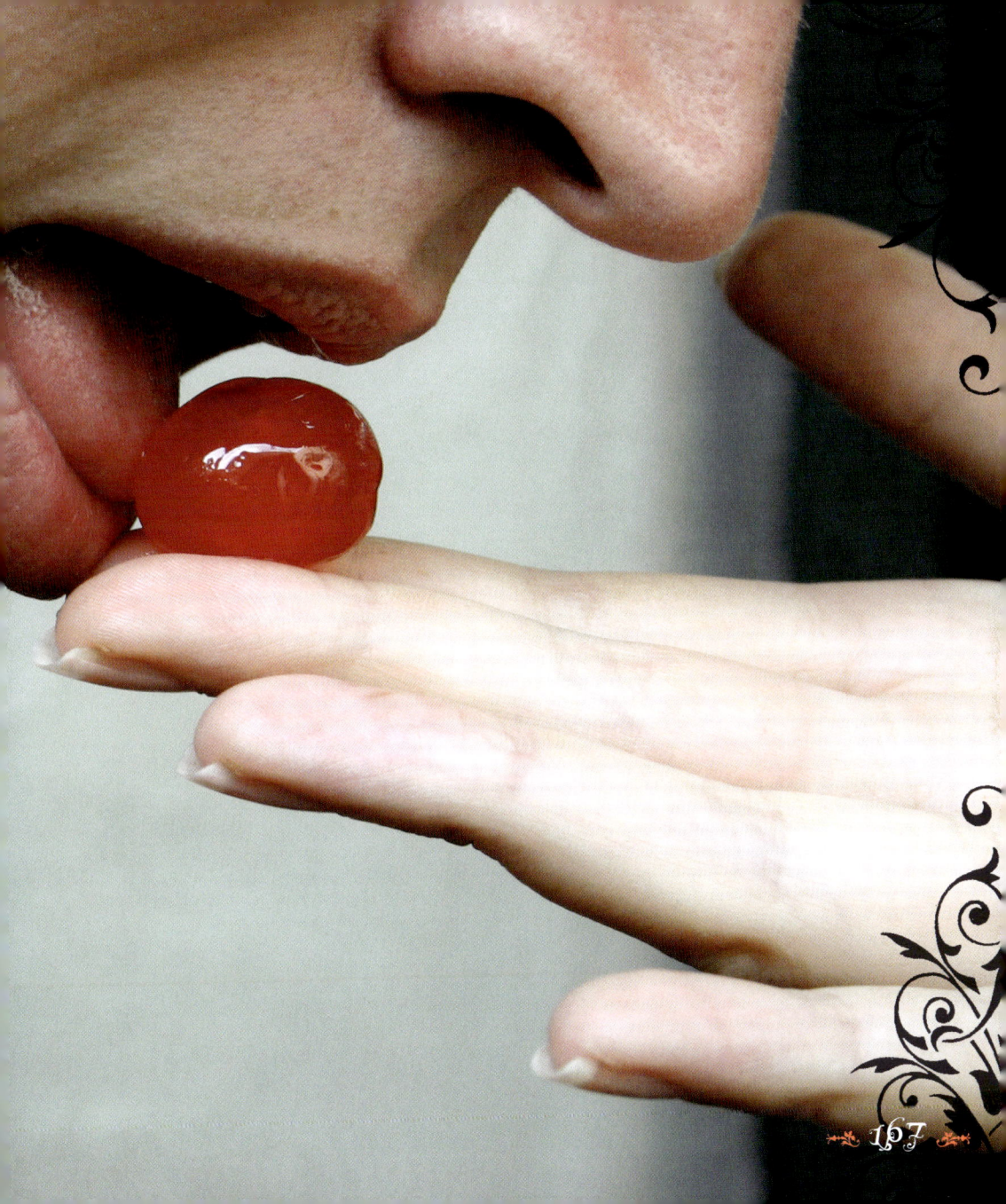

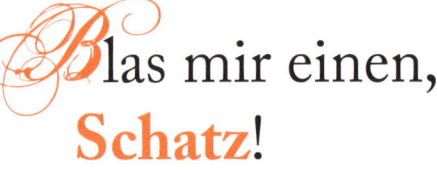

Blas mir einen, Schatz!

Sie sind nicht der Einzige, dem man einen blasen kann. Auch Frauen können es genießen, wenn Sie Ihre Lippen um die Klitoris legen und sanft (!) daran saugen. (Und dieses Ausrufezeichen steht da nicht umsonst.) Achten Sie auf ihre Reaktion, denn eine Klitoris kann noch um einiges empfindlicher sein als Ihre Eichel. Also bitte nicht den Turbosaugmodus!

Trillern

Manche Männer (und Frauen) beherrschen das Kunststück, mit der Zungenspitze einen Triller zu schlagen. Diese stößt dann mit hoher Frequenz gegen die Klitoris und ahmt so die Bewegung eines Vibrators nach. In manchen Regionen, z.B. in Nord-Uganda, sind die Männer in dieser Technik sehr bewandert.

Supertipp

Sie müssen Ihre Partnerin davon überzeugen, dass Sie sie gerne oral verwöhnen, dass Sie ihre Vagina und ihren Geruch und Geschmack mögen. Sagen Sie es ihr, stöhnen Sie, während Sie sie lecken und lecken Sie sie auch mal, wenn Sie gerade keinen Sex haben – z.B. wenn Sie gerade Fußball gucken.

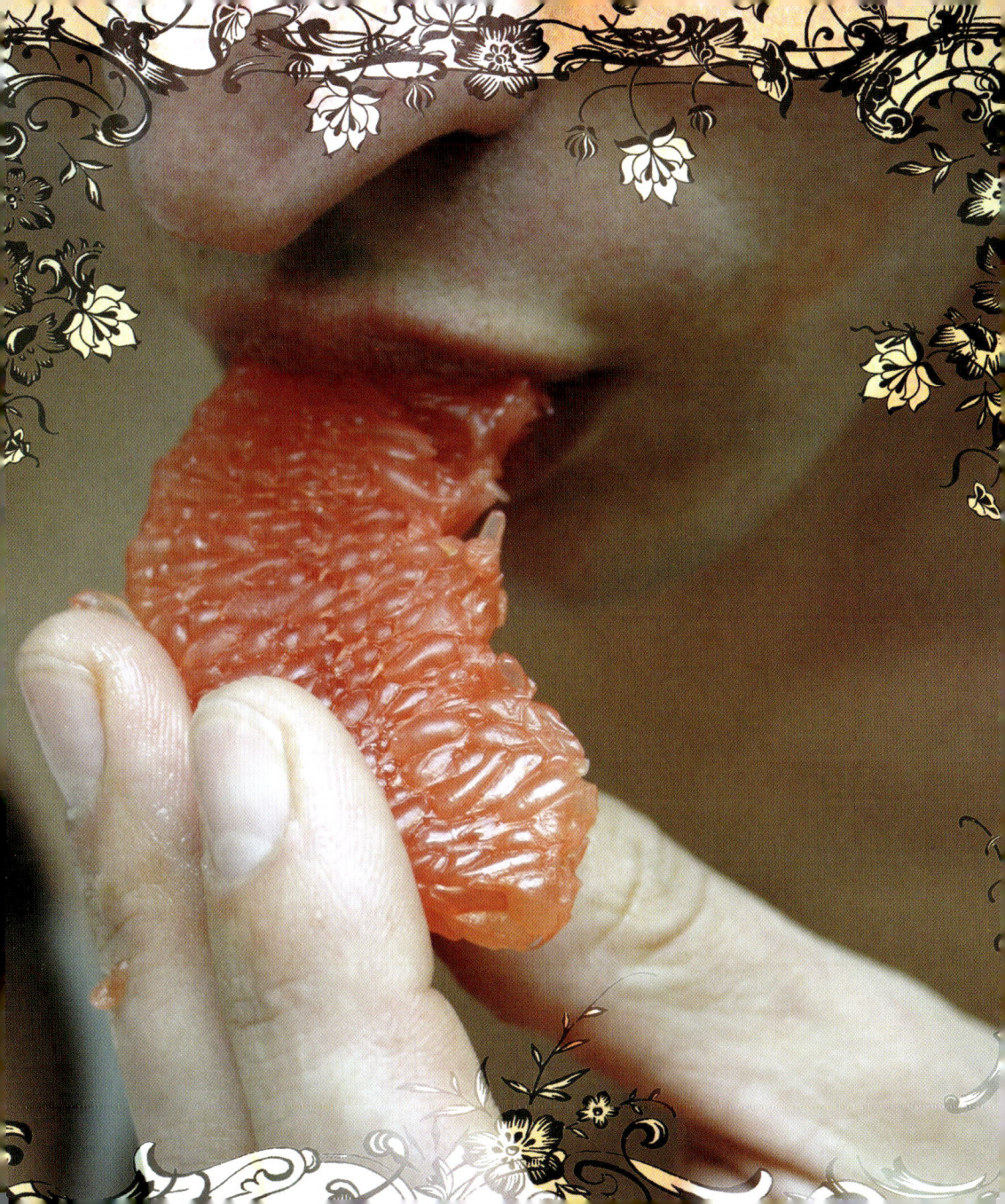

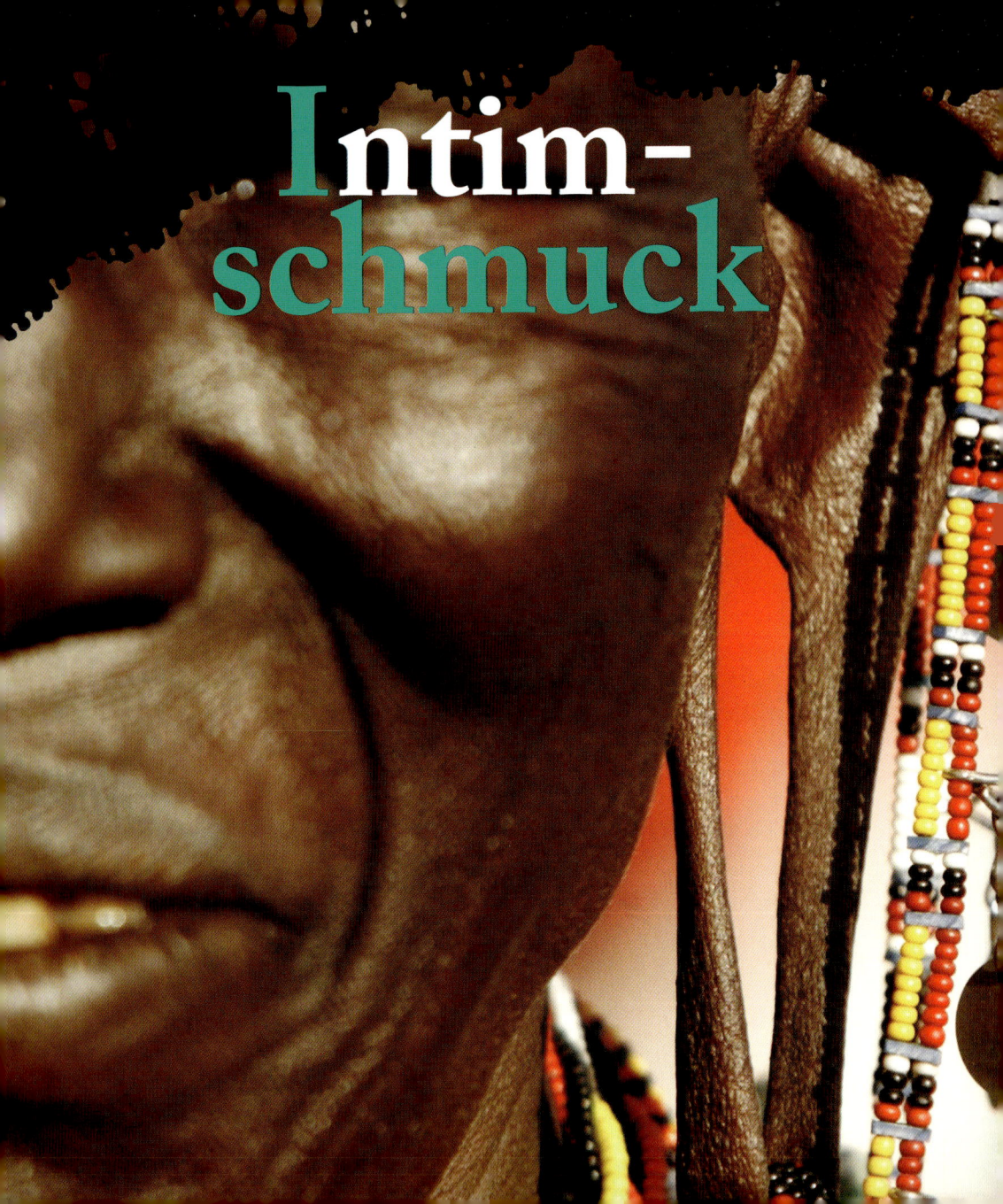

Intim-
schmuck

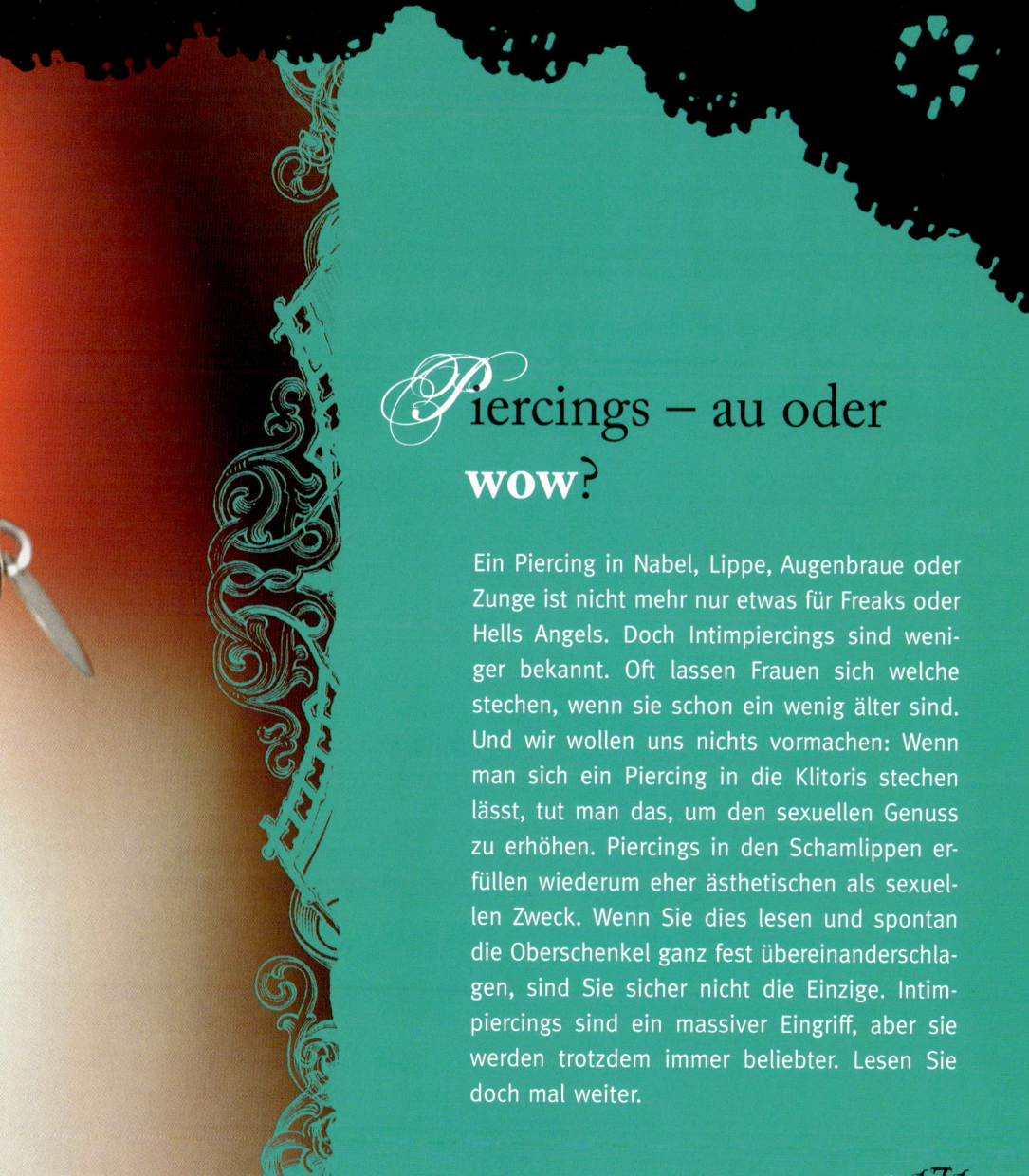

$\mathcal{P}$iercings – au oder **wow**?

Ein Piercing in Nabel, Lippe, Augenbraue oder Zunge ist nicht mehr nur etwas für Freaks oder Hells Angels. Doch Intimpiercings sind weniger bekannt. Oft lassen Frauen sich welche stechen, wenn sie schon ein wenig älter sind. Und wir wollen uns nichts vormachen: Wenn man sich ein Piercing in die Klitoris stechen lässt, tut man das, um den sexuellen Genuss zu erhöhen. Piercings in den Schamlippen erfüllen wiederum eher ästhetischen als sexuellen Zweck. Wenn Sie dies lesen und spontan die Oberschenkel ganz fest übereinanderschlagen, sind Sie sicher nicht die Einzige. Intimpiercings sind ein massiver Eingriff, aber sie werden trotzdem immer beliebter. Lesen Sie doch mal weiter.

Ein Juwel von einer **Klitoris**

Ein Piercing in der Klitoris scheint besonders erregend zu sein, auch wenn es nur gegen den Slip scheuert. Sie können es horizontal oder vertikal anbringen lassen. Klingt orgastisch, doch es gibt in der Tat das eine oder andere Aber: Oft ist die Klitoris einfach nicht groß genug für ein Piercing. Wenn es trotzdem gelingt, kann ein unwiederbringlicher Verlust des Gefühls auftreten. Das ist auch der Grund, warum sich viele Piercingstudios weigern, die Klitoris zu piercen. Noch ein Grund, es sich zweimal zu überlegen: Die Vorhaut Ihrer Klitoris kann zu groß oder zu eng sein, sodass das Piercing nicht besonders gut sitzt. Andererseits kann die Nonstop-Stimulation durch ein gut sitzendes Piercing – ob Sie's nun glauben oder nicht – auch nerven. Überlegen Sie es sich also gründlich, bevor Sie diesen Schritt tun. Falls Sie es schön finden, stimuliert zu werden, wenn Sie einfach ganz normal durch die Gegend laufen, könnten Ihnen Liebeskugeln oder Minivibratoren eine spannende Alternative bieten.

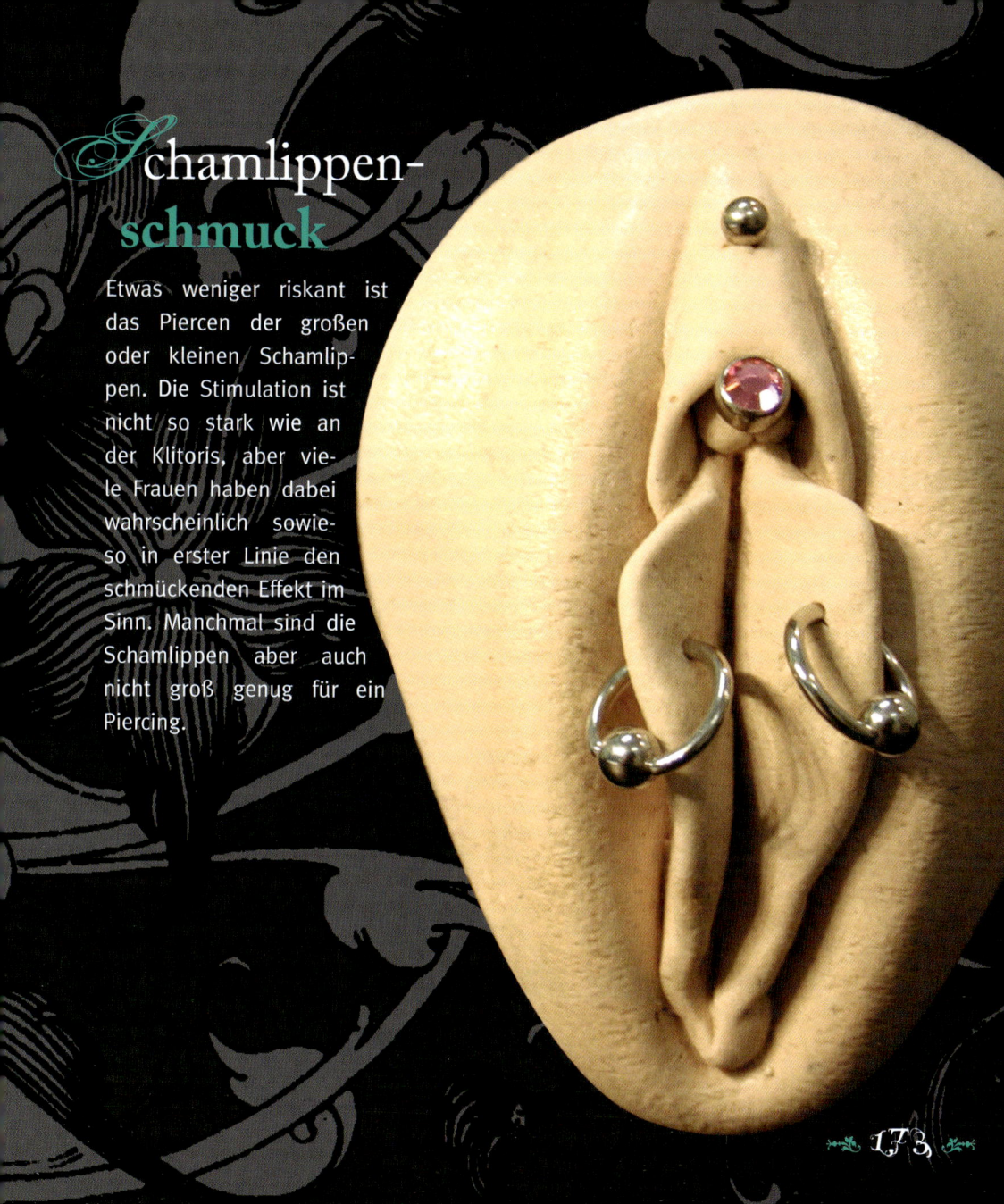

Schamlippen-schmuck

Etwas weniger riskant ist das Piercen der großen oder kleinen Schamlippen. Die Stimulation ist nicht so stark wie an der Klitoris, aber viele Frauen haben dabei wahrscheinlich sowieso in erster Linie den schmückenden Effekt im Sinn. Manchmal sind die Schamlippen aber auch nicht groß genug für ein Piercing.

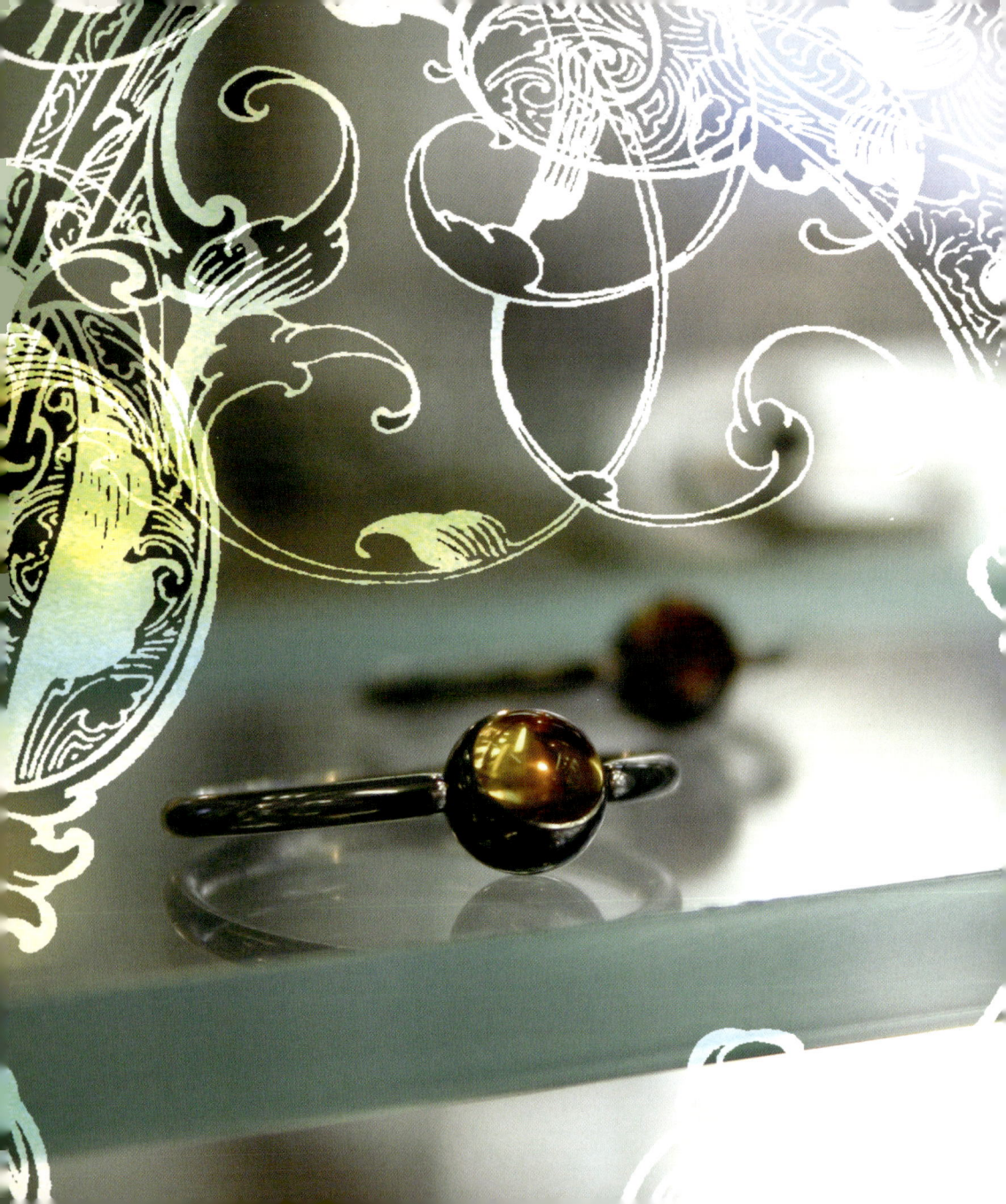

Piercingregeln

♪ Suchen Sie sich ein Studio, das Erfahrung mit Piercings an der Vagina hat. Amateurgepfusche kann unwiderrufliche Schäden verursachen.

♪ Je nach Stelle dauert der Genesungsprozess zwei bis sechs Wochen. Von Fahrradfahren, Schwimmen oder enger Kleidung ist in dieser Zeit eher abzuraten.

♪ Jedes Piercing verursacht eine Wunde, die Sie sorgfältig versorgen müssen, um Infektionen vorzubeugen. Vaginale Piercings heilen sehr gut. Wenn Sie jedoch eine Reizung feststellen, konsultieren Sie Ihren Arzt oder Ihr Piercingstudio. Sie können wählen zwischen einem Stecker, einem geschlossenen Ring, einem halben Ring ... Auf diesem Basispiercing können Sie Ihr Lieblingsschmuckstück anbringen. Sie können das Piercing je nach Stimmung wieder austauschen, aber auch hier gilt die goldene Regel, dass Sie es mindestens ein paar Monate drinlassen müssen, bevor Sie es durch ein hipperes ersetzen können.

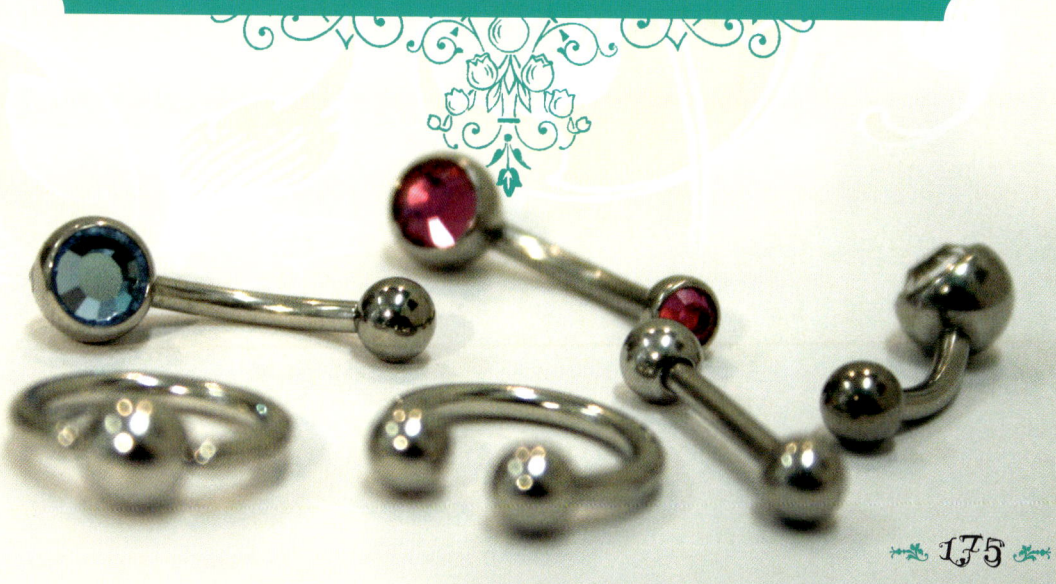

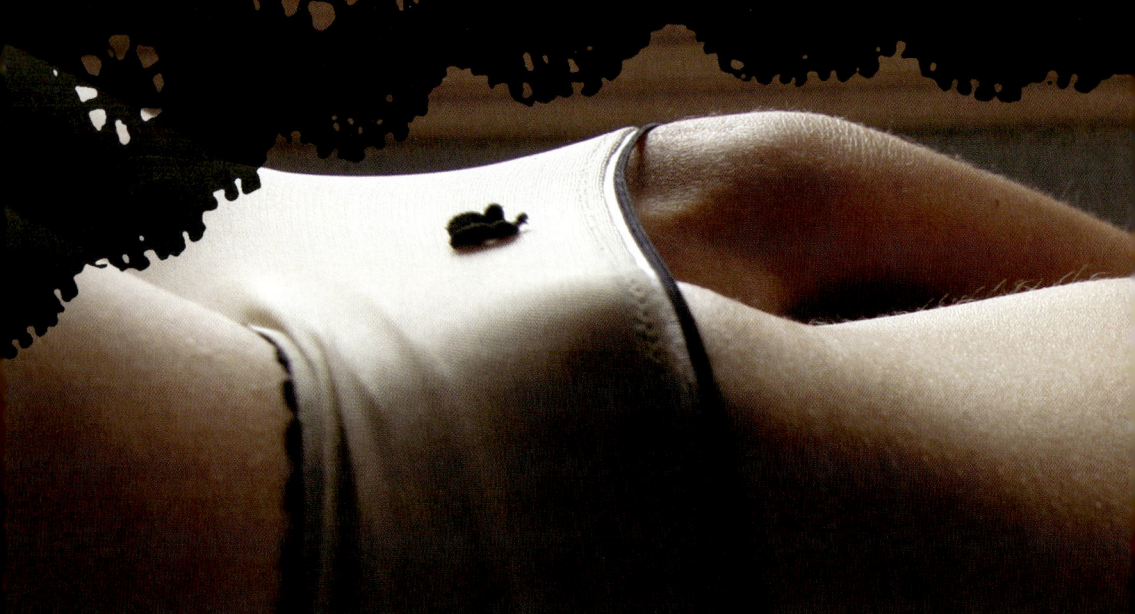

Selbst ist die
Frau

Brave Mädchen fummeln nicht an sich rum!

Masturbation ist selbst in unserer heutigen tabulosen Zeit unbekanntes Terrain für viele Frauen.

Mädchen beginnen damit meist zwischen elf und dreizehn. Mit sechzehn masturbiert fast die Hälfte, bei erwachsenen Frauen ist es etwas mehr.

Beinahe jede Zweite legt also niemals selbst Hand an. Verpassen sie etwas? Es einfach (noch) einmal zu probieren, ist auf jeden Fall die Mühe wert. Und nein, es führt nicht zu Rückenmarkserweichung!

Brave Mädchen **fummeln** sehr wohl an sich rum!

Warum masturbieren? Sie können es machen, weil es schön und erregend ist, weil es entspannt, weil es Menstruationskrämpfe mildert, weil Sie sich ohne jedes Tabu Ihren Fantasien hingeben können oder weil Sie es spannend finden, es mit oder vor Ihrem Partner zu tun. Viele Frauen stimulieren sich die Klitoris auch während der Penetration.

Masturbieren ist die ideale Methode, den eigenen Körper zu entdecken. Sie lernen, wie Sie sich selbst zum Kommen bringen können. Das ist nicht ganz unwichtig, denn wenn Sie selbst nicht wissen, was bei Ihnen zieht, woher soll Ihr Partner dann wissen, was er tun muss, um Sie zu befriedigen? Obendrein wird man vom Wichsen weder schwanger, noch kann man irgendwelche grässlichen Krankheiten davon kriegen.

> ## Wussten Sie, dass ...
> der Cornflakes-König Dr. J. H. Kellogg am Ende des 19. Jahrhunderts die dubiose Empfehlung aussprach, die Klitoris von Mädchen, die viel masturbierten, mit purem Phenol zu begießen?

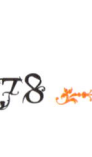

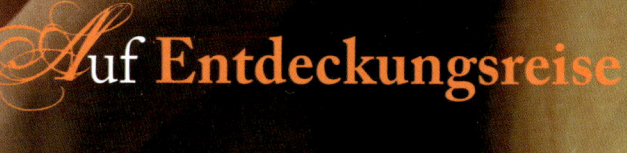

Auf Entdeckungsreise

Wenn Sie masturbieren, streicheln und betasten Sie sich mit Händen, Fingern oder einem Spielzeug. Die meisten Frauen kommen, wenn sie sich die Klitoris stimulieren, aber Sie können die Erregung auch steigern, indem Sie die Brüste berühren, den Anus reizen, den G-Punkt verwöhnen und Finger oder Vibrator in die Vagina stecken. Frauen, die noch nie Geschlechtsverkehr hatten, können sich auf diese Art auch an das Gefühl gewöhnen, penetriert zu werden. Wenn Sie gern Sexspielzeug benutzen, können Sie im nächsten Kapitel entdecken, was so alles auf dem Markt ist.

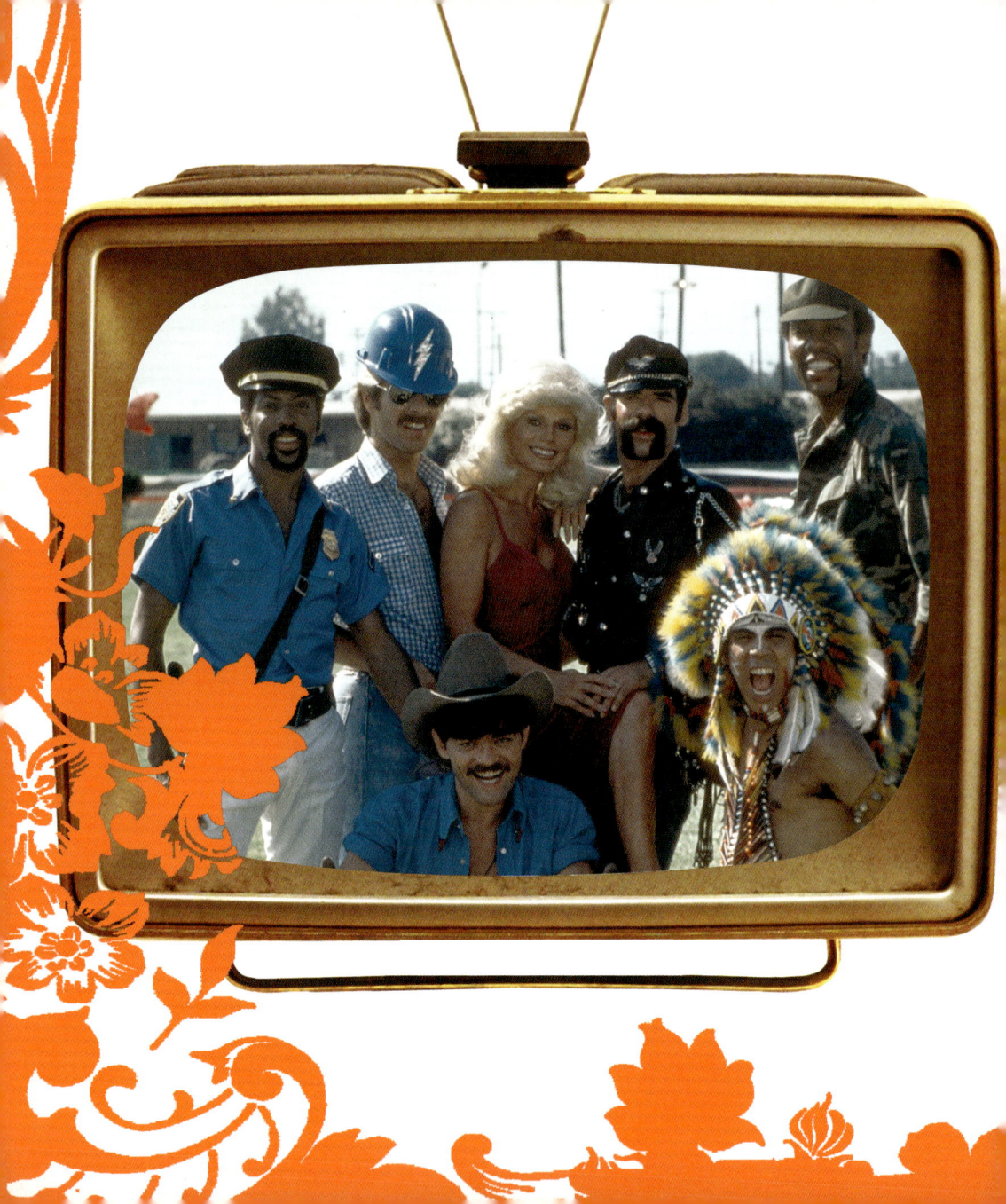

Der schwarze Riese

Nichts ist schöner, als sich beim Masturbieren vollauf den eigenen Fantasien zu überlassen. Wollten Sie es schon immer mal mit einem gut bestückten schwarzen Riesen, mit Ihrem Nachbarn, dem Postboten – nein, *zwei* Postboten! – mit Robbie Williams oder Julio Iglesias treiben? Lassen Sie alle Hemmungen fallen und geben Sie sich Ihrer Lieblingssexfantasie hin. Das ist oft viel schöner und wahrscheinlich auch sicherer, als wenn Sie sie wirklich erleben würden. Eine andere Art, *in the mood* zu kommen, ist das Lesen erotischer Erzählungen. Sie können sich auch Pornofilme ansehen oder die Lieblingsfantasien anderer Frauen lesen (Nancy Friday hat mit ihren Büchern Pionierarbeit auf diesem Gebiet geleistet). Wenn Sie nicht auf monotones Gerammel stehen, kaufen Sie sich doch Filme, die speziell für Frauen gemacht sind. Im Internet finden Sie Websites, die erotische Erzählungen für Frauen anbieten.

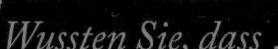

Wussten Sie, dass ...

Sex mit einem Prominenten weltweit die beliebteste Fantasie ist? Mehr als zwei Drittel aller Menschen gestanden, dass sie sich schon einmal vorgestellt haben, mit einem Star zu schlafen. Bei dieser Studie stellte sich auch heraus, dass vier von zehn Befragten vom Sex mit dem Partner des besten Freundes fantasierten!

Spielstunde

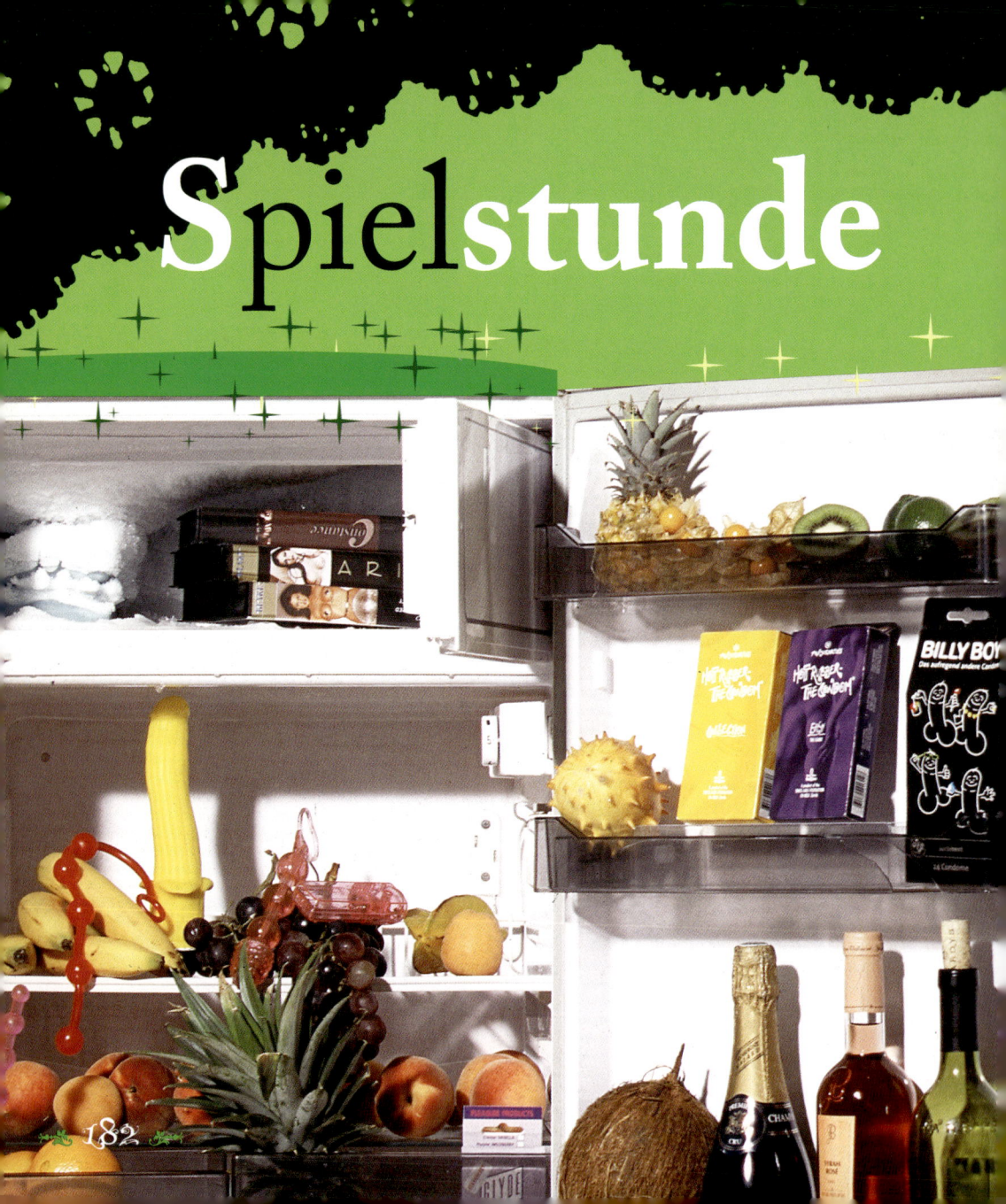

Spiele für große Mädchen

Lust, sich selbst mit einem Spielzeug zu verwöhnen? Oder benutzen Sie solche Toys gern, wenn Sie mit Ihrem Partner schlafen? Sind Sie Dildo-Fan oder Vibrator-Adept? Oder haben Sie lieber ein Design-Massagegerät, das man problemlos im Badezimmer herumliegen lassen kann? Die folgende Aufstellung soll Ihnen erst mal einen Überblick verschaffen, was gegenwärtig so alles auf dem Markt ist, und wie Sie sich damit selbst verwöhnen können.

© De Erotische Verbeelding

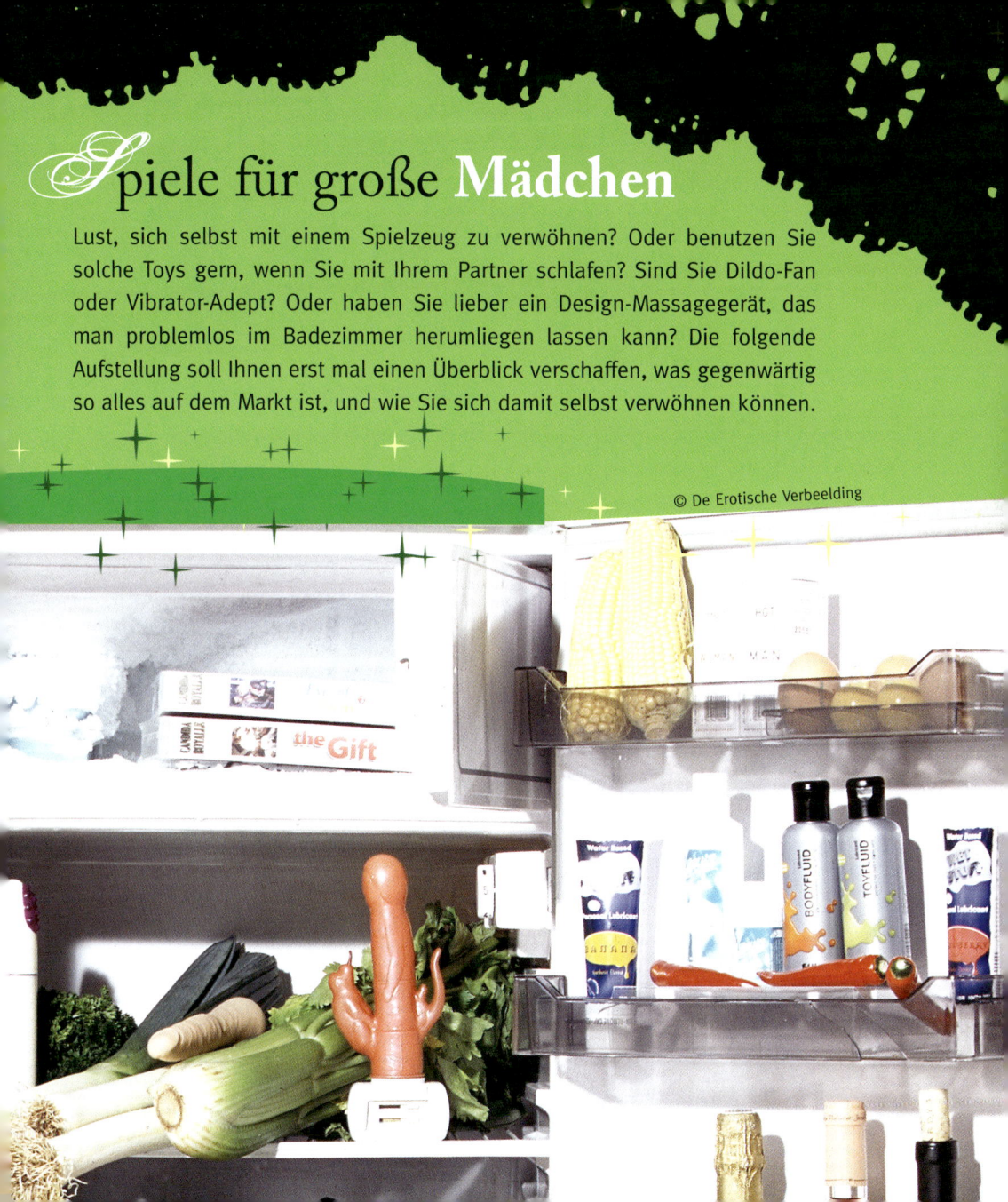

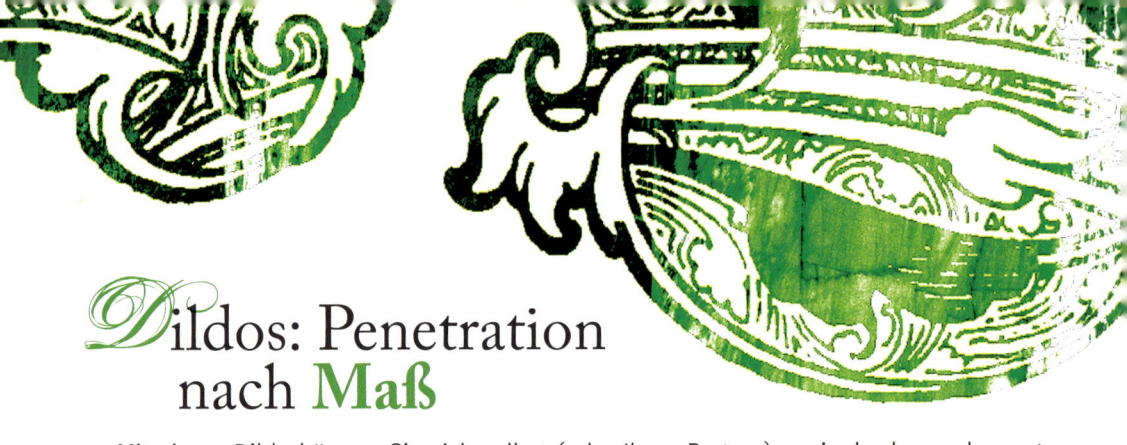

Dildos: Penetration nach **Maß**

Mit einem Dildo können Sie sich selbst (oder Ihren Partner) vaginal oder anal penetrieren. Ein Dildo ähnelt meist einem Penis und ist aus weichem Plastik, Silikon oder Latex. Aber benutzen Sie niemals einen Gegenstand, der anal eingeführt wurde, anschließend vaginal! (Auch nicht den Penis selbst.) Normale, gesunde Darmbakterien verursachen in der Vagina nämlich Infektionen. Wenn Sie unmittelbar im Anschluss an Analverkehr wieder vaginal aktiv werden wollen, benutzen Sie ein Kondom, auch für die Spielzeuge.

Und der Erfinder ist …

Man nimmt an, dass Dildos auch ursprünglich nur für vergnügliche Zwecke gedacht waren. Schon im Altertum hat man fröhlich mit Nachbildungen von Penissen aus Holz, Elfenbein, Jade oder Ton herumgespielt. Wer den Dildo nun erfunden hat, ist unklar, aber in der griechischen Hafenstadt Milet, an der Küste der heutigen Türkei, wurden laut Überlieferung Dildos für Frauen verkauft, deren Männer in den Krieg gezogen oder auf See waren.

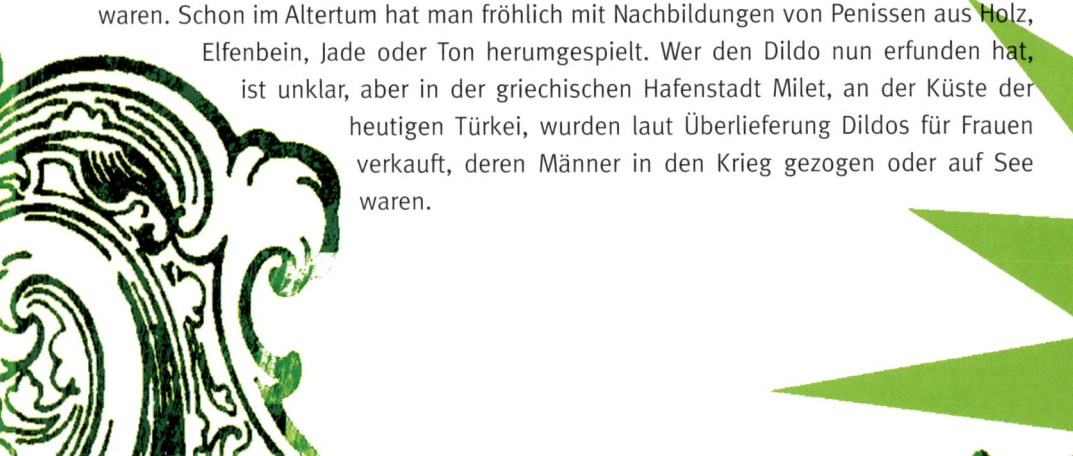

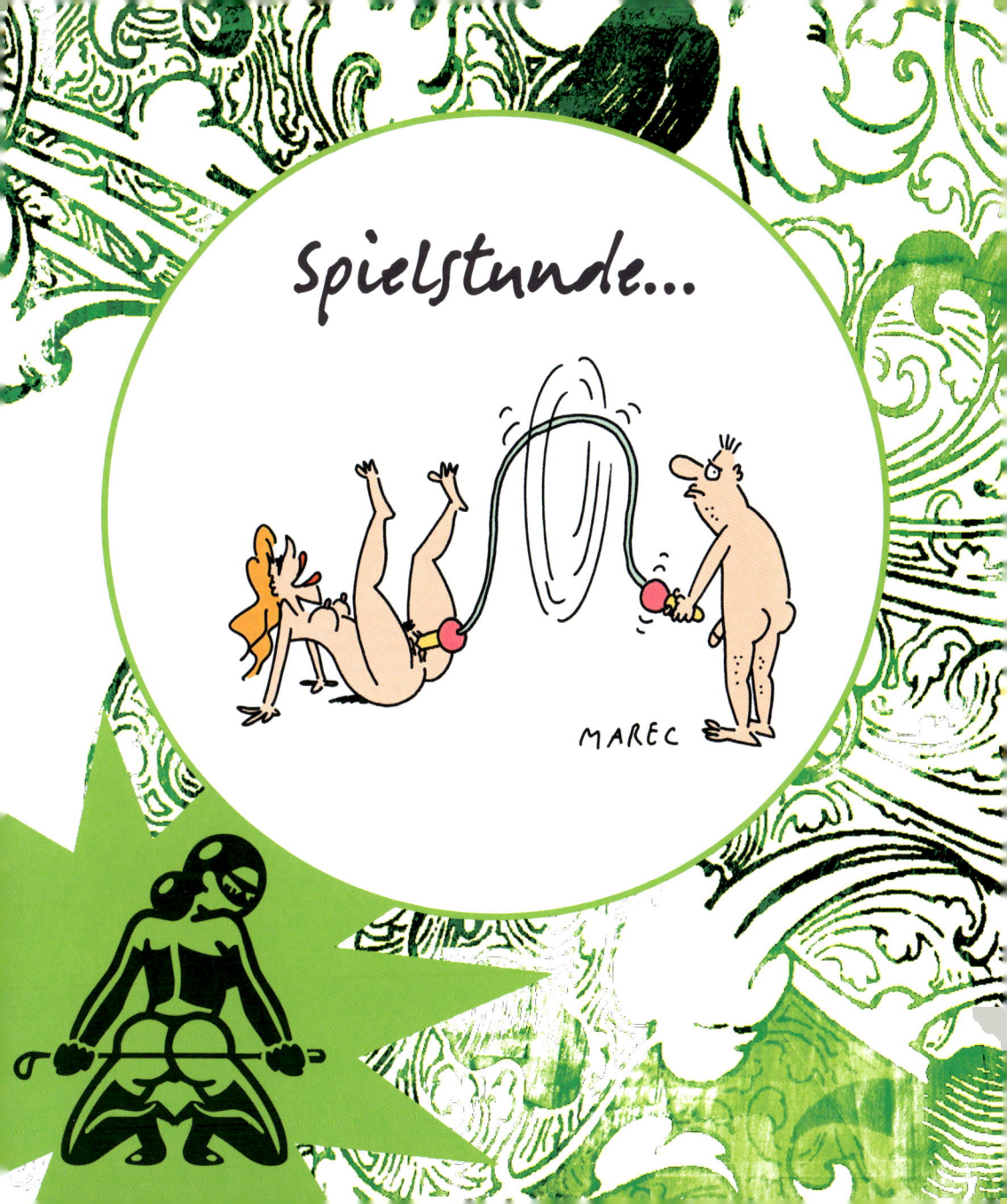

Was **macht** man damit?

Sie können sich selbst damit penetrieren. Der Vorteil liegt darin, dass Sie sich die Form selbst aussuchen können (ganz lang oder kurz, dick oder dünn, geädert oder glatt) und dass Sie ganz nach Wunsch entscheiden, wie tief oder schnell Sie sich damit penetrieren. Ein Dildo eignet sich nicht so gut, wenn Sie die Klitoris stimulieren wollen, aber Sie können ihn gut anal benutzen oder auch, um Ihren G-Punkt zu stimulieren.

Wenn Sie und Ihr Partner Analsex ausprobieren wollen, ist so ein Dildo übrigens ein guter „Test", um auszuprobieren, ob das etwas für Sie ist. Manche Männer macht es auch an, von Ihrer Frau anal penetriert zu werden. Auf diese Art wird ihre besonders empfindliche Prostata stimuliert.

Wussten Sie, dass …

eine jüngere Studie zeigte, dass acht von zehn Frauen, die einen Vibrator benutzen, ihn gar nicht in die Vagina einführen, sondern nur äußerlich anwenden, z. B. um die Klitoris zu stimulieren und so einen Orgasmus zu bekommen.

Suchen Sie sich Ihren **Favoriten** aus

Die meisten Dildos sehen ziemlich realistisch aus. Sie können sie einfach mit der Hand einführen und bewegen, aber es gibt auch Exemplare, die Sie mithilfe von Saugnäpfen so fixieren können, dass Sie sich daraufsetzen oder -legen können.

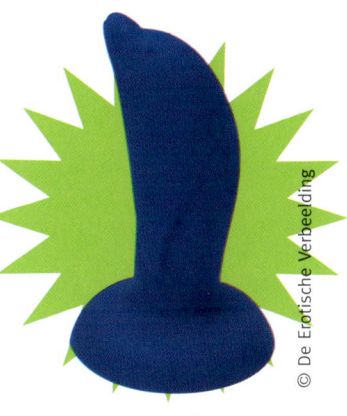

© De Erotische Verbeelding

Glatte Sache

Für Designfans oder Frauen, die es gerne schön glatt haben, gibt es mittlerweile entsprechende Ausführungen, in frischen Farben oder auch transparent.

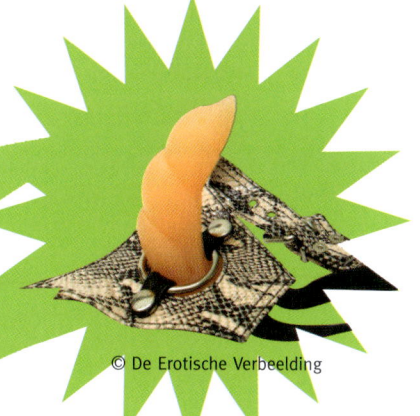

© De Erotische Verbeelding

Umschnalldildo oder Strap-on

Wenn Sie Ihren Mann penetrieren und sich gleichzeitig selbst verwöhnen wollen, können Sie das mithilfe eines doppelten Dildos oder Umschnalldildos tun. Auch bei lesbischen Paaren sehr beliebt.

Vibratoren – der reinste Nervenkitzel

Im Gegensatz zum Dildo hat ein Vibrator Batterien. Während der Dildo in erster Linie zur Penetration gedacht ist, können Sie mit einem Vibrator auch einfach nur Klitoris, Schamlippen oder Vaginawand stimulieren, ohne dass Sie echte „Fickbewegungen" imitieren müssten.

Und der Erfinder ist …

Vibratoren wurden ursprünglich nicht zum Vergnügen entwickelt, auch wenn das natürlich das Resultat war. Im 19. Jahrhundert entwickelten die Ärzte nämlich Apparate, mit denen sie die Frauen an ihren intimen Stellen massierten, um so ihre psychischen Probleme oder Vaginismus zu behandeln. Dass viele Frauen ihren Arzt gerne mal öfter in Anspruch nahmen, wird keinen überraschen. Aber es dauerte noch eine Weile, bis der Vibrator für sexuelle Zwecke kommerzialisiert wurde. In den letzten Jahren erlebte er einen wahren Boom: Noch nie zuvor waren so viele spezielle Vibratoren auf dem Markt. Auch die Generation 50 plus scheint sich immer öfter einen ins Haus zu holen.

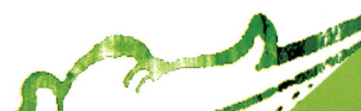

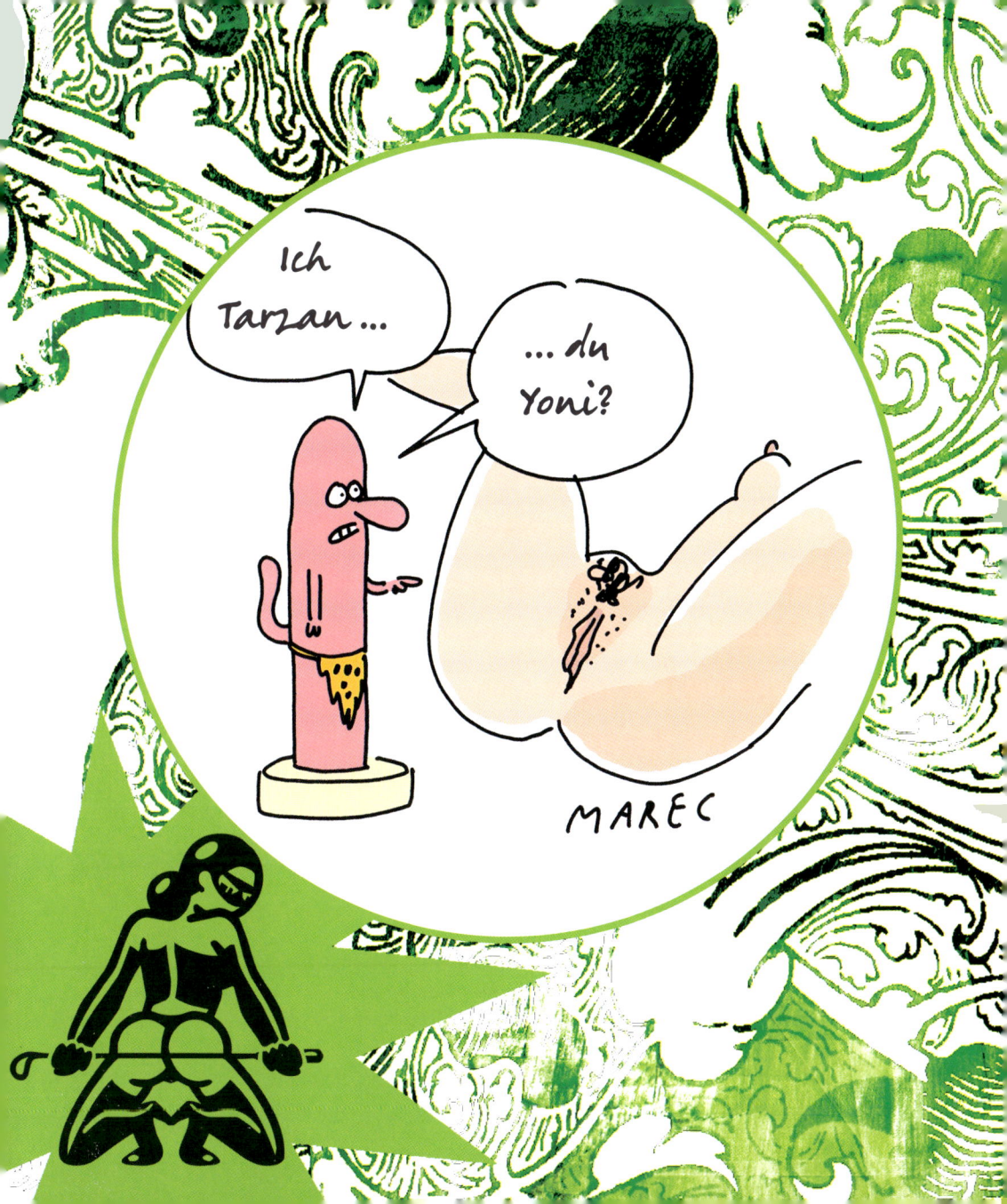

Was **macht** man damit?

Durch die Vibrationen kann er Ihre Klitoris auf ganz andere Weise stimulieren als Finger oder Penis oder Zunge Ihres Partners. Sie können sich selbst vaginal und klitoral stimulieren, oder auch nur eins von beidem tun. Viele Frauen erleben auf diese Art intensivere Orgasmen oder können sogar ausschließlich so kommen. Sie können Ihren Vibrator auch gemeinsam mit Ihrem Partner beim Vorspiel oder beim Geschlechtsverkehr benutzen. Männer sind übrigens auch nicht unempfänglich für diese Vibrationen. Damit können sie z.B. seinen Anus, die Hoden oder die Prostata verwöhnen.

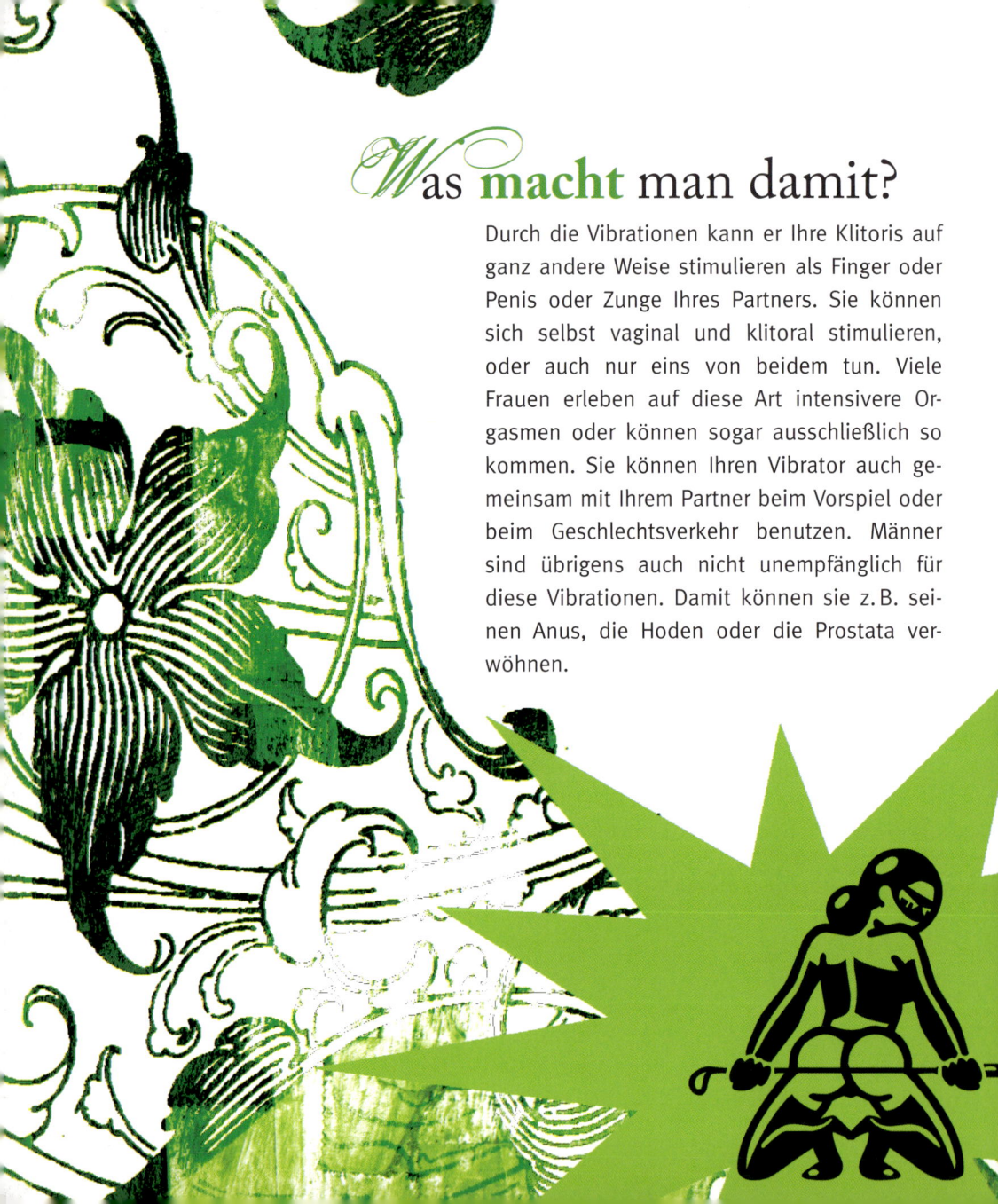

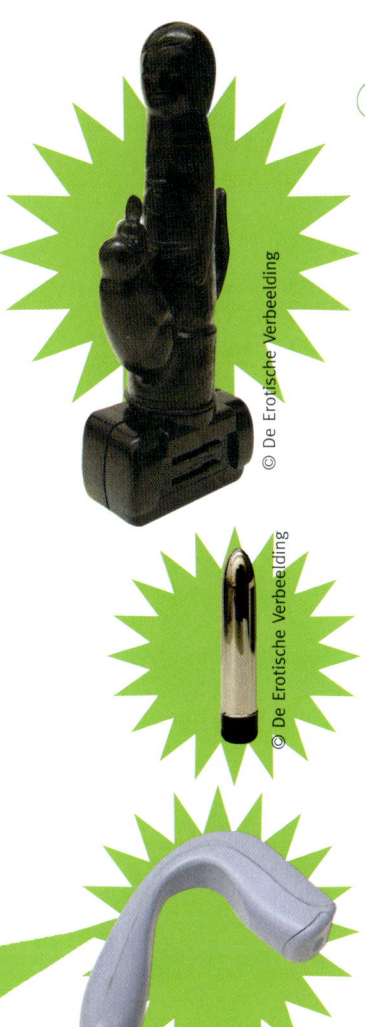

© De Erotische Verbeelding

© De Erotische Verbeelding

© De Erotische Verbeelding

*S*uchen Sie sich Ihren **Favoriten** aus

Es gibt eine große Auswahl an Modellen. Manche sehen aus wie ein Penis, andere erinnern kein bisschen daran.

Tarzanvibrator

Die berühmten „Tarzan"-Vibratoren sehen aus wie ein Penis, der kreisen (und so Scheidenwand und G-Punkt stimulieren) kann und einen kleinen, vibrierenden Aufsatz aufweist – meist in Form eines Delfins oder eines anderen Tiers –, der die Klitoris verwöhnt. Manche haben auch einen analen Stimulator.

Minivibrator

Minivibratoren sind winzigklein. Man kann sie sich z.B. auf den Finger schieben oder an den Schlüsselbund hängen und überallhin mitnehmen. Ideal für die Stimulation der Klitoris.

G-Punkt-Vibrator

Der G-Punkt-Vibrator konzentriert sich ganz auf den magischen Punkt und erinnert meist eher an einen Schuhlöffel oder eine wahnwitzige Banane als an den guten, alten Penis.

Handsfree-Vibrator

Für faule Ladys gibt es Handsfree-Vibratoren, deren Steuerung man vielleicht besser nicht allzu leichtfertig seinem Partner überlassen sollte.

Intim, aber **incognito**

Sind Sie nicht so scharf auf die lebensechten Exemplare? Dann gibt es genug Spielzeuge auf dem Markt, die durch ihr unschuldiges Aussehen garantiert jede neugierige Schwiegermutter täuschen.

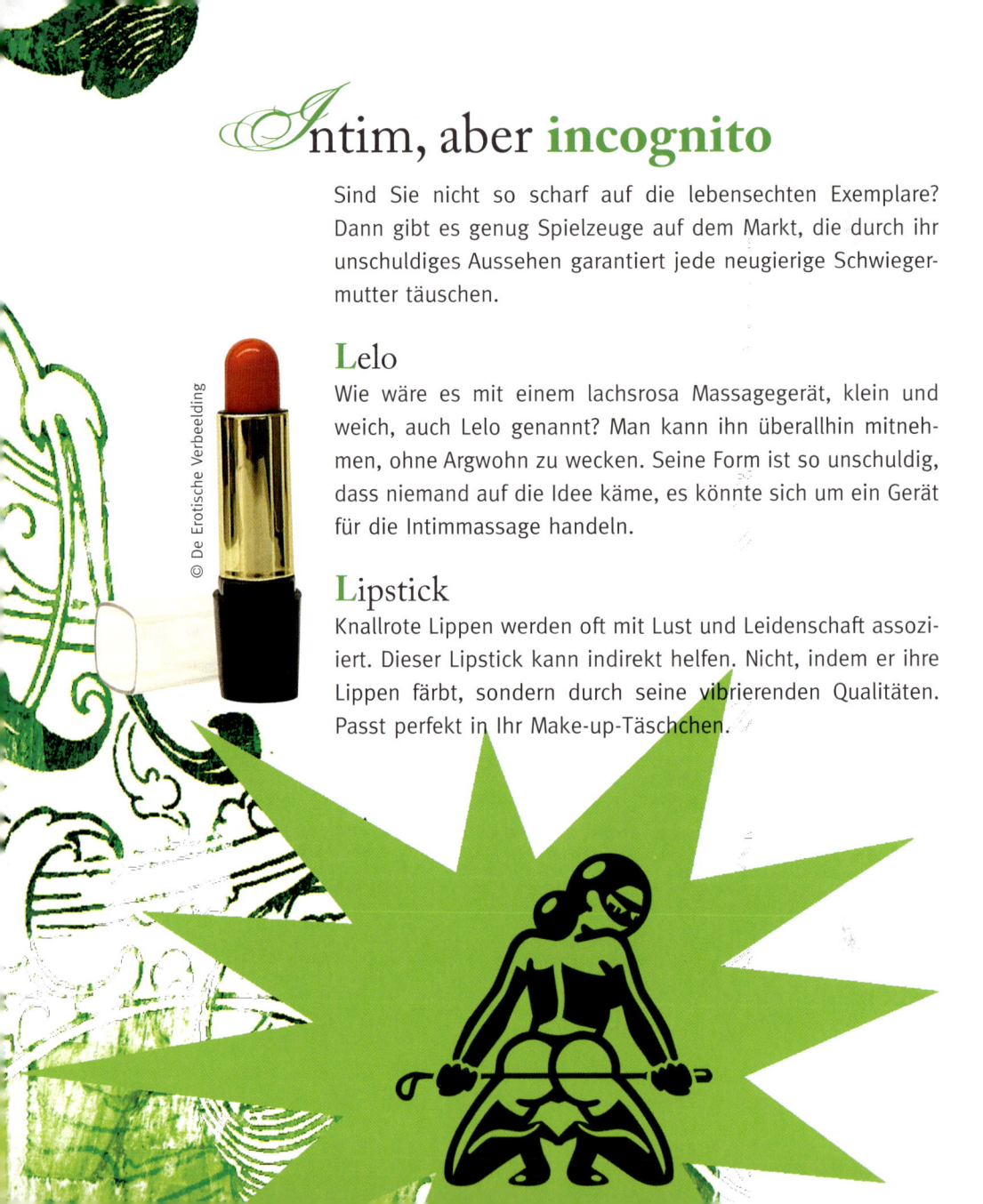

© De Erotische Verbeelding

Lelo

Wie wäre es mit einem lachsrosa Massagegerät, klein und weich, auch Lelo genannt? Man kann ihn überallhin mitnehmen, ohne Argwohn zu wecken. Seine Form ist so unschuldig, dass niemand auf die Idee käme, es könnte sich um ein Gerät für die Intimmassage handeln.

Lipstick

Knallrote Lippen werden oft mit Lust und Leidenschaft assoziiert. Dieser Lipstick kann indirekt helfen. Nicht, indem er ihre Lippen färbt, sondern durch seine vibrierenden Qualitäten. Passt perfekt in Ihr Make-up-Täschchen.

Quietscheentchen & Co.

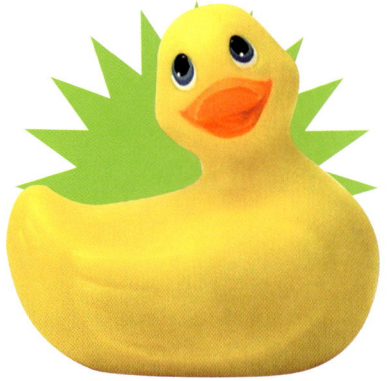

Koi toy

Große Mädchen haben auch gern ein Spielzeug im Bad. Aber diese Quietscheentchen und Koi Toys sind mehr als schwimmende Tierchen im Schaumbad. Es sind vielmehr wasserdichte Spielzeuge in Form einer Ente oder eines Fischs, die Ihre Momente in der Wanne dank ihrer Vibrationen etwas aufregender gestalten.

Rock-Chick

Mit dem Rock-Chick können Sie gleichzeitig G-Punkt und Klitoris stimulieren. Dieser Vibrator sieht aus wie ein stilvolles Objekt, das man sich eher auf einer Heim-Verkaufsparty für Haushaltsartikel vorstellen würde. Aber täuschen Sie sich nicht: Hier erwartet Sie ein besonders intensives Gefühl, denn das Rock-Chick passt sich perfekt der Form Ihrer Vagina an.

Layaspot

Designermäßig kommen? Auf der Suche nach einem Vibrator, der zur geschmackvollen Einrichtung passt? Der Layaspot sieht rasant aus und soll den G-Punkt perfekt verwöhnen.

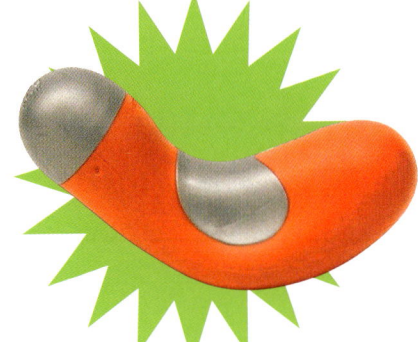

*B*esondere **Verwöhner**

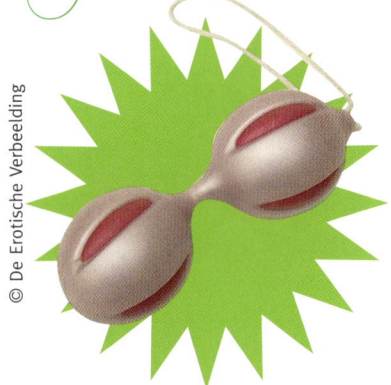

Ben-Wa-Kugeln

Ben-Wa-Kugeln oder chinesische Liebeskugeln können Sie unbemerkt einführen und stundenlang damit herumlaufen. Praktisch, um die vaginalen Muskeln zu trainieren. Sie sorgen für eine sehr subtile, langfristige Stimulation.

Pump it up

Wenn Sie etwas richtig Besonderes erleben wollen, können Sie die Klitorispumpe ausprobieren. Das ist ein Apparat, den Sie an Ihrer Vagina und Klitoris saugen lassen können. So können Sie den Saugeffekt an der Klitoris mit der prickelnden Stimulation der Schamlippen kombinieren. Die Pumpe verspricht einen überwältigenden Orgasmus.

Vibrierende Lippen

Wenn Sie sehr fürs Orale sind, können Sie die berühmten Vibratoren in Form eines Lippenpaares mit Zunge(nspitze) ausprobieren. Damit simulieren Sie eine orale Nummer inklusive Vibrationen.

Grüne Finger

Die Möglichkeiten sind unerschöpflich ... Kenner behaupten, dass ein Büschel frische Brennnesseln auch die Geschlechtsorgane prickeln lässt. Oder lieber doch nicht?

Anregende Cremes

Haben Sie Lust, in Stimmung zu kommen, ohne einen Finger zu rühren? Bestimmte Cremes versprechen, nicht nur die Lust zu wecken, sondern auch den Orgasmus zu verstärken.

„Oh!" mit Ginseng, Ginkgo, grünem Tee und Minze soll ein natürliches Aphrodisiakum sein, „Viacreme" gilt gar als „Viagra für Frauen".

Der Effekt dieser Cremes ist sehr zweifelhaft. Früher erzielte man dasselbe Resultat mit Wick-Balsam, Tigerbalsam oder auch Zahnpasta: ein leichtes Brennen, Prickeln, Wärme und Kälte … Aber solange Sie sich keine Wunder (geschweige denn einen Orgasmus) davon erwarten, kann das ein ganz nettes Spielzeug sein.

Was darf man sich eigentlich alles reinstecken?

Die Vagina ist ein wunderbar selbstreinigendes System. Aber diese Fähigkeit sollten Sie nicht unnötig strapazieren. Fühlen Sie einen unwiderstehlichen Drang, sich Schlagsahne in die Vagina zu spritzen? Können Sie ruhig machen, aber lieber sporadisch als regelmäßig. Der Säuregrad Ihrer Vagina ist nämlich sehr wichtig für die Gesundheit, und durch zu viel Sahne würde Ihre Vagina „zu süß" werden. Alles, was Sie sich in die Vagina stecken oder schmieren, muss grundsätzlich sauber sein. Reinigen Sie Ihre eigenen Sexspielzeuge vor dem Gebrauch mit Wasser oder auch Alkohol (aber dann benutzen Sie sie bitte nicht unmittelbar anschließend, sonst können Sie was erleben …). Gänzlich meiden sollten Sie scharfkantige Gegenstände. Sie können sich damit zu leicht Verletzungen in der Vagina zufügen – und erhöhen damit die Gefahr einer Ansteckung mit einer sexuell übertragbaren Krankheit.

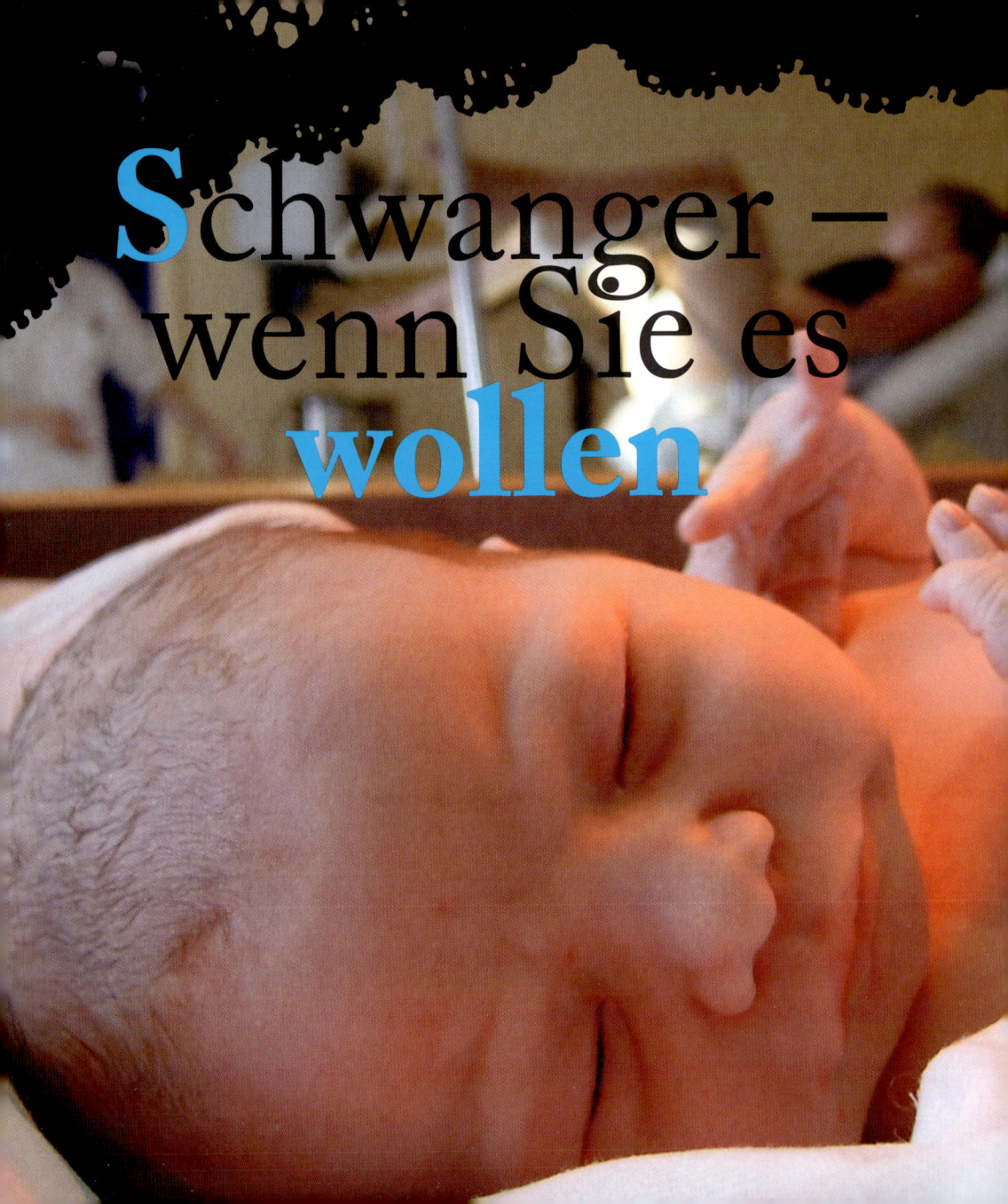

Schwanger – wenn Sie es wollen

Wollen Sie schwanger werden und darum wissen, wann die Chancen auf eine Schwangerschaft am größten sind? Dann machen Sie einen Ovulationstest. Diese Tests messen, wann die Menge des luteinisierenden Hormons im Urin ansteigt. Dieses Hormon bereitet die Gebärmutterschleimhaut für die mögliche Einnistung einer befruchteten Eizelle vor. Der Spiegel dieses Hormons steigt ungefähr 24 bis 48 Stunden vor dem Eisprung stark an. Ist der – übrigens äußerst zuverlässige – Test positiv, dann wissen Sie, was in den nächsten Tagen auf dem Programm steht! Sie bekommen den Test beim Apotheker. Wenn Sie nicht schwanger werden wollen, benutzen Sie am besten Verhütungsmittel. Ohne entsprechende Maßnahmen kann eine gesunde, normal fruchtbare Frau nämlich leicht schwanger werden. Wenn Sie keine Lust auf eine vielköpfige Familie haben, können Sie aus einer ganzen Reihe von Mitteln und Methoden wählen, um Ihre Familienplanung selbst in die Hand zu nehmen. Manche Methoden sind unzuverlässig, z.B. der Koitus interruptus (bei dem der Mann sich einfach vor der Ejakulation aus der Vagina zurückzieht – auch bekannt unter dem Namen „vor dem Singen aus der Kirche gehen"). Die Kalendermethode (kein Sex während der fruchtbaren Tage) verlangt einiges an Disziplin, und wenn Ihr Zyklus unregelmäßig ist, laufen Sie immer noch beträchtliche Gefahr, schwanger zu werden. Manche Frauen kombinieren diese Methode daher mit der Temperaturmethode oder dem „Schleimtest", doch die Zuverlässigkeit bleibt gering.

> ### Wussten Sie, dass …
> eine Samenzelle tage- bis wochenlang im Körper der Frau überleben kann? Aber nur in den ersten Tagen kann das Sperma eine Eizelle befruchten. Außerhalb des Körpers ist es jedoch schon nach wenigen Minuten dem Tode geweiht.

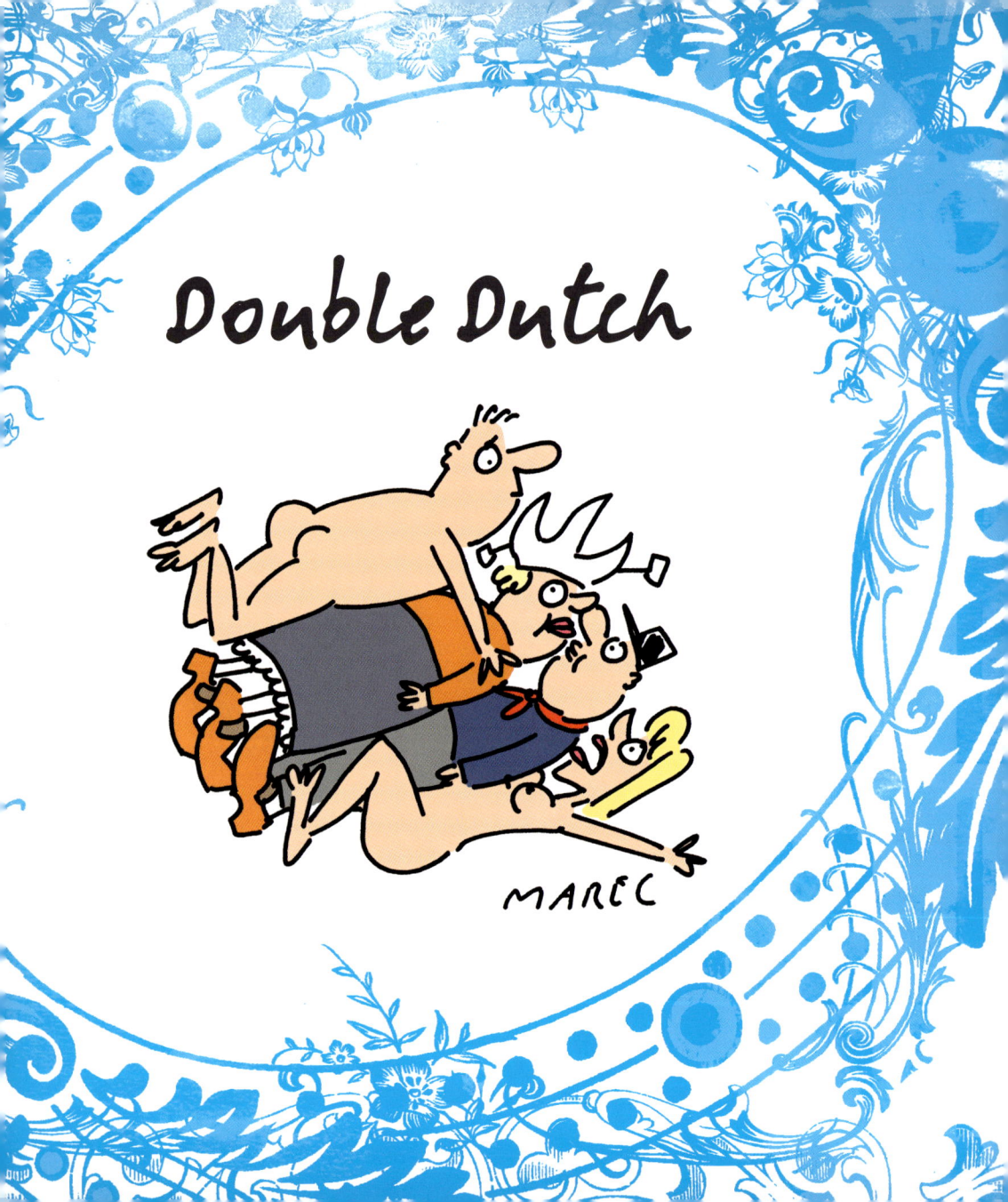

Suchen Sie sich Ihre Methode aus

Bei den zuverlässigeren Verhütungsmitteln wird zwischen vier Methoden unterschieden: Barriere, natürliche, chemische und hormonelle Methode.

Barriere: Das Sperma kann die Eizelle nicht erreichen, weil ihm eine physische Barriere im Weg steht, z. B. ein Kondom oder ein Pessar.

Natürlich: Auf der Grundlage objektiver Signale werden die fruchtbaren Tage bestimmt.

Chemisch: Das Sperma wird gestoppt, indem man es auf seiner Wanderung Richtung Eizelle abtötet, z. B. durch eine Spermizid-Creme.

Hormonell: Um zu verhindern, dass Eizellen heranreifen oder Samenzellen die Eileiter erreichen können, kann man auf die Antibabypille, die Dreimonatsspritze, die Hormonspirale, den Vaginalring, das Hormonpflaster oder das Verhütungsstäbchen zurückgreifen. Manche Methoden können auch gleichzeitig eingesetzt werden. Wenn Sie sich sowohl vor einer ungewollten Schwangerschaft als auch vor sexuell übertragbaren Krankheiten schützen wollen, können Sie Kondom und Pille kombinieren (auch „Double Dutch" genannt).

Lieber endgültig?

Sowohl Männer als auch Frauen können sich sterilisieren lassen, wodurch Befruchtung und Schwangerschaft prinzipiell unmöglich gemacht werden. Bei Frauen wird der Eileiter, bei Männern werden die Samenleiter durchtrennt oder abgeklemmt. Eine ziemlich rigide Sterilisationsmethode ist die Kastration, bei der die Hoden entfernt oder funktionsuntüchtig gemacht werden – wie bei den Eunuchen. Die Kastration wird nur aus medizinischen Gründen, z. B. Krebs, angewandt.

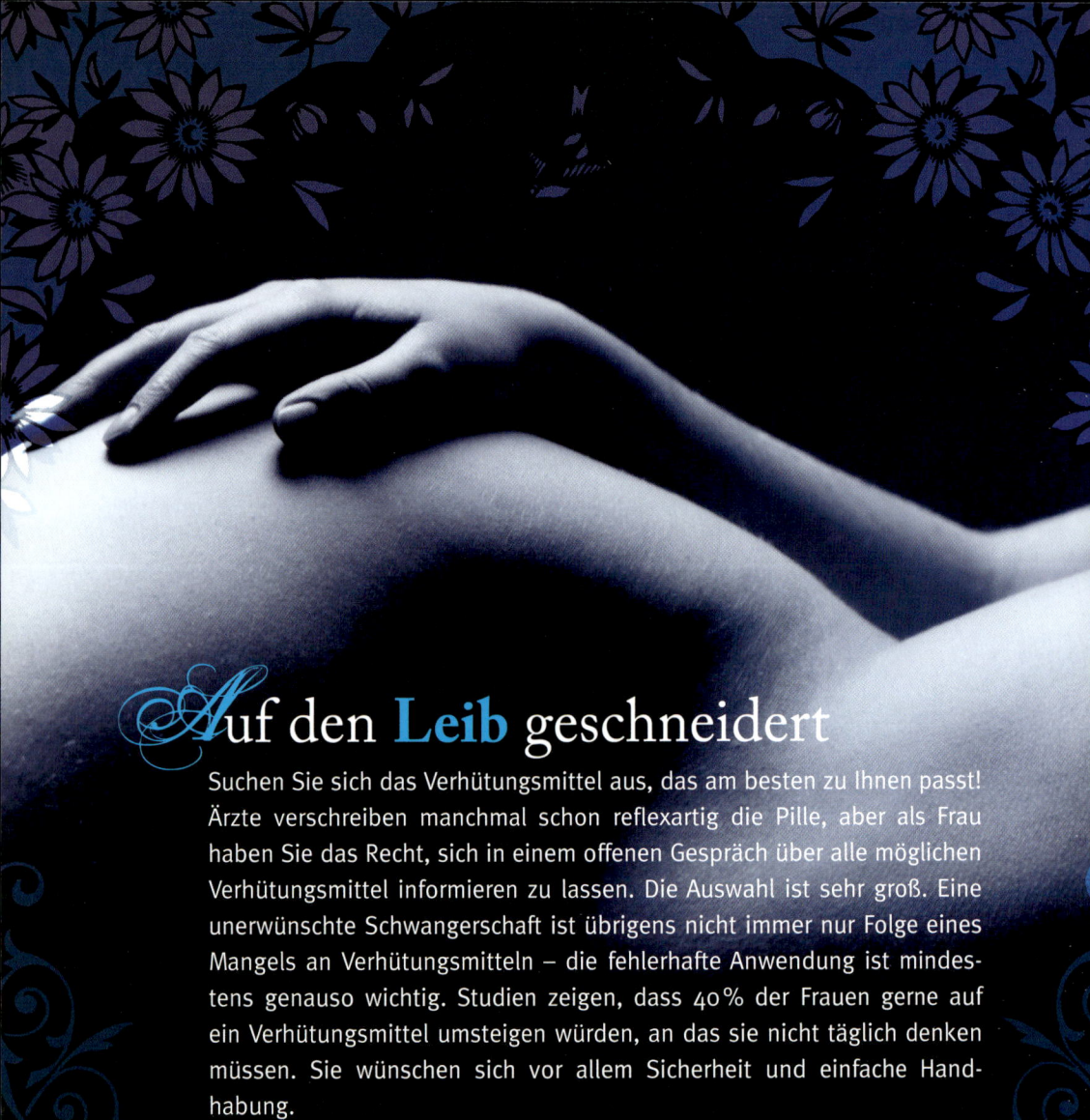

Auf den **Leib** geschneidert

Suchen Sie sich das Verhütungsmittel aus, das am besten zu Ihnen passt! Ärzte verschreiben manchmal schon reflexartig die Pille, aber als Frau haben Sie das Recht, sich in einem offenen Gespräch über alle möglichen Verhütungsmittel informieren zu lassen. Die Auswahl ist sehr groß. Eine unerwünschte Schwangerschaft ist übrigens nicht immer nur Folge eines Mangels an Verhütungsmitteln – die fehlerhafte Anwendung ist mindestens genauso wichtig. Studien zeigen, dass 40 % der Frauen gerne auf ein Verhütungsmittel umsteigen würden, an das sie nicht täglich denken müssen. Sie wünschen sich vor allem Sicherheit und einfache Handhabung.

Checkliste

Beantworten Sie folgende Fragen. Auf der Basis Ihrer Antworten können Sie mit Ihrem Hausarzt oder Gynäkologen beratschlagen, welches Verhütungsmittel für Sie das ideale ist.

❶ Neigen Sie zu Erbrechen und Durchfall? (Aus allen möglichen Gründen – Krankheit, Lebensmittelallergien oder -unverträglichkeiten, aber auch regelmäßige Migräne, Kater, Stress …)

❷ Sind Sie diszipliniert? Haben Sie einen Lebensstil, der es Ihnen erlaubt, jeden Tag an Ihr Verhütungsmittel zu denken bzw. es jeden Tag zur gleichen Zeit einzunehmen (dagegen sprechen z. B. wechselnde Arbeitsschichten, häufige Reisen)?

❸ Können Sie sich vorstellen, ein Verhütungsmittel zu benutzen, das Sie selbst im Körper tragen, oder sagt Ihnen dieser Gedanke nicht so zu?

❹ Leben Sie in einer festen Beziehung oder haben Sie wechselnde Partner?

Verhütung – die **neue** Generation

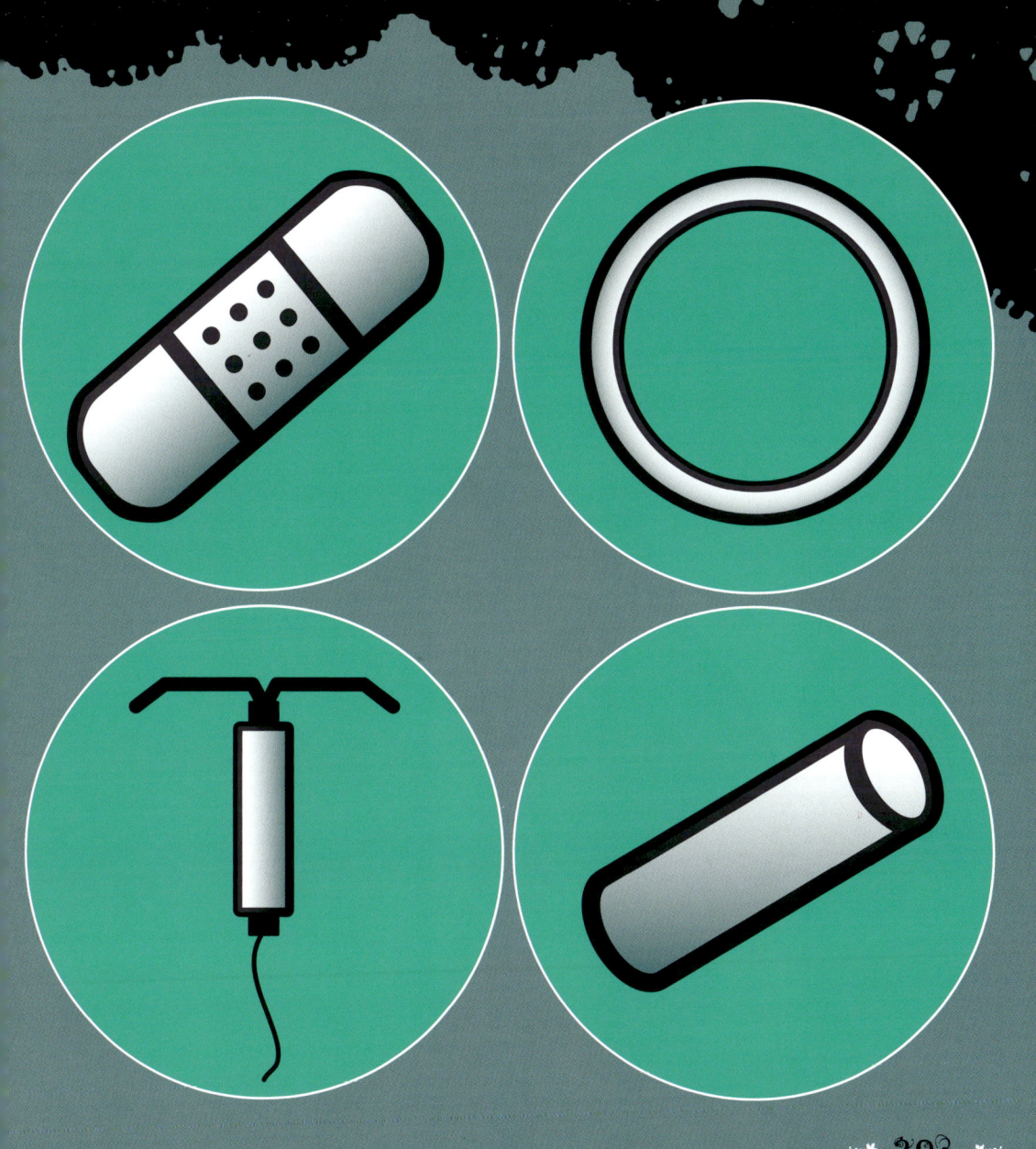

203

Einfach verpflastert

Das Hormonpflaster ist ein dünnes Pflaster, das über die Haut regelmäßig eine niedrige Dosis Hormone abgibt (Östrogen und Gestagen), sodass Sie keinen Eisprung mehr haben. Außerdem bewirken diese Hormone, dass die Schleimhaut im Gebärmutterhals dicker wird, wodurch das Sperma nicht mehr so leicht bis in die Gebärmutter vordringen kann.

Jede Woche kleben Sie sich an einem festen Tag ein Pflaster auf (jedes Mal an einer anderen Stelle), das nach einer Woche wieder durch ein neues ersetzt wird – drei Wochen lang. In der vierten Woche pausieren Sie und bekommen Ihre Tage. Sie können das Pflaster auf dem Hintern, am Bauch, an der Außenseite des Oberarms oder auf dem Oberkörper tragen. Wenn Sie es korrekt anwenden, können Sie damit baden, duschen, schwimmen, Sport treiben, die Sauna besuchen, sich sonnen oder ins Solarium gehen … Auch warmes und feuchtes Wetter hat keinen Einfluss auf die Wirkung des Hormonpflasters.

Wäre das etwas für **Sie**?

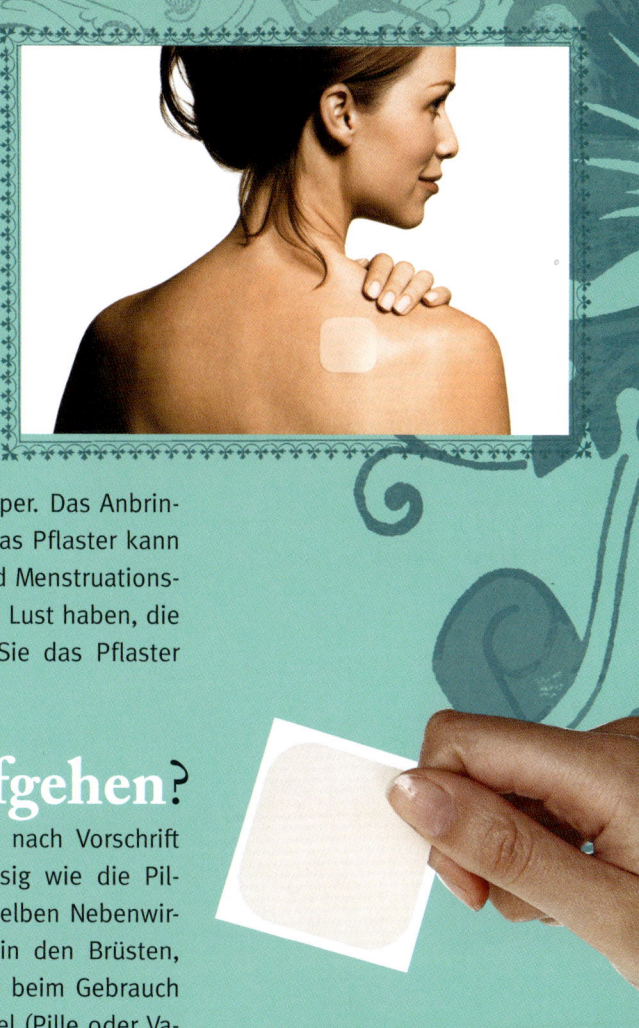

Das Hormonpflaster ist ein sehr einfaches Verhütungsmittel, das genauso zuverlässig ist wie die Pille. Ein Vorteil liegt darin, dass es auch wirkt, wenn Sie sich übergeben müssen, Durchfall haben oder Antibiotika einnehmen. Die Gefahr, es zu vergessen, ist ziemlich klein, denn Sie sehen es ja an Ihrem Körper. Das Anbringen ist auch völlig unkompliziert. Das Pflaster kann sich günstig auf Akne auswirken und Menstruationsschmerzen mindern. Wenn Sie keine Lust haben, die eine Woche auszusetzen, können Sie das Pflaster auch durchgehend anwenden.

Was kann **schiefgehen**?

Wenn Sie das Pflaster konsequent nach Vorschrift benutzen, ist es genauso zuverlässig wie die Pille. Zu Anfang können Sie auch dieselben Nebenwirkungen spüren – z.B. Schmerzen in den Brüsten, Kopfschmerzen oder Übelkeit – wie beim Gebrauch anderer hormonaler Verhütungsmittel (Pille oder Vaginalring). Die meisten Nebenwirkungen sind aber nicht schlimm und meist vorübergehender Natur. Für manche Hauttypen ist das Pflaster nicht so gut geeignet, und besonders diskret ist es auch nicht.

Reger Verkehr auf dem Ring

Durchsichtig und biegsam, mit einem Durchmesser von ungefähr fünf Zentimetern – so sieht der Vaginalring aus. Er gibt eine superniedrige Hormondosis ab, die über die Vaginalschleimhaut direkt ins Blut übergeht.

Sie können den Ring selbst einsetzen und nach drei Wochen einfach herausziehen. Nach einer Woche Pause, in der Sie ebenfalls völlig geschützt sind, setzen Sie einen neuen Ring ein.

Wäre das etwas für Sie?

Sie haben Ihre Verhütung selbst in der Hand. Den Ring führen Sie ein wie einen Tampon. Er ist nicht so wirksam wie die Pille, aber die Gefahr, ihn zu vergessen, ist wesentlich kleiner!

Da die Hormone keine Umwege über Verdauungstrakt und Leber nehmen müssen, genügt eine niedrigere Dosis, und das verringert die Gefahr von Nebenwirkungen. Der Ring verursacht keine Gewichtszunahme und wirkt auch, wenn Sie an Durchfall oder Erbrechen leiden oder Antibiotika nehmen. Wenn Sie dann doch einen Kinderwunsch haben, sind Sie schon ab dem folgenden Zyklus wieder fruchtbar.

Was kann schiefgehen?

Die Hormone können anfangs für Beschwerden sorgen. Manche Frauen empfinden „so ein Ding" in sich als störend, z. B. beim Geschlechtsverkehr. Andere vergessen vollständig, dass sie den Ring in sich tragen und denken nicht mehr daran, ihn rechtzeitig zu entfernen oder zu wechseln.

*S*piral**förmig**

Die Hormonspirale gibt direkt Gestagen (kein Östrogen) in die Gebärmutter ab. Sie wird durch den Gynäkologen eingesetzt.

*W*äre das etwas für **Sie**?

Die Hormonspirale ist nicht so wirksam wie die Pille. Sie kann fünf Jahre im Körper verbleiben. Angenehm ist, dass Sie die Anwendung nicht vergessen können und auch bei Erbrechen und Durchfall nichts zu befürchten haben. Wenn Sie schwanger werden wollen, lässt sich die Spirale leicht wieder entfernen. Da das Hormon nur vor Ort abgegeben wird, hat es keine unangenehmen Nebenwirkungen, wie sie z. B. die Pille verursachen kann. Im Gegensatz zur klassischen kupferhaltigen Spirale verursacht die Hormonspirale keine langen, starken Monatsblutungen. Meistens bleibt die Regel sogar ganz aus.

*W*as kann **schiefgehen**?

Die Hormonspirale wird im Prinzip nur bei Frauen eingesetzt, die schon einmal entbunden haben. Unter bestimmten Umständen kann sie aber auch bei kinderlosen Frauen angewendet werden.

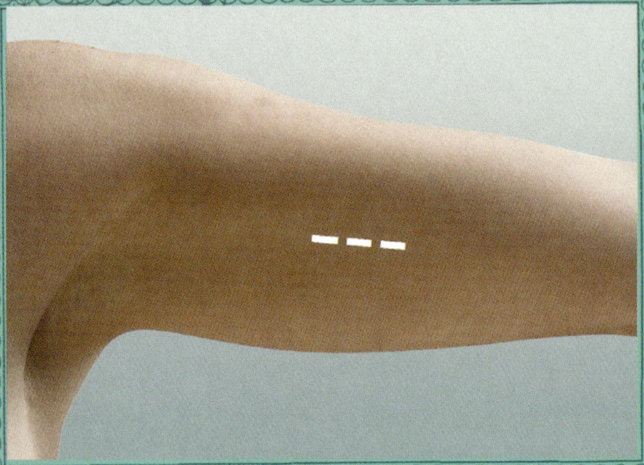

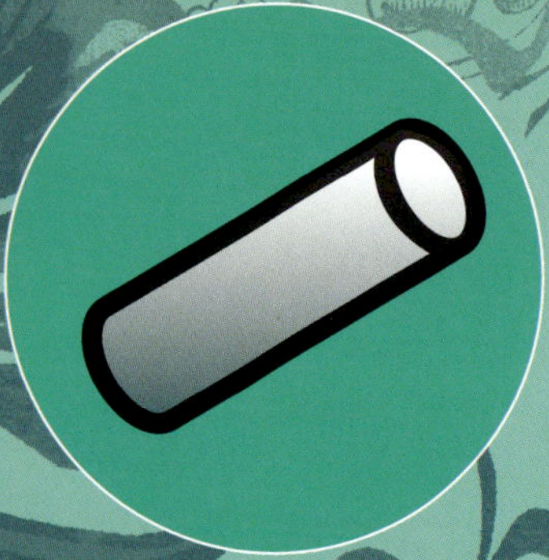

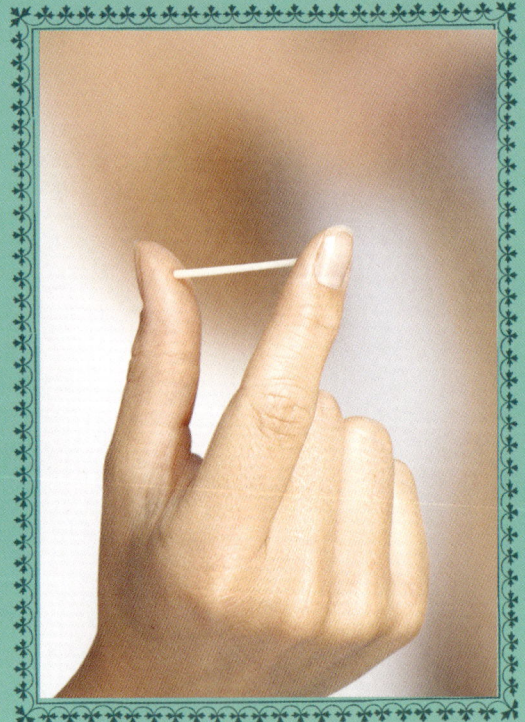

Oder mit Stäbchen!

Das Verhütungsstäbchen gibt jeden Tag eine gleichmäßige Menge Gestagen ab. Dadurch haben Sie keinen Eisprung, und zusätzlich wird die Schleimhaut des Gebärmutterhalses dicker, sodass Sperma viel schwerer in Ihre Gebärmutter gelangen kann.

Das biegsame Stäbchen ist ungefähr drei Zentimeter lang. Ihr Arzt oder Gynäkologe setzt es Ihnen mithilfe eines speziellen Applikators unter die Haut ein, meistens an der Innenseite des Oberarms.

Wäre das etwa für Sie?

Sie brauchen sich drei Jahre lang keine Gedanken über Verhütung mehr zu machen. Das Hormonstäbchen ist durch seine geringe Länge sehr diskret. Sie können es zwar ertasten (das beruhigt die Frauen oft, weil sie dann wissen, dass sie geschützt sind), es ist aber unsichtbar. Das Risiko von Verwachsungen oder einer Abstoßung ist sehr klein. Sobald es entfernt wird, sind Sie nach ein paar Tagen wieder fruchtbar.

Was kann schiefgehen?

Sie haben weniger Kontrolle über Ihren Zyklus als bei Pille, Pflaster oder Ring. Manchmal können Beschwerden wie Kopfschmerzen oder geschwollene Brüste auftreten. Andere Frauen klagen über tägliche Blutungen. Das Einsetzen ist nicht kompliziert oder schmerzhaft, erfordert aber entsprechende Spezialkenntnisse bei Ihrem Arzt. Nach Entfernung des Stäbchens kann eine kleine Narbe bleiben.

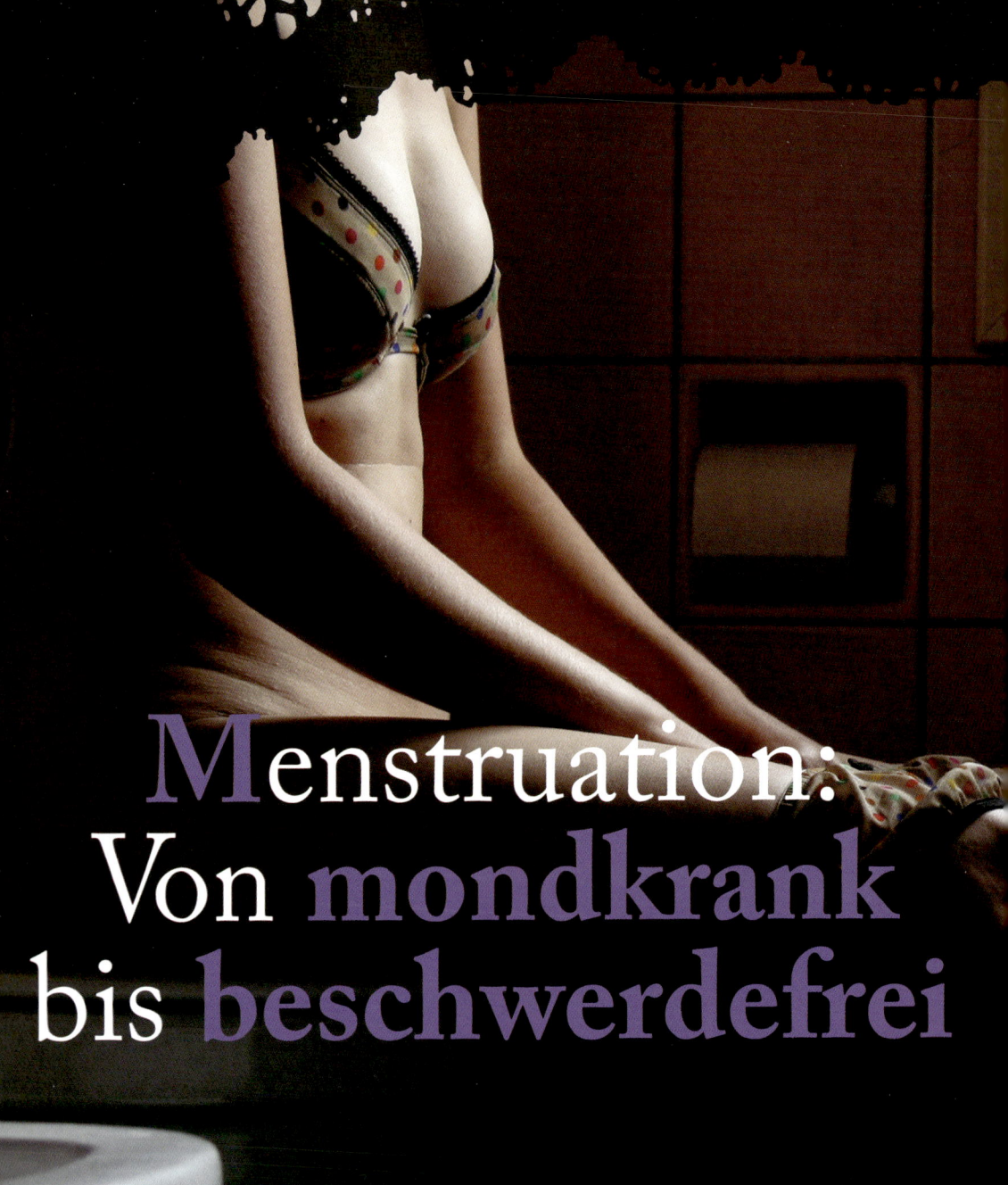

Menstruation: Von mondkrank bis beschwerdefrei

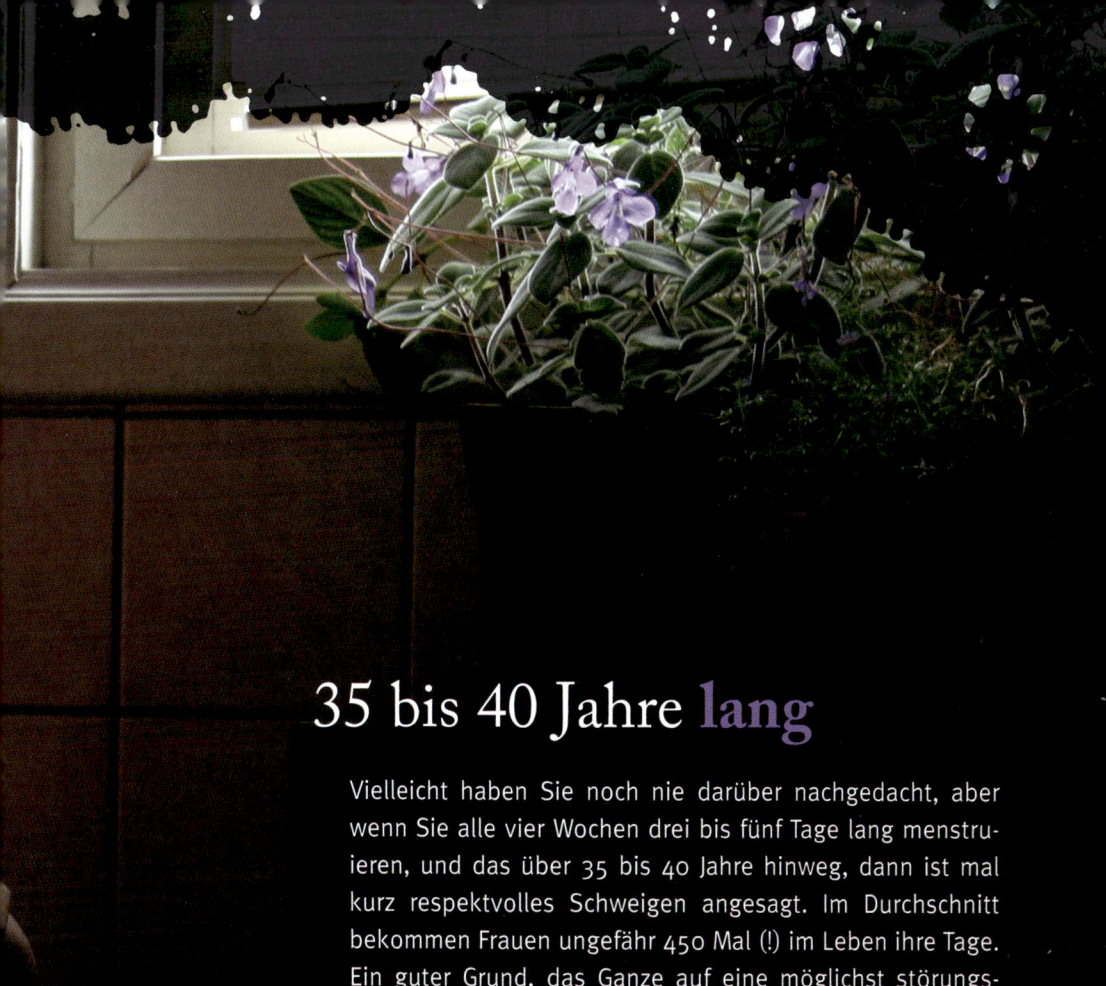

35 bis 40 Jahre lang

Vielleicht haben Sie noch nie darüber nachgedacht, aber wenn Sie alle vier Wochen drei bis fünf Tage lang menstruieren, und das über 35 bis 40 Jahre hinweg, dann ist mal kurz respektvolles Schweigen angesagt. Im Durchschnitt bekommen Frauen ungefähr 450 Mal (!) im Leben ihre Tage. Ein guter Grund, das Ganze auf eine möglichst störungs- und schmerzfreie Art über die Bühne gehen zu lassen.

Menarche & Co.

Was ist das eigentlich – „menstruieren"? Normalerweise bekommen Sie jeden Monat eine Blutung, die das Ende Ihres Zyklus anzeigt. Das Blut verlässt Ihren Körper über die Vagina.

Die meisten Mädchen menstruieren zum ersten Mal zwischen ihrem elften und fünfzehnten Lebensjahr. Nach der ersten Blutung – Menarche genannt – ist die Menstruation meist noch eine ganze Weile unregelmäßig. Bei manchen Mädchen dauert es ein paar Monate bis zur nächsten Blutung, bei anderen erfolgt sie in kürzerem Rhythmus. Diese Unregelmäßigkeit stiftet leicht Verwirrung. Denn nach der Menarche ist man fruchtbar und kann auch schwanger werden, daher sind Verhütungsmittel ab diesem Moment ein Thema.

Um zu menstruieren, muss ein Mädchen auch genug wiegen. Wenn sie zu wenig auf die Waage bringt, kann die Menarche ausbleiben. Wenn sie im Alter von fünfzehn noch immer nicht menstruiert, sollte sie einen Arzt konsultieren.

Um die fünfzig hören die meisten Frauen auf zu menstruieren. Diese Phase wird Menopause genannt.

Die Menstruation macht die Frau

In Indien besuchen unzählige Pilger den Kamakhya-Tempel in Guwahati. Sie betrachten diesen heiligen Ort als *axis mundi* („die Achse der Welt"). Einmal pro Jahr sickert rot gefärbtes Wasser aus einem Felsspalt, der die Form einer Vagina hat. Die Hindus sehen diese „Menstruation" als Beweis dafür, dass die Erde weiblich ist.

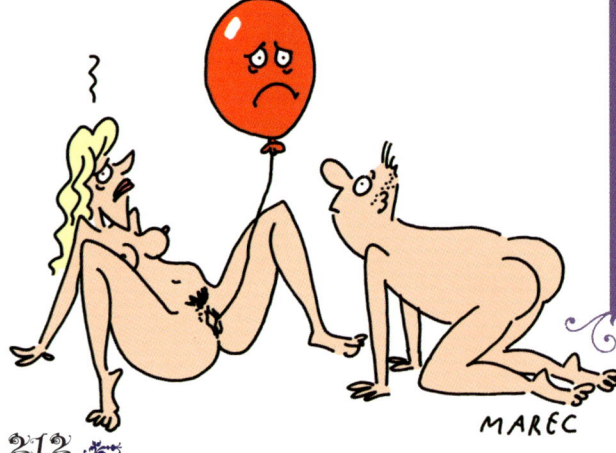

MAREC

Alle **Monate** wieder

Jeden Monat baut sich in Ihrer Gebärmutter neue Schleimhaut auf, in der sich eventuell eine befruchtete Eizelle einnisten und zu einem Baby heranwachsen kann.

Wenn die Eizelle nicht befruchtet wurde, ist die Gebärmutterschleimhaut überflüssig und wird bei der Menstruation abgestoßen. Jeder Zyklus dauert ungefähr 28 Tage, die Dauer kann aber generell zwischen 24 und 32 Tagen schwanken.

Die Menstruation selbst kann drei bis acht Tage dauern, im Schnitt sind es vier bis fünf. Wie lange sie dauert, hängt davon ab, wie viel Blut Sie verlieren, das ist nämlich von Frau zu Frau unterschiedlich. Auch innerhalb der Menstruation variiert die Blutmenge – meistens verlieren Sie in den ersten beiden Tagen das meiste Blut, dann wird es allmählich immer weniger.

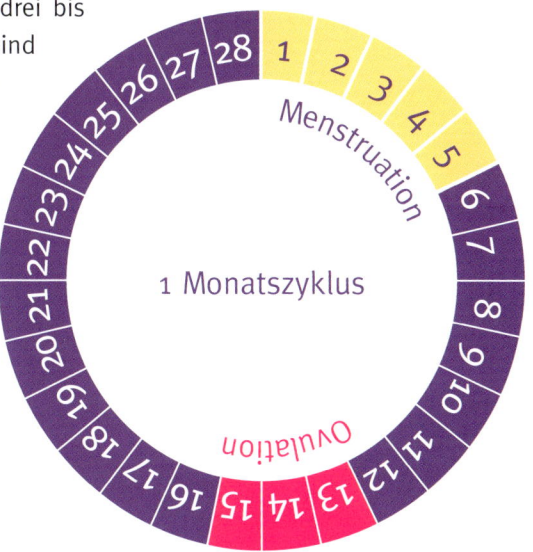

Menstruation

1 Monatszyklus

Ovulation

Thema Eisprung

Ihr Menstruationszyklus lässt sich in zwei Phasen einteilen. Die erste beginnt mit dem ersten Tag der Menstruation. Während der ersten Zyklushälfte wird die Gebärmutterschleimhaut abgestoßen, woraufhin wieder eine neue gebildet wird. Diese wird dicker, um sich auf das Eintreffen einer befruchteten Eizelle vorzubereiten. Gleichzeitig entwickeln sich im Eierstock die Eizellen. Bei jeder Frau sind diese Zellen schon bei der Geburt angelegt. Im Allgemeinen wird in jedem Zyklus eine davon reif und wandert dann in die Eileiter (welche Eierstock und Gebärmutter verbinden). Dieser spannende Moment in der Mitte des Zyklus heißt „Ovulation".

Danach bricht die zweite Phase an. Nach der Ovulation ist die Gebärmutterschleimhaut dicker und geschwollen, dank dem Östrogen und Progesteron, das in den

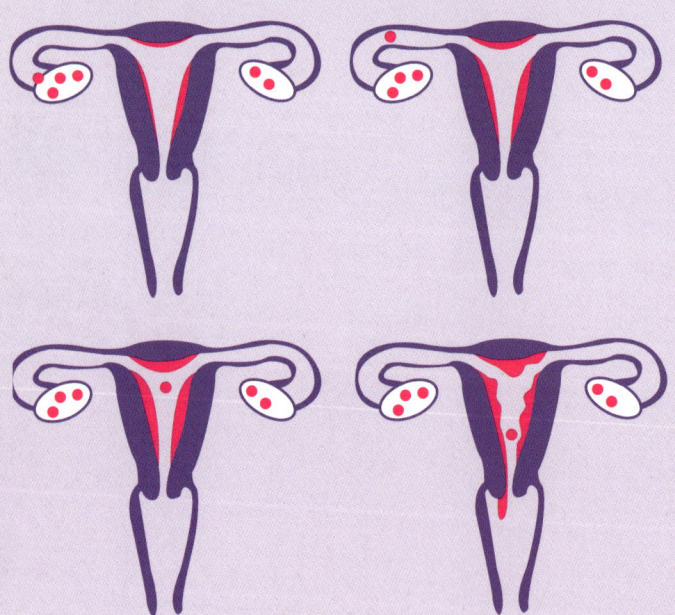

Eierstöcken produziert wird. Jetzt ist sie bereit, die befruchtete Eizelle zu empfangen. Kommt jedoch keine, fällt Ihr Hormonspiegel wieder und die Gebärmutterschleimhaut wird mit der nächsten Menstruation abgestoßen. Damit ist das Ende des Zyklus erreicht.

Manchmal einfach das heulende **Elend**

Heftige, schmerzhafte oder unregelmäßige Monatsblutungen deuten meistens nicht auf eine ernste Krankheit hin, doch eine Untersuchung kann ausschließen, dass diese Beschwerden durch Myome oder Polypen verursacht werden. Andere Menstruationsprobleme, z. B. Zwischenblutungen oder Blutungen nach dem Geschlechtsverkehr, verdienen ebenfalls genauere Untersuchung durch Hausarzt oder Gynäkologe.

Gegen die typischen quälenden Schmerzen, die sich oft krampfartig anfühlen, können Sie ein Schmerzmittel wie Aspirin oder Paracetamol nehmen. Die gute alte Wärmflasche auf dem Bauch hilft manchmal auch beim Entspannen.

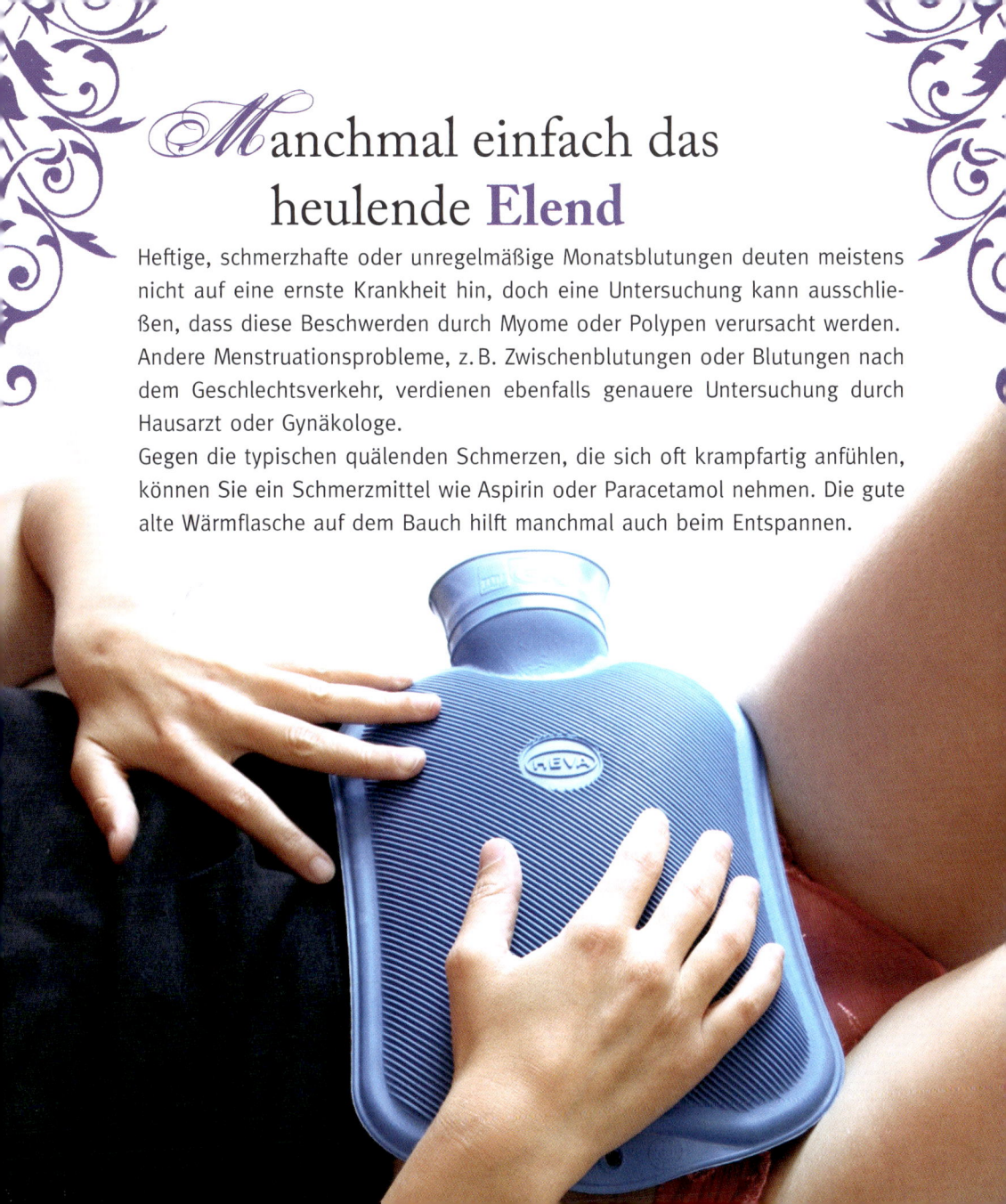

Partyyyyyy!

Ältere Frauen haben meistens keine allzu guten Erinnerungen an ihre erste Menstruation. Oftmals bekamen sie ohne große Erklärungen eine Monatsbinde (die hatten in der Zeit vor den praktischen Flügeln ungefähr die Ausmaße einer Windel) und eine Plastikhose zum Drüberziehen, mit der Warnung, dass sie den Männern ab jetzt lieber aus dem Weg gehen sollten. Von Freude war bestimmt keine Rede, obwohl die erste Menstruation eigentlich ein echtes Übergangsritual verdient hätte – schließlich ist man ab diesem Moment eine fruchtbare Frau. In alten und primitiven Kulturen ging und geht die erste Blutung mit einem solchen Ritual einher, und glücklicherweise wird dieses besondere „erste Mal" auch bei uns immer öfter gefeiert, indem die Eltern der Tochter ein kleines Geschenk machen.

Wenn eine Frau menstruiert, dann … wird eine Menge Blödsinn erzählt:

- dann gibt es keine Schaumkrone auf dem Bier
- dann soll die Mayonnaise misslingen
- dann soll Eisen rosten
- dann bringt sie angeblich Unglück
- dann sollen Messer und Scheren stumpf werden
- dann muss einer von zwei Männern, zwischen denen sie hindurchläuft, angeblich bald sterben
- dann soll die Suppe sauer werden

Foto: Abbildungen von Frauen mit vergrößerter Vagina an einem Frauenhaus bei den Dogon in Mali. Dort halten sich die jungen Mädchen während ihrer ersten Regelblutung auf.

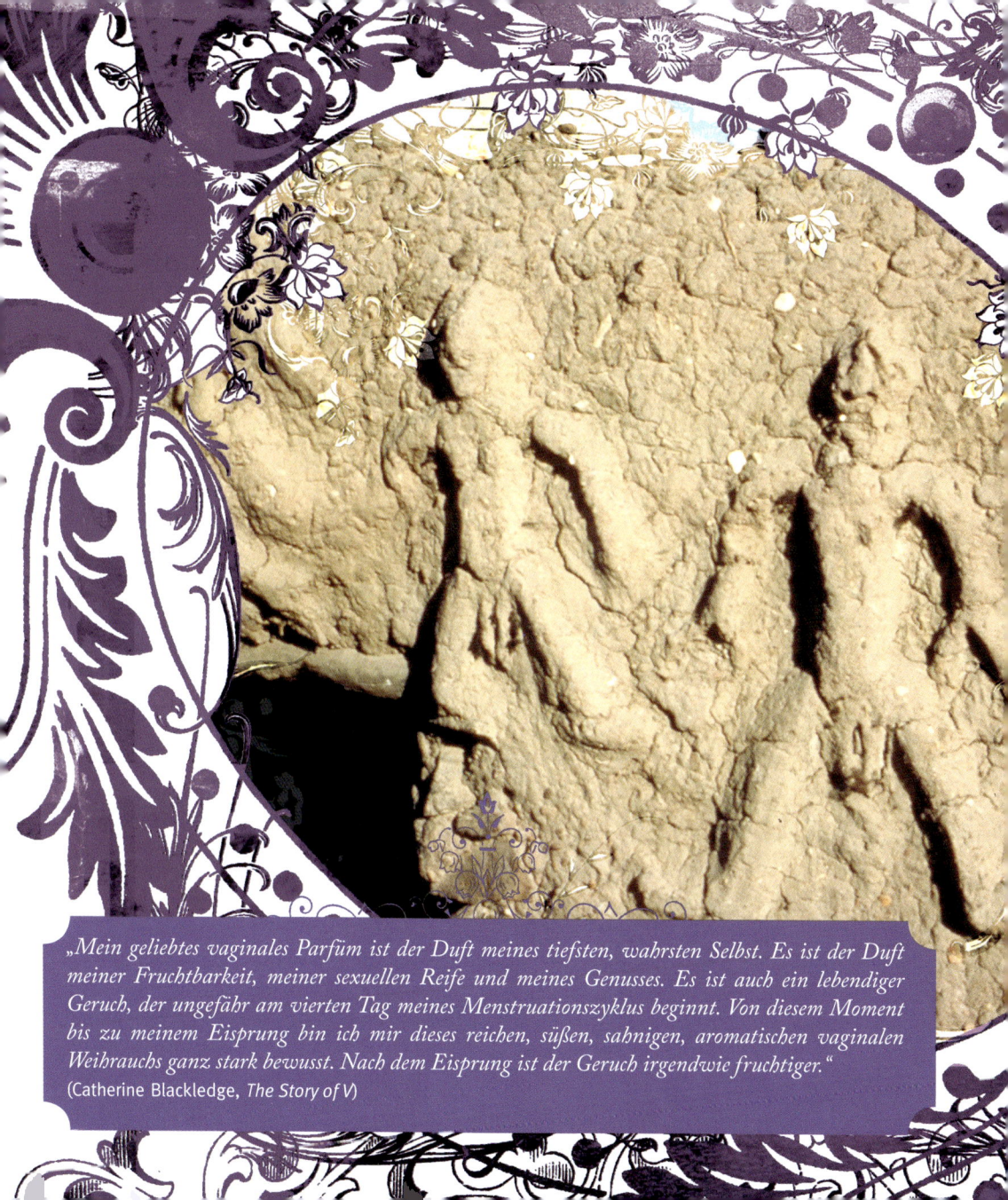

„Mein geliebtes vaginales Parfüm ist der Duft meines tiefsten, wahrsten Selbst. Es ist der Duft meiner Fruchtbarkeit, meiner sexuellen Reife und meines Genusses. Es ist auch ein lebendiger Geruch, der ungefähr am vierten Tag meines Menstruationszyklus beginnt. Von diesem Moment bis zu meinem Eisprung bin ich mir dieses reichen, süßen, sahnigen, aromatischen vaginalen Weihrauchs ganz stark bewusst. Nach dem Eisprung ist der Geruch irgendwie fruchtiger.“
(Catherine Blackledge, *The Story of V*)

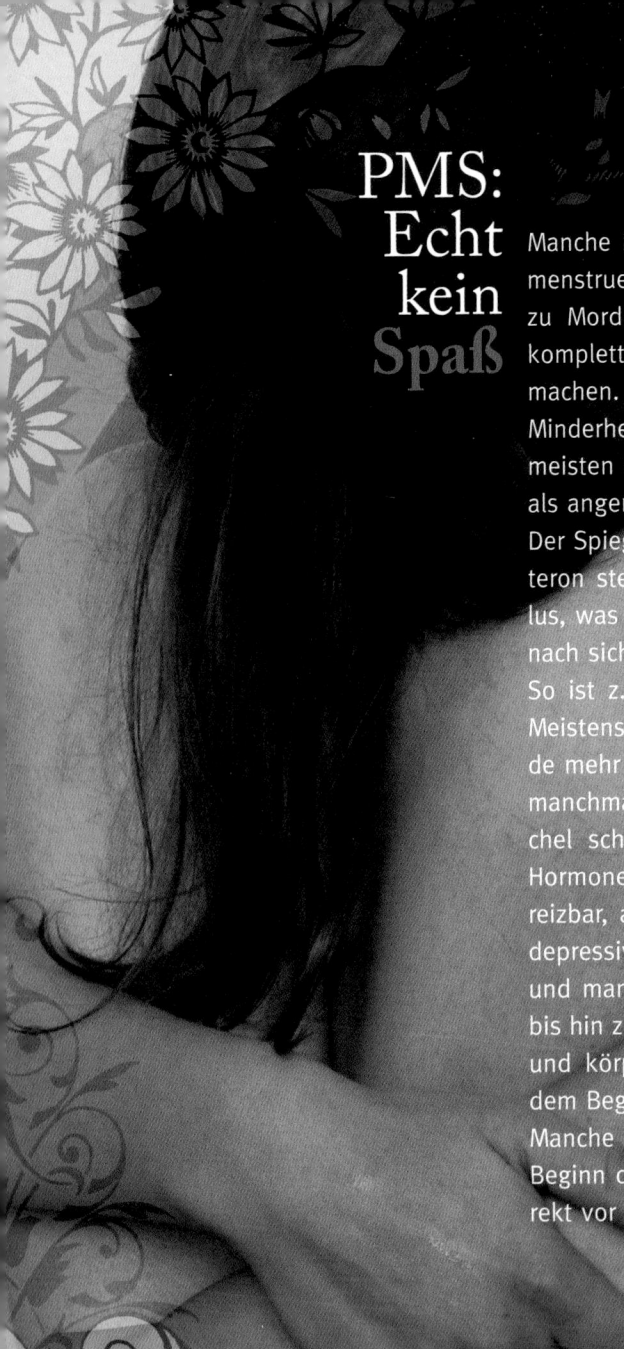

PMS: Echt kein Spaß

Manche Frauen leiden so stark unter dem prämenstruellen Syndom (PMS), dass sie geradezu Mordgelüste entwickeln können oder eine komplette Persönlichkeitsveränderung durchmachen. Gott sei Dank gilt das bloß für eine Minderheit, aber es ist eine Tatsache, dass die meisten Frauen die „Tage vor den Tagen" selten als angenehm erfahren.

Der Spiegel der Hormone Östrogen und Progesteron steigt und fällt während des Monatszyklus, was auch andere Veränderungen im Körper nach sich zieht.

So ist z.B. der Flüssigkeitshaushalt verändert. Meistens speichern Sie genau vor Ihrer Periode mehr Wasser. Die Brüste werden größer und manchmal auch empfindlicher, Bauch und Knöchel schwellen an, das Gewicht steigt. Diese Hormone können auch bewirken, dass Sie sich reizbar, angespannt, weinerlich, aggressiv oder depressiv fühlen. Ihre Konzentration nimmt ab, und manchmal werden Sie von Kopfschmerzen bis hin zur Migräne geplagt. All diese seelischen und körperlichen Symptome werden oft unter dem Begriff PMS zusammengefasst.

Manche Frauen haben diese Beschwerden ab Beginn der zweiten Zyklushälfte, andere nur direkt vor der Menstruation.

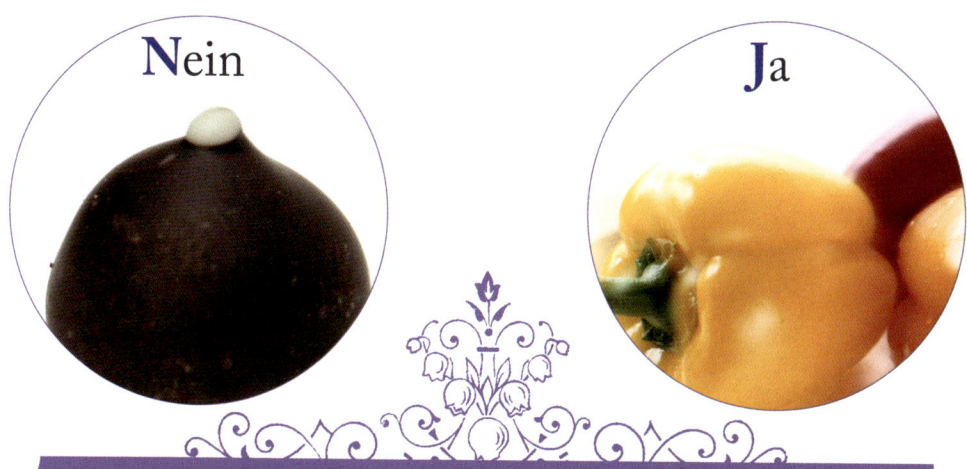

Nein

Ja

Der Anti-PMS-Plan

Kann man auch etwas gegen PMS unternehmen? Man kann die Beschwerden lindern, indem man regelmäßig Sport treibt, mehr Ballaststoffe und weniger Salz, Zucker und tierische Fette isst, weniger Alkohol, Tee oder Kaffee trinkt und Nahrungsergänzungsmittel wie Nachtkerzenöl (enthält Linolsäure) und ein Vitamin-B6-Präparat zu sich nimmt. Ein entwässerndes Mittel kann den geschwollenen Brüsten und Knöcheln abhelfen, das aber bitte nur unter ärztlicher Aufsicht. Des Weiteren kann die Pille für Erleichterung sorgen, und auch der günstige Effekt von niedrig dosiertem Prozac bzw. Fluctin (ein Antidepressivum) ist nachgewiesen worden. In hartnäckigen Fällen kann die Menstruation auch abgestellt werden.

Auch in der Alternativmedizin empfiehlt man bestimmte Therapien und Ernährungsweisen gegen PMS.

Wohlgemerkt: Eine Sofortlösung gibt es nicht. Probieren Sie, ob eines der oben genannten Hilfsmittel oder eine andere Lebensweise hilft, Ihr PMS-Leid zu lindern. Viele von diesen Symptomen können aber auch durch andere medizinische Probleme oder Stress verursacht sein. Bei ernsten Beschwerden ist ein Besuch beim Hautarzt oder Gynäkologen angezeigt, um abzuklären, ob wirklich PMS der Grund ist.

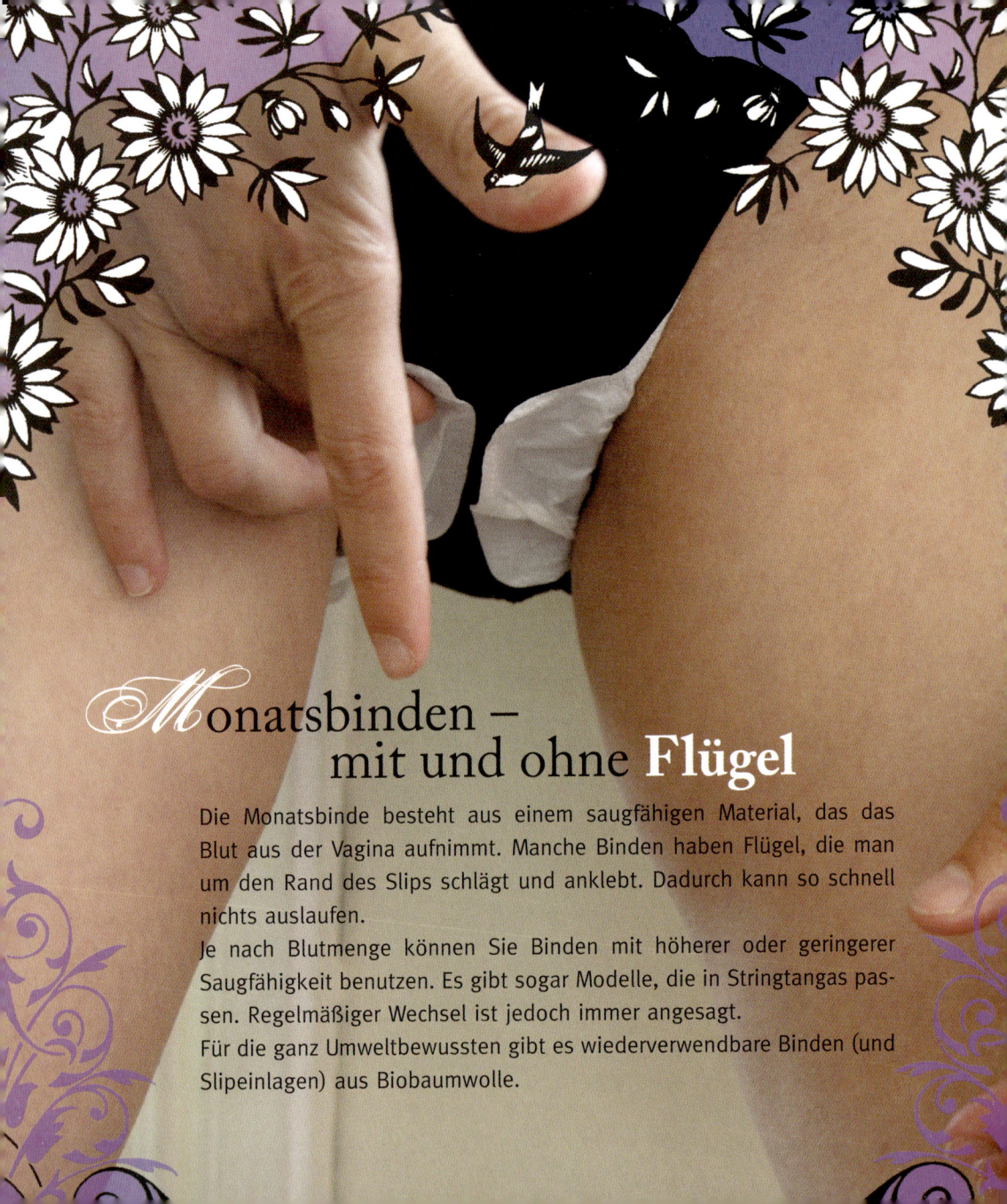

Monatsbinden –
mit und ohne **Flügel**

Die Monatsbinde besteht aus einem saugfähigen Material, das das Blut aus der Vagina aufnimmt. Manche Binden haben Flügel, die man um den Rand des Slips schlägt und anklebt. Dadurch kann so schnell nichts auslaufen.

Je nach Blutmenge können Sie Binden mit höherer oder geringerer Saugfähigkeit benutzen. Es gibt sogar Modelle, die in Stringtangas passen. Regelmäßiger Wechsel ist jedoch immer angesagt.

Für die ganz Umweltbewussten gibt es wiederverwendbare Binden (und Slipeinlagen) aus Biobaumwolle.

Slipeinlagen Ja oder Nein?

Wenn man es mal nüchtern betrachtet, laufen viele Frauen ständig mit Schutzüberzug durch die Gegend: erst Windeln, dann irgendwann die Monatsbinden, dazwischen Slipeinlagen und zum Schluss Inkontinenzwindeln.

Aber sind Slipeinlagen eigentlich wirklich notwendig? Viele Frauen benutzen sie kurz vor der Menstruation und in den letzten Tagen, gegen normalen Ausfluss oder Urintröpfchen. Es gibt sie in allen Ausführungen und Größen, Breiten und Dicken.

Manche Frauen benutzen sie gar nicht und finden, dass es völlig ausreicht, sich täglich zu waschen und saubere Unterwäsche anzuziehen. Viele Frauen sind jedoch der Meinung, dass ihr Ausfluss etwas Abnormales und Ekliges ist, obwohl er aufgrund des weiblichen Hormonzyklus ganz normal ist.

An bestimmten Tagen des Monats, z.B. am Ende der Menstruation, sind Slipeinlagen sicher eine gute Lösung. Wenn Sie sie aber oft oder täglich tragen, können sie Reizungen verursachen. Die meisten Ärzte sind auch nicht allzu begeistert von Slipeinlagen. Die Vagina braucht nicht ständig spezielle Binden, und eine feuchtwarme Umgebung ist definitiv nicht gesund. Sie braucht vielmehr Luft – also weg mit der Unterwäsche, wie schon Germaine Greer einst forderte. Auch für die Umwelt ist der häufige Gebrauch von Slipeinlagen nicht so toll. Wenn es denn unbedingt sein muss, dann sollte man sie eher sparsam verwenden.

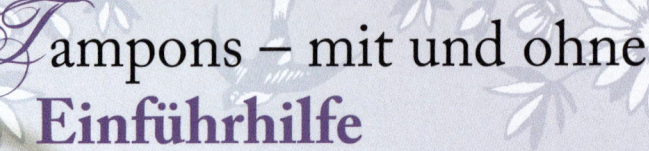

Tampons – mit und ohne Einführhilfe

Tampons gibt es heutzutage in diversen Formen und Längen, mit und ohne Einführhilfe … Es gibt sogar welche mit Blumenduft, aber von denen ist eher abzuraten.

Wenn Sie noch nie einen Tampon ausprobiert haben, fangen Sie mit dem kleinsten Modell an, bis Sie sich daran gewöhnt haben. Lesen Sie in der Packungsbeilage, wie Sie vorgehen müssen.

Wechseln Sie den Tampon regelmäßig und führen Sie morgens nach dem Aufstehen sofort einen neuen ein.

Der Vorteil von Tampons ist, dass man damit auch problemlos schwimmen gehen kann – sogar Geschlechtsverkehr könnte man haben, aber das hängt von Ihrem persönlichen Empfinden ab.

Einen gut eingeführten Tampon spürt man normalerweise nicht.

Tipp

Wenn Ihnen das Einführen nicht gleich gelingen will, können Sie es einmal mit einem nassen Tampon probieren. Aber nachdem Sie ihn ins Wasser getaucht haben, müssen Sie ganz fix sein, sonst quillt er auf! Aber ein bisschen Wasser oder auch Vaseline auf den Übungstampon können helfen, den richtigen Bogen rauszukriegen.

Le tampon
nouveau est arrivé

Speziell für die umweltbewussten oder abenteuerlustigeren Tampon- und Bindenbenutzerinnen gibt es z.B. The Keeper von DivaCup (auch als Mooncup oder unter anderen Namen auf dem Markt). Er sieht aus wie ein Minibecher, ist aus natürlichen Silikonen, und man führt ihn genauso ein wie einen Tampon. Er kann sehr viel Menstruationsblut auffangen und ist sehr sparsam im Gebrauch – man kann ihn zehn Jahre lang benutzen. Das Material ist umweltfreundlich, und durch die Wiederverwendung entsteht kein überflüssiger Abfall. Außerdem heißt es, dass der DivaCup das natürliche Gleichgewicht der Vagina nicht stört. Eine gute Alternative also für Frauen, die durch (langfristigen) Tampongebrauch über Beschwerden wie Reizungen, Juckreiz, Brennen, unangenehmen Geruch oder Ausfluss klagen. Wenn Sie Tampons verwenden wollen, aber auf Natur pur stehen, gibt es da noch die Sea Pearls, natürliche Tampons aus echtem Schwamm. Die können Sie mindestens sechs Monate lang benutzen, und sie enthalten weder Dioxin noch Kunstfasern.

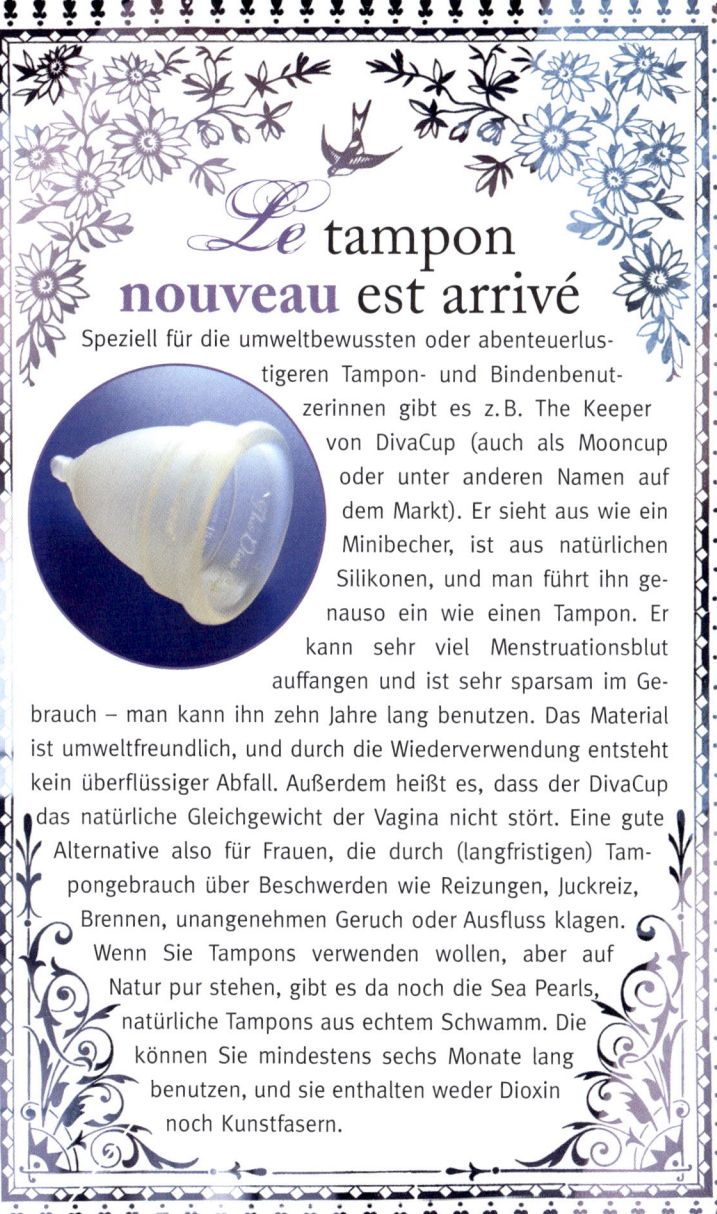

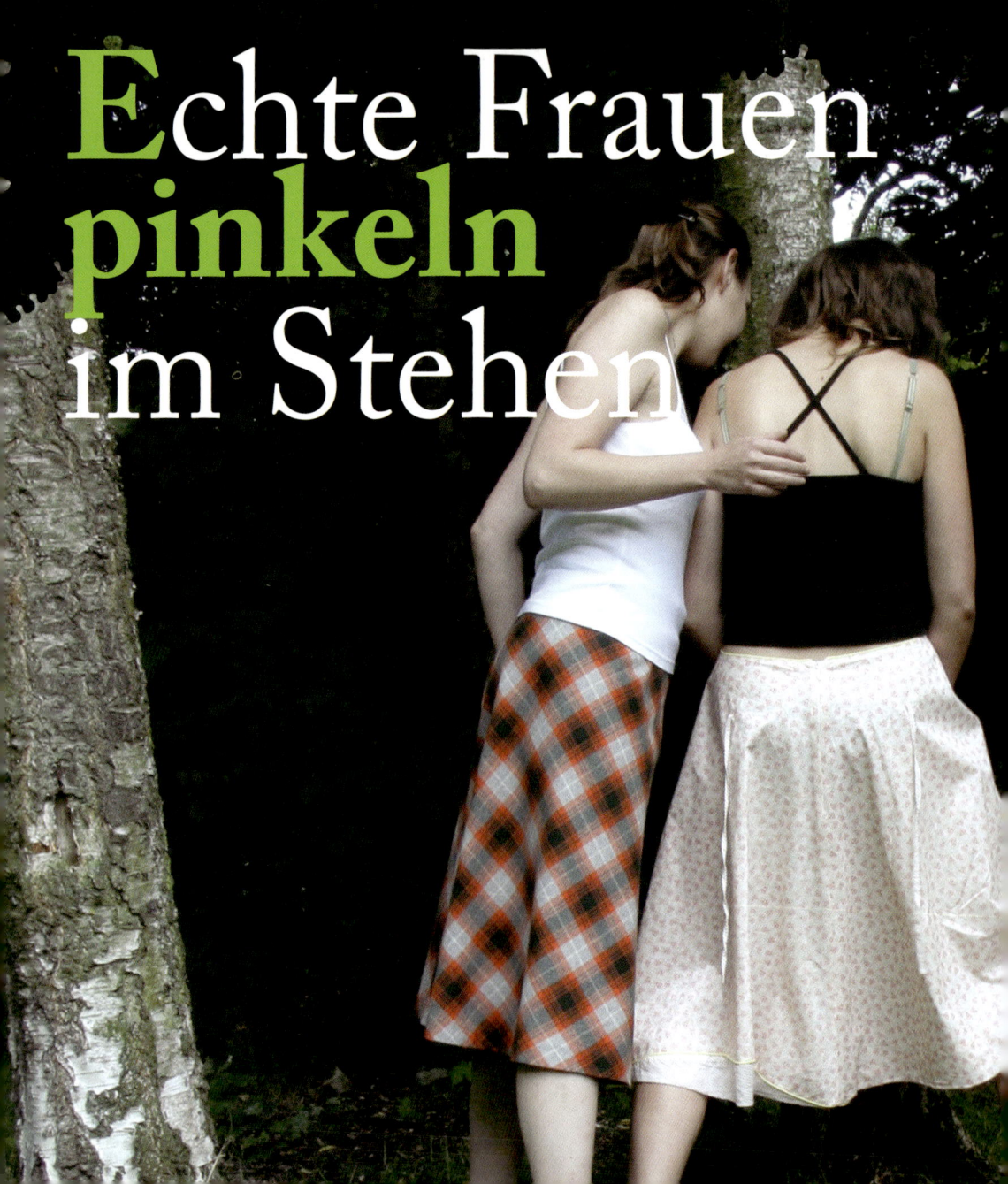

Echte Frauen pinkeln im Stehen

Kleine Mädchen probieren oft, ihre Brüder oder ihren Vater nachzuahmen, denn im Stehen mit gespreizten Beinen zu pinkeln, sieht nicht nur „groß" aus, sondern ist auch so praktisch. Aber wir haben gelernt, dass Frauen nur im Sitzen pinkeln können, weil es im Stehen einfach eine heillose Schweinerei gibt … oder? Sorry, Freud, aber sogar von unserem sogenannten Penisneid können wir Frauen mittlerweile erlöst werden, mit einem einfachen Hilfsmittel aus Plastik, mit dem wir genauso pinkeln können wie die Jungs.

Wenn Sie die Finger richtig oberhalb des Ausgangs Ihrer Harnröhre aufpressen, können Sie die Schamlippen spreizen und Ihren Urinstrahl lenken. Das verlangt einige Übung, aber Sie können es ja so lange unter der Dusche probieren, bis Sie auch richtig gut im Stehen pinkeln können.

Wegen des Uringekleckers müssen Sie sich keine Sorgen machen – frischer Harn ist grundsätzlich keimfrei, es ist also weder unhygienisch noch ungesund, wenn Sie welchen auf die Haut bekommen.

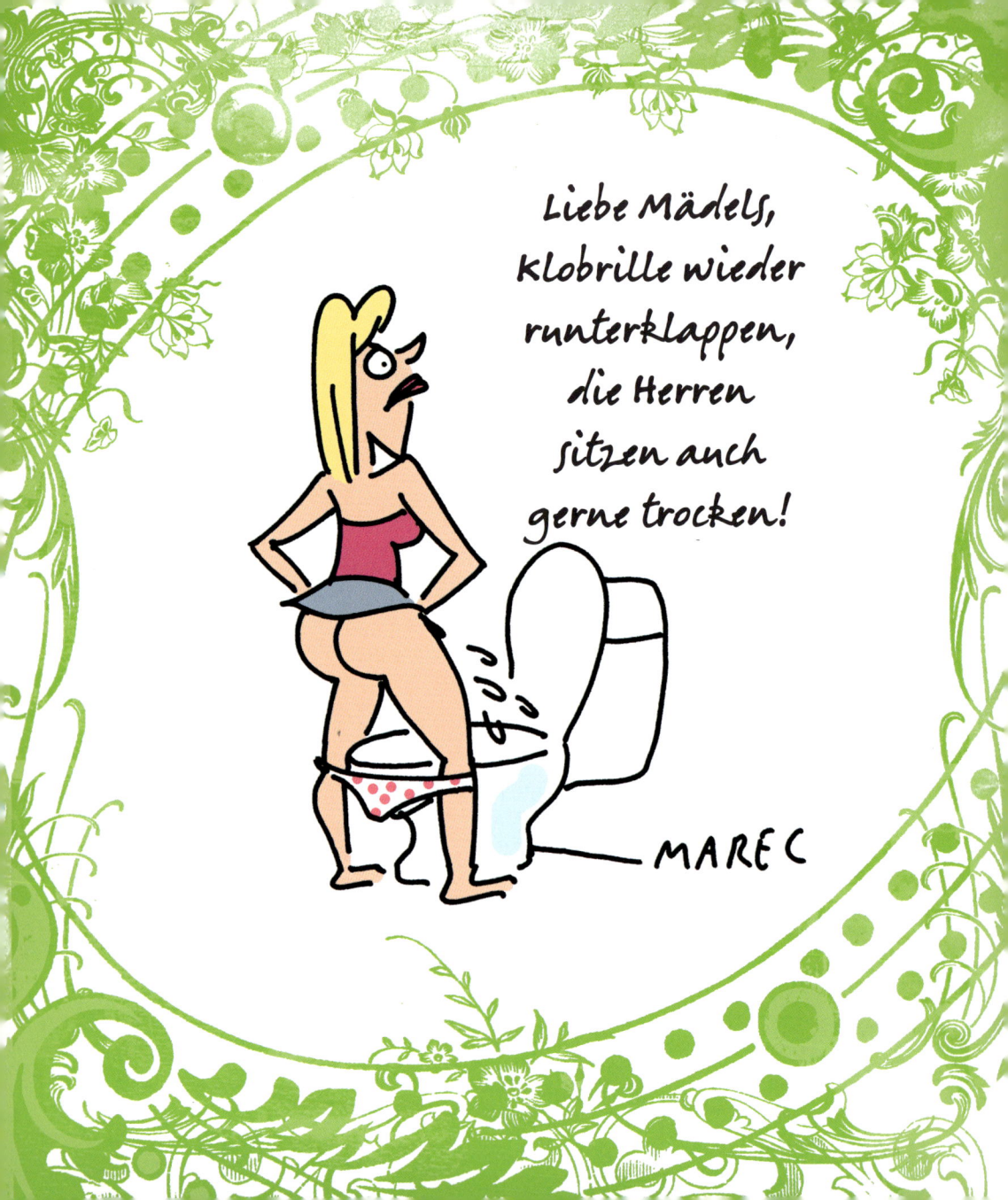

Wie pinkelt man im Stehen?

- Spreizen Sie mit den Fingern die Schamlippen.

- Um zu vermeiden, dass Ihnen der Urin an den Beinen herunterläuft, müssen Sie lernen, den Strahl leicht nach oben zu richten.

- Halten Sie die Finger in V-Form und üben Sie gleichmäßigen Druck oberhalb des Harnröhrenausgangs aus.

- Um den Strahl zu lenken, drücken Sie links oder rechts etwas fester.

- Manche Frauen können einfach nach vorne pinkeln, bei anderen geht es ganz leicht nach rechts oder links. Das lässt sich aber durch etwas festeren seitlichen Druck korrigieren.

- Halten Sie die Finger nicht zu tief, sonst spritzt es leichter.

- Wenn es spritzt, kontrollieren Sie Ihre Fingerhaltung: hoch genug ansetzen und nicht zu viel Druck ausüben.

- Nachtröpfeln können Sie verhindern, indem Sie Extradruck auf die Blase ausüben, bevor Sie den Urin laufen lassen. Dann kommt er in einem kräftigen Strahl heraus und endet abrupt. Wenn Sie merken, dass er schwächer wird, erhöhen Sie den Druck. Sobald Ihre Blase leer ist, hören Sie auf zu pinkeln. Normalerweise kommen dann keine Tröpfchen mehr nach, und wenn doch, können Sie sie abschütteln oder mit etwas Toilettenpapier auffangen.

- In den ersten „Übungswochen" ist ein Rock oder Kleid am geschicktesten, um Spritzer auf die Kleidung zu vermeiden.

- Frauen mit gut trainierten Beckenbodenmuskeln sind im Vorteil, denn mit diesen Muskeln lässt sich der Druck des Urinstrahls regulieren.

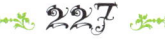

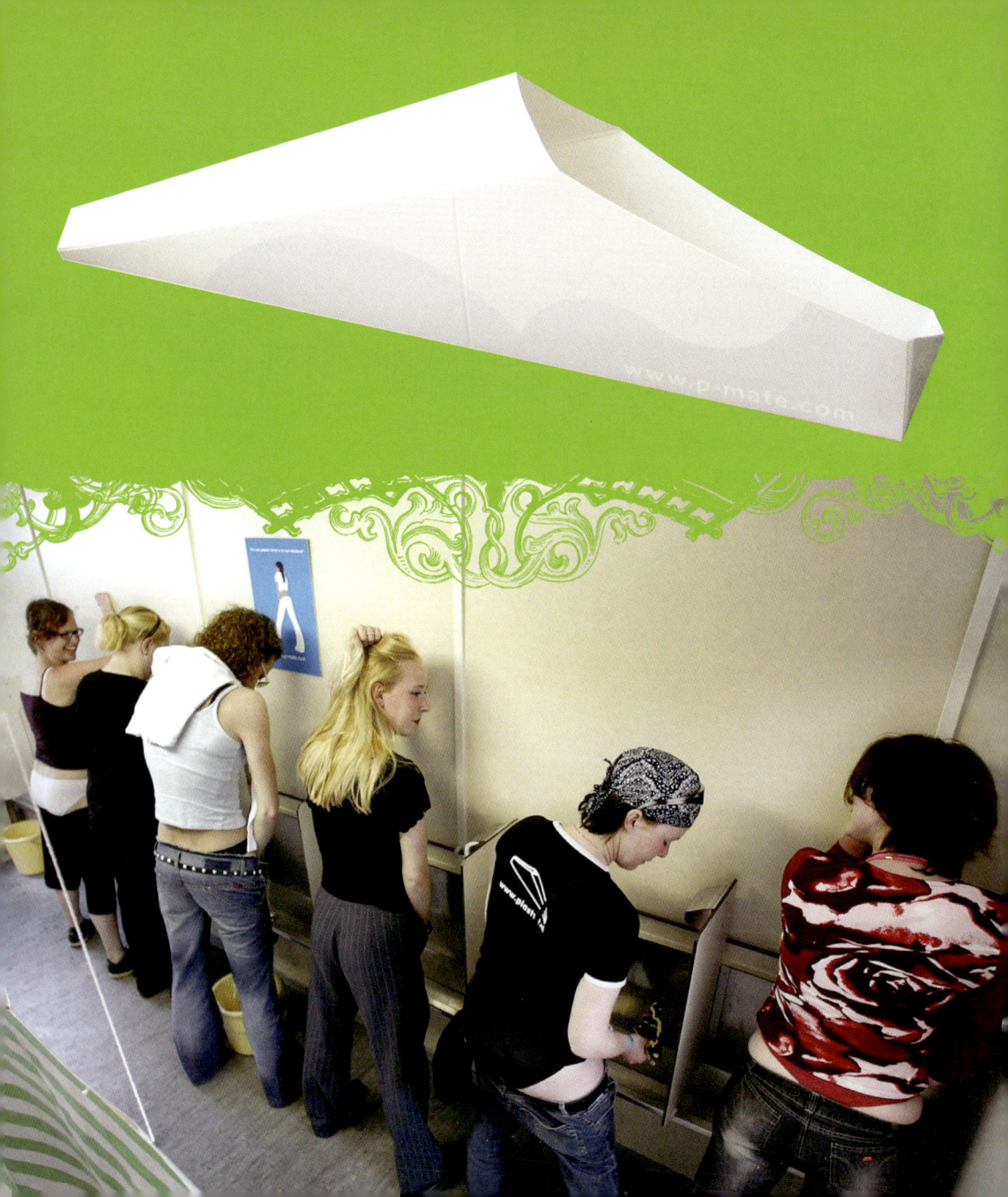

www.p-mate.com

Jetzt mal nicht so von oben herab

Nie mehr verkrampft im Wald kauern, keine Ekelanfälle mehr kriegen bei der Inspektion fremder Klobrillen ... wäre das was für Sie? Dank P-Mate, einem kleinen, trichterförmigen Hilfsmittel, können auch Frauen im Stehen pinkeln! Ich selbst reise nicht mehr ohne dieses Ding im Gepäck. Die niederländische Erfindung von Moon Zijp wurde zunächst auf verschiedenen Open-Air-Festivals in den Niederlanden und Belgien positiv aufgenommen und erobert jetzt allmählich die Welt. Auf dem Pinkpop 2000 standen die ersten „Urinettes", und auch auf anderen Festivals stehen die Damen mittlerweile ganz gemütlich neben den Herren, um ihr Geschäft zu verrichten.

Aber nicht jedem gefällt der P-Mate. Urologen warnen vor einer Zunahme der Harnwegsinfekte, weil die Beckenbodenmuskeln sich im Stehen nicht ganz entspannen können und man die Blase daher nicht komplett entleeren kann. Aber mal ausprobieren kann sicher nicht schaden. Der Spaß ist schon mal garantiert – und nasse Hosen auch!

Und wie funktioniert's?

💧 Falten Sie den P-Mate auf, ohne allerdings die Oberseite ganz glattzudrücken. Stellen Sie das Dreieck am hinteren Ende so auf, dass sich eine Art Kästchen bildet.

💧 Ziehen Sie die Hose ein Stück herunter bzw. heben Sie den Rock und schieben Sie den Slip zur Seite. Setzen Sie das hintere Ende des P-Mate unter den Harnröhrenausgang und drücken Sie die Ränder leicht gegen die Leisten.

💧 Strecken Sie die Knie durch und den Hintern leicht nach hinten raus, sodass der P-Mate etwas nach unten zeigt.

💧 Bitte pinkeln Sie JETZT!

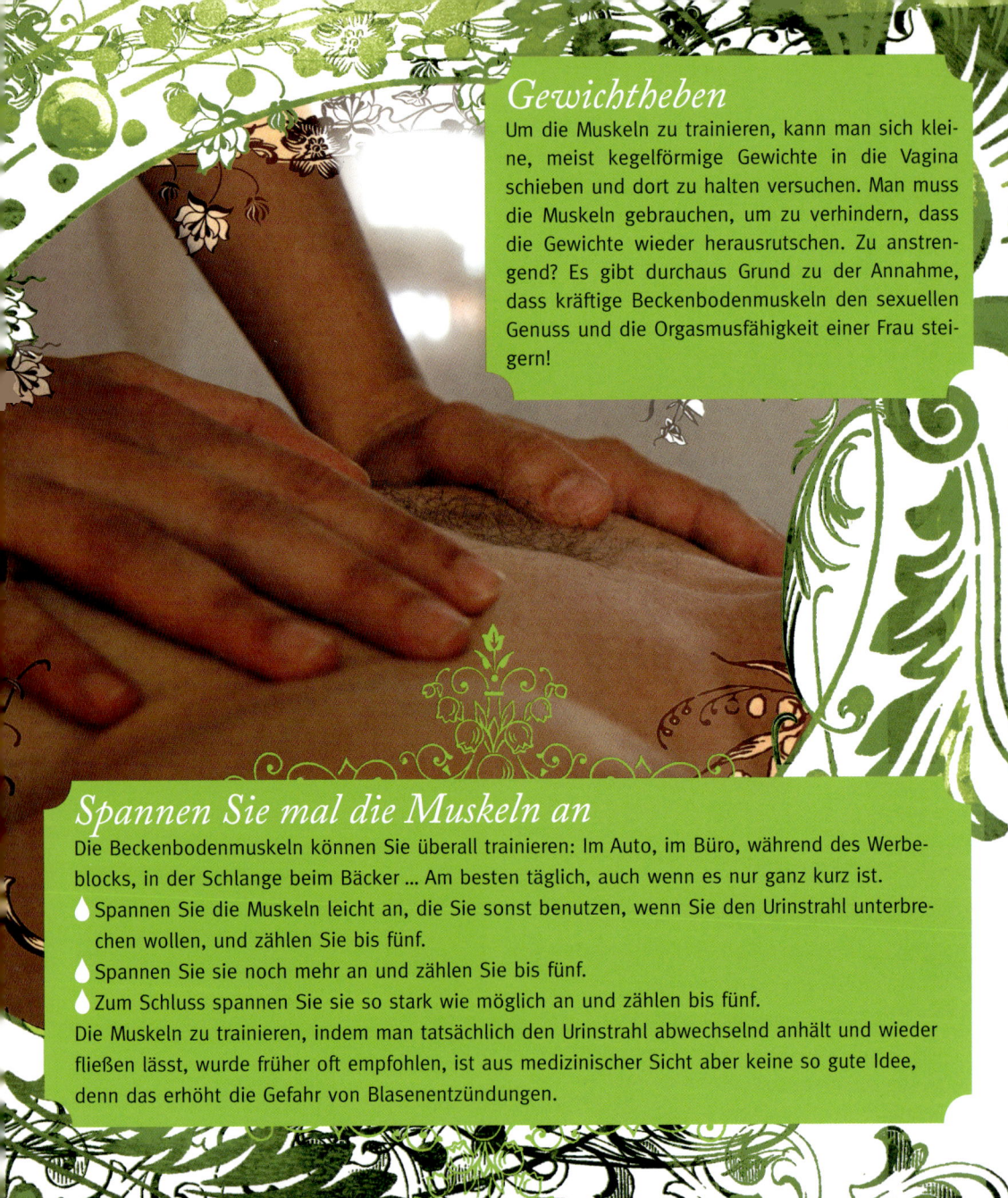

Gewichtheben

Um die Muskeln zu trainieren, kann man sich kleine, meist kegelförmige Gewichte in die Vagina schieben und dort zu halten versuchen. Man muss die Muskeln gebrauchen, um zu verhindern, dass die Gewichte wieder herausrutschen. Zu anstrengend? Es gibt durchaus Grund zu der Annahme, dass kräftige Beckenbodenmuskeln den sexuellen Genuss und die Orgasmusfähigkeit einer Frau steigern!

Spannen Sie mal die Muskeln an

Die Beckenbodenmuskeln können Sie überall trainieren: Im Auto, im Büro, während des Werbeblocks, in der Schlange beim Bäcker ... Am besten täglich, auch wenn es nur ganz kurz ist.

- Spannen Sie die Muskeln leicht an, die Sie sonst benutzen, wenn Sie den Urinstrahl unterbrechen wollen, und zählen Sie bis fünf.
- Spannen Sie sie noch mehr an und zählen Sie bis fünf.
- Zum Schluss spannen Sie sie so stark wie möglich an und zählen bis fünf.

Die Muskeln zu trainieren, indem man tatsächlich den Urinstrahl abwechselnd anhält und wieder fließen lässt, wurde früher oft empfohlen, ist aus medizinischer Sicht aber keine so gute Idee, denn das erhöht die Gefahr von Blasenentzündungen.

Frau Bodybuilder

In puncto Muskelkraft steht Ihre Vagina einem durchschnittlichen Bodybuilder in nichts nach. Dadurch ist sie auch so flexibel, dass sie sich beim Geschlechtsverkehr an jeden Partner anpassen kann. Hat er einen langen oder einen kurzen Penis? Dick oder dünn? Ihre Vagina tut, was sie tun muss, ob er nun klein oder groß ist. Frauen mit starken Vaginalmuskeln können obendrein für zusätzlichen sexuellen Genuss sorgen, indem Sie Ihren Partner „melken". Trainierte Frauen können durch An- und Entspannen ihrer Muskeln manchmal sogar ohne weitere Hilfsmittel einen Orgasmus erreichen.

Trainingsplan

Eine sitzende Lebensweise zum einen und Kinderkriegen zum anderen sind die schlimmsten Feinde Ihrer Muskeln. Doch schon ein bisschen Training zeigt schnell Wirkung. Es verbessert nicht nur Ihr Sexleben, es hilft auch, Inkontinenz vorzubeugen. Die berühmten Kegelübungen, bei denen man mit den Muskeln, die den Scheideneingang umschließen (Pubococcygeus), einen eingeführten Gegenstand zusammendrücken muss, sind seit den 50er-Jahren sehr beliebt bei Frauen, die gerade entbunden haben, oder solchen, die unter Stressinkontinenz leiden. Damit kräftigt man auch die Beckenbodenmuskeln. Heutzutage setzen Physiotherapeuten zu diesem Zweck spezielle Apparate ein.

Zu Hause können Sie den Pubococcygeus trainieren, indem Sie einen Finger in die Vagina einführen und die Muskeln anspannen. Oder kneifen Sie beim Geschlechtsverkehr damit den Penis Ihres Partners. Er wird sich garantiert nicht beschweren.

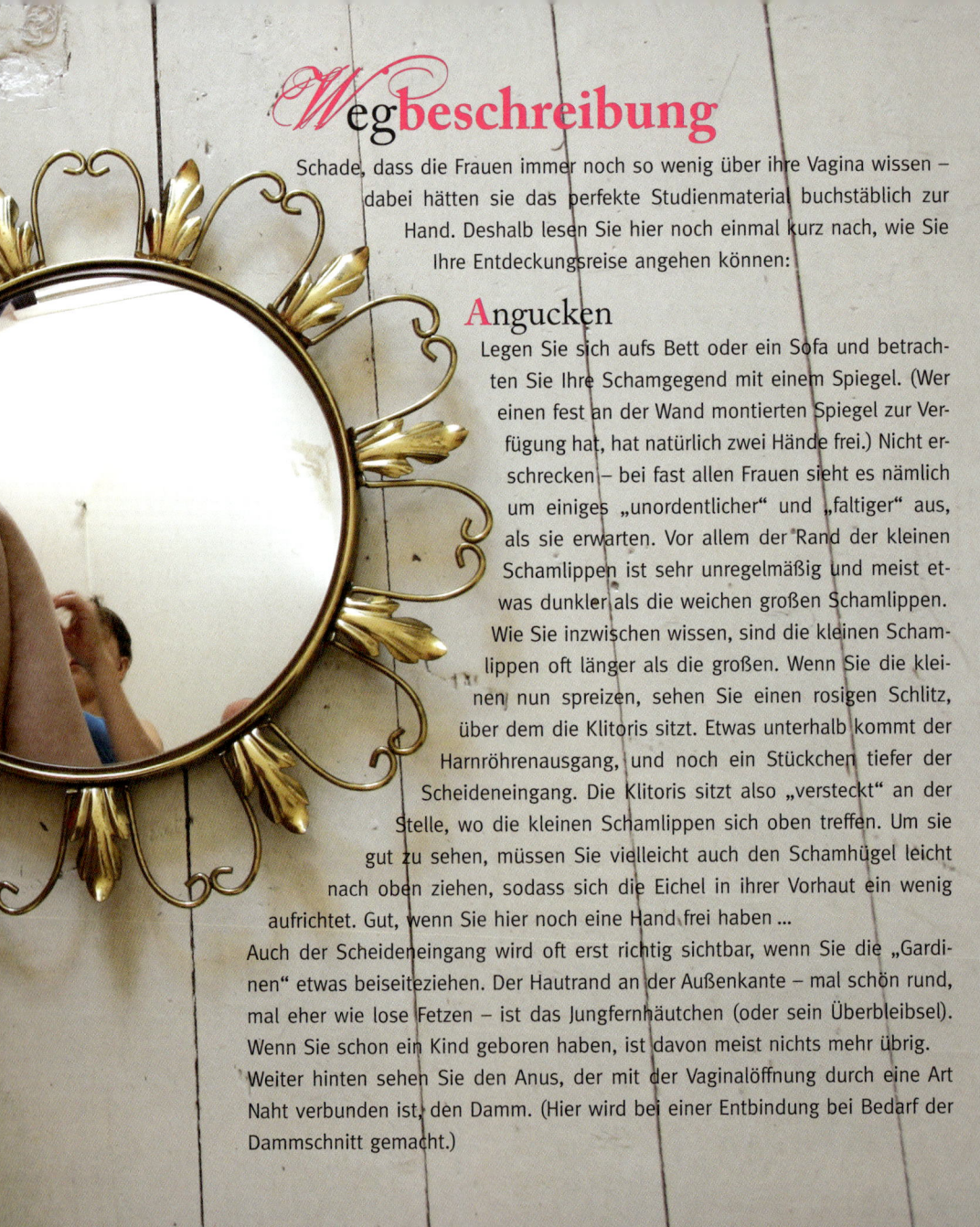

Wegbeschreibung

Schade, dass die Frauen immer noch so wenig über ihre Vagina wissen – dabei hätten sie das perfekte Studienmaterial buchstäblich zur Hand. Deshalb lesen Sie hier noch einmal kurz nach, wie Sie Ihre Entdeckungsreise angehen können:

Angucken

Legen Sie sich aufs Bett oder ein Sofa und betrachten Sie Ihre Schamgegend mit einem Spiegel. (Wer einen fest an der Wand montierten Spiegel zur Verfügung hat, hat natürlich zwei Hände frei.) Nicht erschrecken – bei fast allen Frauen sieht es nämlich um einiges „unordentlicher" und „faltiger" aus, als sie erwarten. Vor allem der Rand der kleinen Schamlippen ist sehr unregelmäßig und meist etwas dunkler als die weichen großen Schamlippen. Wie Sie inzwischen wissen, sind die kleinen Schamlippen oft länger als die großen. Wenn Sie die kleinen nun spreizen, sehen Sie einen rosigen Schlitz, über dem die Klitoris sitzt. Etwas unterhalb kommt der Harnröhrenausgang, und noch ein Stückchen tiefer der Scheideneingang. Die Klitoris sitzt also „versteckt" an der Stelle, wo die kleinen Schamlippen sich oben treffen. Um sie gut zu sehen, müssen Sie vielleicht auch den Schamhügel leicht nach oben ziehen, sodass sich die Eichel in ihrer Vorhaut ein wenig aufrichtet. Gut, wenn Sie hier noch eine Hand frei haben …

Auch der Scheideneingang wird oft erst richtig sichtbar, wenn Sie die „Gardinen" etwas beiseiteziehen. Der Hautrand an der Außenkante – mal schön rund, mal eher wie lose Fetzen – ist das Jungfernhäutchen (oder sein Überbleibsel). Wenn Sie schon ein Kind geboren haben, ist davon meist nichts mehr übrig. Weiter hinten sehen Sie den Anus, der mit der Vaginalöffnung durch eine Art Naht verbunden ist, den Damm. (Hier wird bei einer Entbindung bei Bedarf der Dammschnitt gemacht.)

Anfassen

Das gehört meiner Ansicht nach zu den Pflichtfächern, nein, das ist sogar das Hauptfach! Indem Sie sich anfassen, lernen Sie nicht nur Ihre Anatomie kennen, sondern auch – und das ist noch viel wichtiger – wie empfindlich die verschiedenen Stellen bei Ihnen sind.

Streicheln Sie Schamhaar und Venushügel, kneten Sie sanft Ihre großen Schamlippen und entdecken Sie, wie anders sie sich anfühlen als die kleinen. Erkunden Sie durch Abtasten, wie schmerzempfindlich Sie direkt vor dem Scheideneingang sind. Das Gebiet um die Klitoris ist äußerst empfindlich. Gehen Sie auf den Suche nach den Klitorisausläufern unter der Haut am Rand der Schamlippen. Die Berührung der entblößten Eichel kann sich sowohl schön als auch unangenehm anfühlen. Fühlt es sich irgendwie anders an, wenn Sie sie etwas mit Speichel befeuchten? Wenn Sie das erregt, können Sie auch gleich feststellen, ob Ihre Klitoris größer wird oder nicht.

Wenn Sie jetzt mit den Fingern nach innen fahren, fühlen Sie einen kreisförmigen Muskel, der das Ganze abschließt. Er ist beim ersten Mal vielleicht etwas eng und verspannt sich zur „Verteidigung" sogar noch. Probieren Sie aus, wie Sie durch leichten Druck nach innen gleiten können. Etwas weiter fühlen Sie links und rechts zwei festere Muskeln, die von vorne nach hinten laufen, und noch etwas tiefer den kräftigsten Muskel, den Beckenbodenmuskel.

Nach so viel Muskeln kommen Sie dann in einen warmen Raum, der herrlich weich und nachgiebig ist. Fühlen Sie die Wand Ihrer Vagina, ihre ungleichmäßige Oberfläche, und probieren Sie aus, wie dehnbar sie ist. Mit ein bisschen Übung können Sie so auch Ihr Schambein und sogar Ihre Harnröhre und -blase hinter der „Decke" ertasten. Und oben, direkt hinter dem Schambein, finden Sie vielleicht den berühmt-berüchtigten G-Punkt. Noch tiefer stoßen Sie dann auf Gebärmuttermund oder -hals, eine glattes, kugelförmiges Ding, das Sie leicht hin und her bewegen können.

Die Hinterwand Ihrer Vagina ist mit dem Zeigefinger schwer zu erreichen, weil sie ihn dazu andersrum drehen müssten. Benutzen Sie lieber den Daumen. Wenn Sie sich selbst so untersuchen, lernen Sie jedes Mal wieder etwas Neues über sich. Konzentrieren Sie sich ganz auf das, was Sie da fühlen. Später können Sie Ihre Vorteile daraus ziehen!

EXAMEN

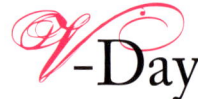-Day

Dank Eve Enslers *Vagina-Monologen* entstand 1998 der „V-Day". Bei den weltweiten Aufführungen ihres Stückes hörte Eve aus erster Hand, welcher Gewalt auf allen Ebenen die Frauen ausgesetzt sind. Hunderte von Frauen erzählten ihr ihre Geschichten von Vergewaltigung, Inzest, häuslicher Gewalt und Genitalverstümmelung. Zusammen mit einer Gruppe Frauen rief Eve in New York den V-Day ins Leben, um diese Gewalt zu stoppen. Der 14. Februar – Valentinstag – wird umgetauft, und zwar so lange, bis jede Gewalt zum Erliegen gekommen ist. Wenn endlich alle Frauen in Sicherheit leben können, soll der V-Day „Victory Over Violence Day" heißen – der Tag, an dem die Gewalt gegen Frauen vorbei ist.

Das „V" in „V-Day" steht für Victory, Valentin und Vagina. Mittlerweile ist V-Day eine gemeinnützige Organisation, die weltweit kreative Initiativen unterstützt und Geld sammelt, um der Gewalt gegen Frauen, Misshandlung, Vergewaltigung und sexueller Sklaverei ein Ende zu setzen.

Danksagung

Zunächst gilt mein Dank allen Freundinnen und Freunden für die inspirierenden Ideen, die in dieses Buch eingeflossen sind. Ein besonderes Dankeschön geht an den Gynäkologen Herrn Dr. Gilbert Donders für seine medizinische Beratung. Was Informationen und Anregungen anging, konnte ich mich immer auf Piet Roelen, Toon Bellefroid, Anneliese Van de Ven, Harris Interactive Europe und Organon verlassen, dort insbesondere auf den Gynäkologen Dr. Martin Renier. Danke an *De Erotische Verbeelding* und *La fille d'O* für den ganzen erotischen Schnickschnack, den ich in diesem Buch vorgestellt habe. Und dass dieses Buch überhaupt so schön aussieht, ist in erster Linie der Grafikerin Hanna Maes, dem Fotografen Andy Huysmans und dem Cartoonzeichner Marec zu verdanken.

Eines noch zum Schluss: In diesem Buch wird über die Beziehungen zwischen Mann und Frau gesprochen. Es versteht sich natürlich von selbst, dass ich damit Beziehungen zwischen Frauen nicht ausschließe. Ganz bestimmt können auch lesbische Leserinnen aus diesem Buch etwas lernen. „Er/sie" schreibt und liest sich einfach bloß schneller, deswegen bin ich bei dieser Version geblieben. Ich bedanke mich bei meinen lesbischen Leserinnen für ihr Verständnis!

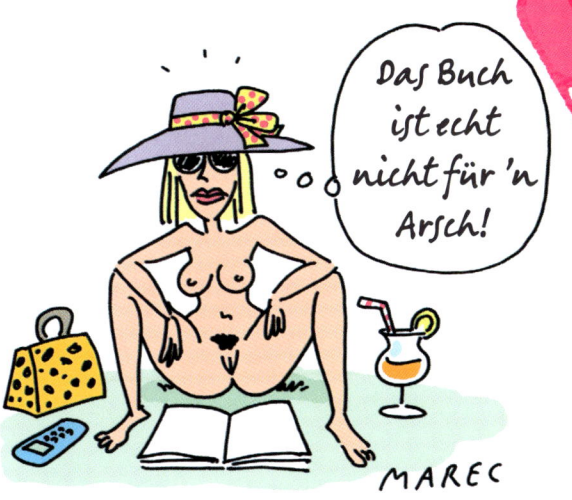

Das Buch ist echt nicht für 'n Arsch!

MAREC

Goedele

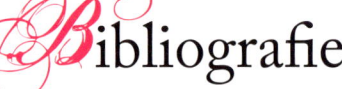

Bibliografie

Angier, Natalie, *Frau. Eine intime Geographie des weiblichen Körpers*, Bertelsmann, München 2000

Bezemer, Willeke u. Gils, Connie van, *De gesloten vrouw*, Amsterdam 2002

Blackledge, Catherine, *The Story of V: Opening Pandora's Box*, London 2003

Bouchez, Colette, *The V zone: a woman's guide to intimate health care*, Simon & Schuster, New York 2001

Camphausen, Rufus, *Yoni. Die Vulva. Weibliche Sinnlichkeit, Kraft der Schöpfung*, Diederichs, München 1999

Carlson, Karen / Eisenstat, Stephanie / Ziporyn, Terra, *The New Harvard Guide to Women's Health*, University Press, Cambridge, Massachusetts 2004

Cuyvers, An / Neujens, Ingrid / Percival, Peter, Erotische verbeelding, Leuven 2003

Cohen, Joseph, *Penis-Buch*, Könemann, Köln 1999

De Ley, Gerd, *Erotic Wit*, London 2007

De Ley, Gerd, *Erotisch citatenboek*, Amsterdam 1997

Drenth, Jelto, *The Origin of the World: Science and Fiction of the Vagina*, Reaktion Books, London 2008

Ensler, Eve, *Die Vagina-Monologe*, Piper, München 2005

Ensler, Eve, *The Good Body*, London 2004

Hooper, Anne, *Sex Toys*, Dorling Kindersley, London 2003

Krous, Jannie / Oldersma, Joke, *Vrouw en lijf*, Houten 2005

Liekens, Goedele, *69 vragen over seks*, Antwerpen 1993

Livoti, Carol / Topp, Elisabeth, *Vaginas: An Owner's Manual*, Da Capo Press, New York 2004

Ploton, Frédéric, *Ondeugende en verleidelijke sex toys*, Aartselaar 2005

Spencer, Paula / Stewart, Elisabeth, *The V Book: Vital Facts About the Vulva, Vestibule, Vagina and More*, Piatkus Books, London 2002

Stubbs, Kenneth Ray, *Kiss of Desire: A Guide to Oral Sex for Men and Women*, Tarcher, Tucson, AZ, 2004

Taylor, Kate, *The Good Orgasm Guide: All a Girl Needs for a Great Time*, Barnes & Noble Books, New York 2003

Van de Wiel, Harry, *Het grote genieten*, Naarden 2003

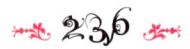

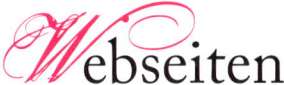ebseiten

Allgemein

www.vagina.de
www.the-clitoris.com
www.sinnliche-wege.de
www.vdayeurope.org
www.bag-forsa.de
www.vaginarts.com

Sexualität

www.geschichte-der-sexualitaet.de
www.ratgeber-sexualitaet.de
www.sexwoerterbuch.info
www.gofeminin.de
www.vaginismus.com
www.vaginismus-forum.com
www.antibabypille.biz

Menstruation

www.qualimedic.de/blutungen.html
www.profamilia.de/fileadmin/
publikationen/Jugendliche/menstruation.pdf

Sexspielzeug

www.eis.de
www.sexshop-fuer-frauen.de
www.ladiesfirst.de

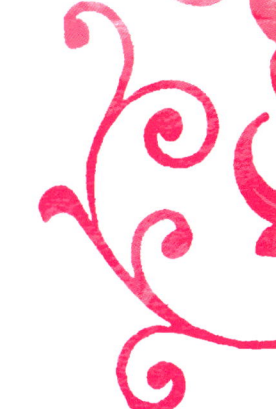

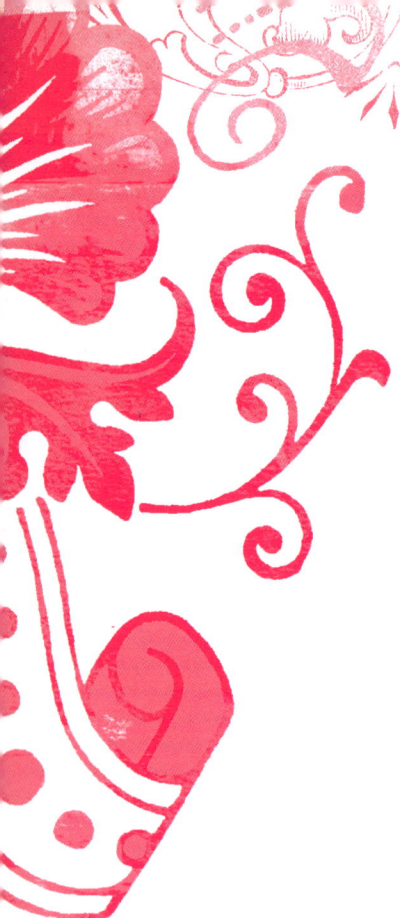

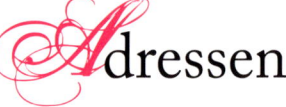dressen

Bundeszentrale für gesundheitliche Aufklärung (BZgA)
www.bzga.de
Ostmerheimer Str. 220
51109 Köln
Tel.: 0221 / 8992-0

pro familia
www.profamilia.de
Deutsche Gesellschaft für Familienplanung,
Sexualpädagogik und Sexualberatung
Stresemannallee 3
60596 Frankfurt a. M.
Tel.: 069 / 63 90 02

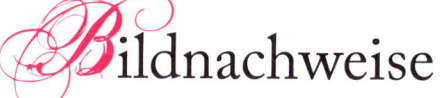ildnachweise

TV Familie: S. 8

Andy Huysmans: S. 10/11, 19, 20, 22/23, 30/31, 36/37, 39, 42, 46, 48, 52, 56/57, 62/63, 65, 66, 70/71, 74, 76, 81, 82/83, 84/85, 88, 90, 92/93, 102, 120/121, 122/123, 126, 128, 130, 132, 134, 137, 148/149, 150/151, 158/159, 163, 164, 167, 169, 176/177, 179, 210/211, 215, 218/219, 220/221, 222, 224/225, 230, 232

Marec: S. 16, 24, 33, 40, 44, 72, 79, 99, 103, 124, 162, 185, 189, 198, 212, 226, 240

Christina Camphausen: S. 28/29

Hanna Maes: S. 32, 34, 45, 50, 58, 61, 156, 161, 173-175 (mit besonderem Dank an Piercing-Artist Lukas Verheijen [Wildcat]), 214

ANP Foto: S. 54, 86, 96, 111, 112, 115, 119, 138, 170/171, 180

Ausstellungskatalog „100.000 Jahre Sex": S. 59, 142

Playboy: S. 68/69

Flair: S. 75

Paul Bolk: S. 78, 91, 154/155, 200

Dr. Robert H. Stubbs: S. 95

De Morgen: S. 153

De erotische verbeelding: S. 157, 182/183, 187, 191/194

Bigfoot Piercing: S. 172

Serge Spolders: S. 196/197

EVRA: S. 204, 205

Organon: S. 206, 207, 208

etnofotografie.nl – Jan Fritz: S. 217

Diva Cup: S. 228

Copyright-frei: S. 67, 80, 101, 140